U0247328

POCKET
HANDBOOK OF
ANTI-INFECTIVE
AGENTS

袖珍抗感染
用药手册

第三版

主编

卢洪洲　董　平

上海科学技术出版社

图书在版编目(CIP)数据

袖珍抗感染用药手册 / 卢洪洲,董平主编.— 3 版.
— 上海:上海科学技术出版社,2019.3(2020.1 重印)
ISBN 978 - 7 - 5478 - 4174 - 7

Ⅰ.①袖… Ⅱ.①卢… ②董… Ⅲ.①抗感染药—临
床应用—手册 Ⅳ.①R978.2 - 62

中国版本图书馆 CIP 数据核字(2018)第 203845 号

袖珍抗感染用药手册(第三版)
主编 卢洪洲 董 平

责任编辑 孔泸晶
整体设计 房惠平

上海世纪出版(集团)有限公司
上 海 科 学 技 术 出 版 社 出版、发行
(上海钦州南路 71 号 邮政编码 200235 www.sstp.cn)
浙江新华印刷技术有限公司印刷
开本 787×1092 1/40 印张 12.6
字数 300 千字
2000 年 1 月第 1 版
2019 年 3 月第 3 版 2020 年 1 月第 6 次印刷
ISBN 978 - 7 - 5478 - 4174 - 7/R·1715
定价:38.00 元

卢洪洲

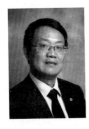

主任医师、二级教授、内科学博士、留美博士后、内科学及护理学博士生导师。享受国务院特殊津贴，入选国家百千万人才工程、国家有突出贡献中青年专家、上海领军人才。现任上海市（复旦大学附属）公共卫生临床中心党委书记、复旦大学附属华山医院院长助理。

已发表论文400余篇，其中SCI收入100余篇，包括*NEJM、AIDS、CID、J Clin Microbiol*等。主编专著12部。先后承担：国家"十一五""十二五""十三五"传染病重大专项；"十二五"和"十三五"国家新药创制重大专项；国家高技术研究发展计划、国家重点基础研究发展计划（子课题）、国家自然科学基金项目（五项）；美国盖茨基金、美国国立卫生研究院项目（二项）；国家临床重点专科等30余项科研课题；负责I期与艾滋病相关的药物临床试验研究项目。累计获科研经费9000余万元。获国家科学技术进步奖特等奖、上海科技进步奖二等奖、上海医学科技奖一等奖等9项省部级科技成果奖；获专利4项。

学术兼职：世界卫生组织（WHO）新发与再现传染病临床管理、培训和研究合作中心共同主任，国家卫生健康委员会（NHCPR）疾病预防控制专家委员会委员，NHCPR质量控制中心专家组成员，中国性病艾滋病防治协会学术委员会副主任委员兼结核学组组长，NHCPR医药卫生科技发展研究中心临床医学专家委员会委员，国家医师资格考试临床类别试题开发专家委员会委员，NHCPR能力建设和继续教育传染病学专家委员会委员，中华医学会感染病学会艾滋病专业组副组长等。

董 平

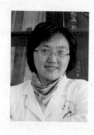

1970 年生，主任药师，药剂学硕士。1993 年起在上海市（复旦大学附属）公共卫生临床中心药剂科从事医院药学管理及研究工作。2011 年曾赴美国纽约州立大学布法罗分校进修临床药学。现任上海市（复旦大学附属）公共卫生临床中心药剂科主任。擅长药事管理、药物临床合理应用、药物代谢动力学等方面的研究。

主要学术任职：中国药学会医院药学专业委员会感染药学专业组主任委员、上海市药学会医院药学专业委员会委员、上海市药学会药物治疗专业委员会委员、上海市医院协会临床药事管理专业委员会委员、复旦大学药学院临床药学专家委员会委员、上海市艾滋病咨询专家委员会委员、金山区药品不良反应/医疗器械不良事件评估专家、《中国医院药学杂志》特约编委。

内容提要

《袖珍抗感染用药手册》(第三版)共收录 300 余种抗感染药物,结合药物种类和上市的先后顺序进行分类排序。每种药物主要介绍其商品名、药理作用、药代动力学、适应证、用法用量、制剂、注意事项等 7 项内容。本书药物介绍针对性强,文字简洁,装帧设计精巧,是一本便于临床医师、药师随身携带和查阅的抗感染药物手册。

相较于 2014 年出版的第二版,本版主要做了以下更新和调整:① 删除旧版中部分不再使用的老药,新增 32 种抗感染药物。② 根据临床实际需求,细化注意事项中有关特殊人群药物剂量调整的内容,以帮助临床医师更准确地做出临床用药决策。③ 部分喹诺酮类药物、哌拉西林、克拉霉素、奎宁、卡泊芬净、咪康唑、伊曲康唑、利托那韦等 23 种药物的注意事项部分中新增药物警戒信息。④ 更新妊娠分级附录,并对文中有关妊娠期妇女用药的注意事项进行相应的修改。

编写人员

主编

卢洪洲　董　平

副主编

张仁芳　刘　莉

沈银忠　孟现民

主审

翁心华　潘孝彰

参编人员

（按姓氏笔画排序）

王　佳	王江蓉	王珍燕
刘　荣	齐唐凯	汤　阳
许　寅	宋　炜	张　莉
张　倩	陈　军	陈　蓉
周小花	宫玉杰	

第三版序

卢洪洲教授主编的《袖珍抗感染用药手册》第一版于 2000 年由上海科学技术出版社出版,不经意间距今已近二十载。2014 年,本书曾修订再版,反响较佳。承蒙主编的盛情邀请,本人有幸为前两版作了序。近期经过各参编人员孜孜不倦辛苦投入和字斟句酌的精心编写,本书的第三版已定稿,本人亦欣然同意为本书再次作序。

改革开放 40 余年,医疗改革持续深入,医疗资源逐步优化,医疗技术和服务水平大幅提升,全国正以全民健康促进全面小康,成果可喜,但挑战仍在,其中各种感染性疾病仍是人类健康所面对的一大威胁。近十余年来,全球每年新药上市数量相对平缓,病原菌耐药性却有逐年增强之趋势。因此,及时、正确、合理地选用抗感染药物来处理临床各科室经常面对的感染性疾病,对守护民众健康仍有重要意义。感染性疾病包括传染性疾病,病种多、病原菌复杂;抗感染药物同样品种多、剂型多,且同一种药物用于不同感染性疾病其用法用量和疗程也不尽相同。另外,感染性疾病如艾滋病、结核病、某些肝病等,常需多种药物联合治疗,用药不当亦会导致治疗失败或出现严重毒副作用。虽然现今信息科技发达,但一本内容精练、便于携带和查阅的专科抗感染用药手册仍有很高的实用价值。

《袖珍抗感染用药手册》(第三版)共分23章,介绍了用于治疗细菌、结核菌、真菌、病毒、麻风、原虫、阿米巴、滴虫和蠕虫等所致各类感染性疾病的抗感染用药。本书仍由上海市(复旦大学附属)公共卫生临床中心卢洪洲和董平担任主编。卢教授现为主任医师、博士生导师,擅长发热待查、中枢神经系统感染、呼吸系统感染、肝炎、艾滋病、寄生虫等感染性疾病的诊治。董主任为主任药师,长期从事医院药学实践及管理工作,在抗感染药物的作用机制和使用管理方面具有较深的造诣。其余参编人员均来自主编所在单位的一线临床医师和临床药师,年轻而富有活力。

以过往为序章,以使命为担当。《袖珍抗感染用药手册》将药物最新研发进展、临床实际需求和药物药理特点紧密结合,内容简洁精练,携带方便,是一本非常实用的专科用药参考书。

中国工程院院士
2018 年 12 月

第二版序

感染性疾病是涉及几乎所有临床科室的常见病，感染性疾病的诊治已成为临床医师经常需要面对的问题。在抗感染新药研发速度减慢、细菌耐药性逐渐增加的大背景下，正确合理地选用抗感染药物变得尤为重要。抗感染药物种类多、品种多、剂型多，且同一种药物用于不同的感染性疾病时其用法、用量和疗程也不同，临床医师很难记住所有药物的药理特点和使用方法。因此，一本内容精炼、便于随身携带和查阅的抗感染用药手册可帮助临床医师解决这一问题。

上海科学技术出版社曾于 2000 年组织编写出版了一套分科袖珍常用药物系列手册，得到了读者的欢迎和好评，《袖珍抗感染用药手册》是其中一册，本版《袖珍抗感染用药手册》是在 2000 年第一版基础上进行的再版更新。本书由上海市（复旦大学附属）公共卫生临床中心卢洪洲教授和董平主任药师担任主编。卢教授现为主任医师、博士生导师，擅长发热待查、抗菌药物合理应用、中枢神经系统感染、呼吸系统感染、肝炎、艾滋病、寄生虫感染等感染性疾病的诊治，拥有丰富的抗感染药物临床应用经验。董主任为药剂学硕士,长期从事医院药学实践及管理工作,在抗感染药物的作用机制和使用管理方面具有较深的造诣。其余参编人员均为来自上海市(复旦大学附属)公共卫生临床中心的一线临床医师和临床药师,对抗感染药物的合理应用及管理具有全面的认识和了解。新版手册根据医学、药学的新进展和临床的实际需求,对抗感染药物进行了介绍。共 23 章。内容上主要做了以下调整:① 对部分抗感染药物的分类进行了细化、调整,删除旧版中不再使用的老药,新增 80 个药物,其中包括部分国内新上市的药物以及部分国内未上市、国外已上市的药物。② 每个药物新增"药代动力学"介绍,以帮助医师根据药物的体内代谢特点合理选用抗感染药物。③ 药物介绍中,每类药物中具有代表性的或临床应用广泛的药物,相对介绍得比较详细。

　　新版《袖珍抗感染用药手册》整合了临床实际需求和药物本身的作用特点,由具有丰富抗感染药物使用和管理经验的临床医师和临床药师共同编写完成,相较于第一版,内容针对性、实用性更强,装帧设计更加精良,是临床医师、药师不可多得的一本专科用药参考手册,同时对从事医药科研、生产和销售的人员以及患者和家属也有参考价值。故乐为作序并向读者推荐。

中国工程院院士

2014 年 2 月

第一版序

使用药物是临床医师防治疾病的重要手段之一。用药治病,历史悠久。随着给药方法、制剂类型和药物品种的发展,新药不断推出,老药渐被淘汰,近年来这种新老更替尤其迅速。为了正确选择和使用药物,临床医师需经常查阅有关的专著;目前药物工具书不少,但多属大、中型著作,收载药物品种繁多,篇幅较大,即使置于案头,翻阅也不方便,在临诊中查阅就更困难。为克服这样的矛盾,上海科学技术出版社组织编写了一套分科袖珍常用药物系列手册。它具有下列特点:① 袖珍化,为 64 开本 ,可置口袋中,是真正的手册,便于临诊中随时查阅。② 专业化,按专业分科编写,可以收载本学科较多的药物。③ 实用化,药品收载原则主要根据国家基本药物、公费医疗和医疗保险用药,编写者均为上海各大医院的中、青年骨干医师,他们工作于临床第一线,最了解临床用药的需要,所收药物常用而实用。④ 规范化,药品采用 INN 命名法,列中、英文通用名和商品名,阐述内容统一。⑤ 易查化,所有收载药物中、英文名(包括商品名)都列索引,便于快速查找。

分科药物手册,国内类似的出版物不多,本系列手册的出版,对出版社也是很好的尝试。手册中还有附录列出本科药物配伍禁忌和孕、产妇及儿童忌用的药物。对从事临床工作的医师,尤其是为刚走上工作岗位的实习医师和住院医师提供用药指导,对从事医药科研、生产和销售人员以及病人和家属也有参考价值。故乐为作序推荐。

上海医科大学附属中山医院

陈灏珠

1999 年 9 月

前 言

　　历经半年的准备及数月的伏案,《袖珍抗感染用药手册》(第三版)终于付梓。感染性疾病作为一类常见病和多发病,其流行形势近年来愈发严峻——抗感染药物研发速度减慢,病原体耐药率显著增加,新型病毒不断出现,再加上名目繁多的抗感染药物品种和剂型,无形中提高了临床医师用药选择的难度。本手册内容精练,编写时努力使查阅便利化,以协助临床工作人员更好地遴选和应用抗感染药物。

　　本手册相较于 2014 年的第二版进行了较大幅度的修改,具备了一些新的特点。首先,结合主编在上海市(复旦大学附属)公共卫生临床中心近 10 年来对各种感染性疾病的临床诊疗经验,收录了临床一线最常用的及新近上市的抗感染药物共 300 余种;分类范围从抗一般病原菌、真菌、寄生虫、分枝杆菌感染药,至抗各类病毒或新型病毒感染药,涉及广泛,但选取的品种均为最常用、最急用的药物,在列举中力求精确,实用性很强。其次,在部分喹诺酮类药物、哌拉西林、克拉霉素、奎宁、卡泊芬净、咪康唑、伊曲康唑、利托那韦、哌拉西林等 23 种药物的注意事项部分中添加了国家药品监督管理局发布的药物警戒信息,为评估药物的效益、风险,促进药物的合理使用提供了更多证据支持。同时,我们结合现代药物研发的成果以及临床医学的最新进展,参考国内外部分抗感染疾病治疗指南,细化部分药物注意事项中有关特殊人群药物剂量调整的内容。另外,还对妊娠分级附录进行了更新,以便更好地指导临床合理用药。

　　本手册由上海市(复旦大学附属)公共卫生临床中心感染科和药剂科联合编写完成,由复旦大学翁心华教授和潘孝彰教授全程指导,我和董平主任药师担任主编。在编写过程中,张仁芳副主任医师、刘莉副主任医师、沈银忠副主任医师、孟现民主管药师等倾注了大量的时间和心血,对本书最终成稿有很大贡献,在此一并表示感谢!由于编者水平有限,书中难免存在不足和疏漏之处,敬请各位读者批评指正。

卢洪洲

2018 年 9 月

目 录

第一章　青霉素类

第二章　头孢菌素类
———— 23 ————

第三章　其他 β-内酰胺类

第四章　氨基糖苷类

第五章　四环素类

第六章　酰胺醇类

第七章　大环内酯类

第八章　糖肽类及多肽类

第九章　其他类抗菌药物

第十章　喹诺酮类

第十一章　磺胺类与甲氧苄啶

――― 207 ―――

第十二章　硝基呋喃类

――― 218 ―――

第十三章　硝基咪唑类

第十四章　抗结核药

第十五章　抗真菌药

第十六章　抗病毒药

―――― 278 ――――

第十七章　抗麻风药

第十八章　抗原虫药

第十九章　抗阿米巴药

415

第二十章　抗滴虫病药

418

第二十一章　抗黑热病药

420

第一章 青霉素类

第一节 青霉素和青霉素V

▶ **青霉素**（Benzylpenicillin）

· **商品名** · 苄青霉素,盘尼西林。

· **药理作用** · 本品属繁殖期杀菌剂,主要作用于 G^+ 菌、G^- 球菌、嗜血杆菌属及各种致病螺旋体等。通过干扰细菌细胞壁青霉素结合蛋白(PBP)的合成,激活内源性的自溶机制,导致细菌细胞的溶解和死亡,产生抗菌作用。

· **药代动力学** · 肌内注射 100 万 U 后 0.5 h 达到 C_{max},约为 12.5 mg/L。成人每 2 h 静脉注射本品 200 万 U 或每 3 h 静脉注射 300 万 U,平均血药浓度约为 19.2 mg/L。本品广泛分布于组织、体液中。胸腔、腹腔和关节腔液中浓度约为血药浓度的 50%。本品不易透入眼、骨组织、无血供区域和脓腔中,易透入有炎症的组织。青霉素可通过胎盘,难以透过血脑屏障,在无炎症脑脊液(CSF)中的浓度仅为血药浓度的 1%～3%;在有炎症的 CSF 中浓度可达同期血药浓度的 5%～30%。乳汁中可含有少量青霉素,其浓度

为血药浓度的 5%～20%。本品血浆蛋白结合率为
45%～65%。血浆 $t_{1/2}$ 约为 30 min。约 19% 在肝内
代谢。约 75% 的给药量于 6 h 内自肾脏排出。青霉
素主要通过肾小管分泌排泄,亦有少量青霉素经胆
道排泄。

· **适应证** · 适用于敏感细菌所致各种感染,如脓肿、菌
血症、肺炎和心内膜炎等。

· **用法用量** · ① 肌内注射:成人每日 80 万～200 万
U,分 3～4 次给药;小儿 2.5 万 U/kg,每 12 h 给药 1
次。② 静脉滴注:成人每日 200 万～2 000 万 U,分 3
次给药;小儿每日 5 万～20 万 U/kg,分 3 次给药。

· **制剂** · 针剂:每支 20 万 U、40 万 U、80 万 U、100 万
U、160 万 U、400 万 U。

· **注意事项** · ① 有青霉素类药物过敏史或青霉素皮肤
试验阳性者禁用。② 毒性反应:少见,但静脉滴注
大剂量本品或鞘内给药时,可因 CSF 药物浓度过高
导致出现抽搐、肌肉阵挛、昏迷及严重精神症状等
(青霉素脑病)。此毒性反应多见于婴儿、老年人和
肾功能不全患者。③ 二重感染:可出现耐青霉素金
黄色葡萄球菌、G⁻杆菌或念珠菌等二重感染。④ 应
用大剂量青霉素钠可因摄入大量钠盐而导致心力衰
竭,应定期检测电解质。

▶ **青霉素 V**(Phenoxymethyl Penicillin)
· **商品名** · 维百斯,甲奇特,力特尔新,邦宁沙吉。
· **药理作用** · 本品作用机制及抗菌谱与青霉素相同,但
对大多数敏感菌株的活性为后者的 1/5～1/2。
· **药代动力学** · 口服后 60% 在十二指肠吸收。口服

0.5 g 后 t_{max} 为 1 h，C_{max} 为 3～5 mg/L。血浆蛋白结合率为 80%。

· **适应证** · 适用于青霉素敏感菌株所致的轻、中度感染。也可作为风湿热复发和感染性心内膜炎的预防用药，亦可用于螺旋体感染。

· **用法用量** · 口服。每次 125～500 mg，每 6～8 h 1 次。

· **制剂** · 片剂：每片 250 mg（40 万 U）、500 mg（80 万 U）。

· **注意事项** · 参阅青霉素。

▶ **普鲁卡因青霉素**（Procaine Penicillin）

· **药理作用** · 本品为青霉素的普鲁卡因盐，深部肌内注射后，青霉素缓慢释放和吸收，抗菌作用和青霉素相仿。

· **药代动力学** · 成人肌内注射 30 万 U 后，t_{max} 为 2 h，C_{max} 约为 1.6 mg/L，24 h 后仍可测得少量。60%～90% 的给药量经肾脏排出。

· **适应证** · 与青霉素相仿，但由于血药浓度较低，应用限于对青霉素高度敏感的病原体所致的中度感染。也可治疗各期梅毒、钩端螺旋体病等。

· **用法用量** · 肌内注射。每次 60 万～120 万 U，每日 1～2 次。

· **制剂** · 注射剂：每支 40 万 U、80 万 U、100 万 U、200 万 U、240 万 U。

· **注意事项** · ① 参阅青霉素。对普鲁卡因或其他脂类局麻药过敏者也可能对普鲁卡因青霉素过敏。② 用药前必须先做青霉素皮肤试验及普鲁卡因皮肤试验。③ 本品不能注入血管，否则可能发生缺血反应。

▶ **苄星青霉素**（Benzathine Benzylpenicillin）

- **药理作用** · 为长效青霉素，本品肌内注射后自局部缓慢释出，水解成青霉素 G，故血药浓度甚低，但持续时间长。

- **药代动力学** · 成人肌内注射 240 万 U 后，14 d 时血药浓度为 0.15 mg/L；新生儿肌内注射 5 万 U，t_{max} 为 13～14 h，C_{max} 为 1.23 mg/L，用药后 4 d 和 12 d 的血药浓度分别为 0.65～0.92 mg/L 和 0.07～0.09 mg/L。

- **适应证** · 主要用于预防风湿热，治疗各期梅毒，也可用于控制链球菌感染的流行。

- **用法用量** · 肌内注射。常用量：成人每次 60 万～120 万 U，2～4 周 1 次；儿童每次 30 万～60 万 U，2～4 周 1 次。治疗梅毒，成人每次 240 万 U，每周 1 次，连用 2～3 周。

- **制剂** · 注射剂：每支 30 万 U、60 万 U、120 万 U。

- **注意事项** · ① 应用本品前需详细询问药物过敏史并进行青霉素皮肤试验。② 与头孢菌素类药物存在交叉过敏。③ 有哮喘、湿疹、花粉症、荨麻疹等过敏性疾病患者应慎用本品。

第二节　耐青霉素酶青霉素

▶ **苯唑西林**（Oxacillin）

- **商品名** · 爽尔利，安迪灵。

- **药理作用** · 参阅青霉素。本品为耐青霉素酶青霉素，其抗菌作用机制与青霉素相仿。本品对 G^+ 菌和奈瑟菌属有抗菌活性，对耐青霉素金黄色葡萄球菌的最低抑菌浓度（MIC）为 0.4 mg/L，但对青霉素敏感葡萄球菌和各种链球菌属的抗菌作用则较青霉素弱。

- **药代动力学** · 肌内注射 0.5 g，t_{max} 为 0.5 h，C_{max} 为 16.7 mg/L。空腹口服本品 1 g，t_{max} 为 0.5～1 h，C_{max} 为 11.7 mg/L。食物可影响本品在胃肠道的吸收。约 49% 由肝脏代谢，在肝、肾、肠、脾、胸腔积液和关节腔液中均可达有效治疗浓度，腹水中浓度低，痰中药物浓度为 0.3～14.5 mg/L（平均为 2.1 mg/L）。难以透过正常血脑屏障。

- **适应证** · 主要用于耐青霉素葡萄球菌所致的各种感染，如血流感染、呼吸道感染、脑膜炎等，也可用于化脓性链球菌属或肺炎链球菌属与耐青霉素葡萄球菌所致的混合感染。

- **用法用量** · 肌内注射或静脉滴注。成人每次 0.5～1 g，每 4～6 h 1 次，病情严重者剂量可增加，血流感染和脑膜炎患者的每天剂量可增至 12 g。儿童体重 40 kg 以下者，每 6 h 12.5～25 mg/kg；体重超过 40 kg 者，给予成人剂量。

- **制剂** · 注射剂：每支 0.5 g、1 g、2 g。

- **注意事项** · ① 与青霉素有交叉过敏反应，使用前须做青霉素皮肤敏感试验。② 严重肾功能减退患者，避免应用大剂量，以防神经系统等毒性反应的发生。

▶ **氯唑西林**(Cloxacillin)

- **商品名** · 二叶绿，帕得灵，奥格林，安西林。

- **药理作用** · 本品抗菌谱与苯唑西林相仿，但对金黄色葡萄球菌的抗菌活性较后者强。

- **药代动力学** · 肌内注射本品 0.5 g，t_{max} 为 0.5 h，C_{max} 为 15 mg/L。口服后自胃肠道吸收，较苯唑西林好。

空腹口服 500 mg，t_{max} 为 1 h，C_{max} 为 9.1 mg/L。本品能渗入急性骨髓炎患者的骨组织、脓液和关节腔中，在胸腔积液中也有较高浓度。亦能透过胎盘进入胎儿，但难以透过正常的血脑屏障和进入玻璃体液中。血浆蛋白结合率为 95%，$t_{1/2}$ 为 0.5～1.1 h。主要通过肾脏排出，约 10% 的给药量经胆汁排泄。

· **适应证** · 适应证与苯唑西林相同。

· **用法用量** · ① 肌内注射：成人每日 2 g，分 4 次；儿童每日 25～50 mg/kg，分 4 次；肌内注射时可加 0.5% 利多卡因以减少局部疼痛。② 静脉滴注：成人每日 4～6 g，分 2～4 次；出生 14 日以内新生儿，体重低于 2 kg 者，每 12 h 12.5 mg～25 mg/kg，体重超过 2 kg 者，每 8 h 给药 1 次，出生 3～4 周的婴儿给药间隔为 6 h。③ 口服：剂量与肌内注射剂量相同，空腹服用。

· **制剂** · 胶囊剂：每粒 0.125 g、0.25 g、0.5 g。颗粒剂：每包 50 mg、125 mg。注射剂：每支 0.25 g、0.5 g、1 g、1.5 g、2 g、3 g。

· **注意事项** · ① 与青霉素有交叉过敏反应，使用前须做青霉素皮肤敏感试验。② 本品能降低胆红素结合能力，因此有黄疸的新生儿应慎用。③ 肾功能严重减退时，不宜大剂量静脉给药。

▶ **氟氯西林**（Flucloxacillin）
· **商品名** · 奥佛林，氟沙星。
· **药理作用** · 本品为半合成噁唑青霉素，为耐酸青霉素，且具有更广泛的抗菌谱，包括产生青霉素酶的葡萄球菌。对产酶金黄色葡萄球菌的抗菌活性略强于氯唑西林，略弱于双氯西林。对 A 组溶血性链球菌、肺炎球菌、草绿色链球菌、表皮葡萄球菌等 G^+ 球菌有抗菌作用,但较青霉素为差。

· **药代动力学** · 口服氟氯西林的血药浓度与双氯西林相仿,肌内注射氟氯西林的血药浓度为口服同剂量者的 2 倍。难以透过正常的血脑屏障和进入玻璃体液中。血浆蛋白结合率为 95%。主要通过肾脏排出,部分自胆汁排出,少量在肝脏代谢。

· **适应证** · 用于产青霉素酶葡萄球菌所致的各种感染,包括软组织感染、呼吸道感染及其他感染,如心内膜炎、脑膜炎、败血症、骨髓炎等。

· **用法用量** · ① 肌内注射或静脉注射。成人肌内注射常用剂量为每次 250 mg,每日 3 次;重症每次 500 mg,每日 4 次;静脉注射每次 500 mg,每日 4 次,每 4～6 h 1 次,每日不超过 8 g。儿童 25～50 mg/kg,分次给予。② 口服。成人每次 0.25 g,每日 4 次;重症感染,剂量加倍。儿童:2 岁以下按成人口服剂量的1/4给药;2～10 岁按成人剂量的 1/2 给药。

· **制剂** · 片剂:每片 0.125 g。胶囊:每粒 0.25 g、0.5 g。注射剂:每支 0.5 g、1 g。

· **注意事项** · ① 与青霉素有交叉过敏反应,应用前须做本品或青霉素过敏试验,过敏者禁用。② 本品可使氨基糖苷类抗菌药物疗效降低,不可配伍。③ 传染性单核细胞增多症和淋巴细胞性白血病患者常出现药疹。④ 食物会干扰本品在胃肠道的吸收,宜空腹口服给药,饭前 1 h 为宜。

▶ **萘夫西林**(Nafcillin)

· **商品名** · 欣轻三。

· **药理作用** · 本品对酸稳定，可口服，对产生青霉素酶或因其他原因对青霉素 G 耐药的葡萄球菌有效，对溶血链球菌、草绿色链球菌及肺炎双球菌等 G$^+$ 菌亦具有显著的抑菌和杀菌作用。

· **药代动力学** · 肌内注射 0.5 g 后，t_{max} 约 0.5 h，C_{max} 约为 7.93 mg/L；口服 1 g 后，t_{max} 约 1 h，C_{max} 约为 14.34 mg/L，口服丙磺舒可使血药浓度提高 1 倍。组织分布广泛，有效药物浓度集中在胆、肾、肺、心、肠和肝中；以小肠、肝、肾中浓度最高。血浆蛋白结合率较高。主要通过胆汁和尿液排泄，$t_{1/2}$ 约 1.5 h。

· **适应证** · 适用于青霉素耐药的葡萄球菌感染及其他对青霉素敏感的细菌感染，如败血症、心内膜炎、脓胸、肝脓肿、肺炎、骨髓炎等。

· **用法用量** · 肌内注射或静脉滴注。成人一般感染，每日 2～6 g，每 4～6 h 1 次；儿童，每日 50～100 mg/kg，每 4～6 h 1 次；一般不主张用于新生儿。

· **制剂** · 注射剂：每支 1.0 g。胶囊剂：每粒 0.25 g。

· **注意事项** · ① 有青霉素类药物过敏史或青霉素皮肤试验阳性患者禁用。② 哮喘、湿疹、花粉症、荨麻疹等过敏性疾病及肝病患者应慎用。③ 丙磺舒可减少萘夫西林肾小管分泌，延长本品的血浆 $t_{1/2}$；阿司匹林、磺胺药可减少本品在肠道中的吸收，并可抑制本品对血清蛋白的结合，提高本品的游离血药浓度。④ 本品与氨基糖苷类、去甲肾上腺素、间羟胺、苯巴比妥、B 族维生素、维生素 C 等药物存在配伍禁忌，不宜同瓶滴注。

第三节　氨基青霉素

▶ **氨苄西林**（Ampicillin）

· **商品名**·海抗,安必仙,舒视明,安西林,欧倍林。

· **药理作用**·本品对 G⁺ 球菌和杆菌（包括厌氧菌）的抗菌作用基本与青霉素相同,但对粪肠球菌的作用较后者为强。G⁻ 细菌中脑膜炎奈瑟菌、淋病奈瑟菌、流感嗜血杆菌、百日咳鲍特菌、布氏菌属、奇异变形杆菌、沙门菌属等对本品敏感。部分大肠埃希菌对本品敏感,但多数耐药,其余肠杆菌科细菌、铜绿假单胞菌、脆弱拟杆菌等对本品耐药。

· **药代动力学**·肌内注射 0.5 g 氨苄西林, t_{max} 为 0.5～1 h, C_{max} 为 7～14 mg/L；6 h 后的血药浓度为 0.5 mg/L。静脉注射 0.5 g 后,15 min 和 4 h 的血药浓度分别为 17 mg/L 和 0.6 mg/L。口服吸收约 40%,但受食物影响。空腹口服 1 g, t_{max} 为 2 h, C_{max} 为 7.6 mg/L,6 h 的血药浓度为 1.1 mg/L, $t_{1/2}$ 为 1.5 h。体内分布良好,胎盘、肺部、胸、腹水、关节腔积液、房水、乳汁中皆含相当量的本品。 V_d 为 0.28 L/kg。血浆蛋白结合率为 20%～25%。12%～50% 在肝内代谢。口服后 24 h 尿液中排出的氨苄西林为给药量的 20%～60%,肌内注射后为 50%,静脉注射后为 70%。胆汁中药物浓度甚高。丙磺舒可使本品经肾清除变缓。

· **适应证**·用于治疗敏感细菌所致的上/下呼吸道感染、胃肠道感染、尿路感染、皮肤及软组织感染、脑膜炎、血流感染、心内膜炎等。

· **用法用量**·① 成人。肌内注射,每日 2～4 g,分 4 次给药;静脉给药,剂量 2～4 g,分 2～4 次给药,每日最高剂量为 14 g;口服,每日 1～2 g,分 4 次服用。② 儿童。肌内注射,每日 50～100 mg/kg,分 4 次给药;静脉给药,每日 100～200 mg/kg,分 2～4 次给药,每日最高剂量为 300 mg/kg;口服,剂量为 25 mg/kg,每日 2～4 次。

· **制剂** · 胶囊剂:每粒 0.25 g、0.5 g。粉针剂:每支 0.5 g、1 g、2 g、4 g。

· **注意事项** · ① 有青霉素类药物过敏史或青霉素皮肤试验阳性患者禁用。② 传染性单核细胞增多症、巨细胞病毒(CMV)感染、淋巴细胞白血病、淋巴瘤患者应用本品时易发生皮疹,宜避免使用。③ 本品须新鲜配制。氨苄西林钠溶液浓度愈高,稳定性愈差。

▶ **阿莫西林**(Amoxicillin)

· **商品名** · 联邦阿莫仙,再林,益萨林,阿莫灵,阿林新,海夫安,珍棒。

· **药理作用** · 参阅氨苄西林。本品能抑制细菌的细胞壁合成,使之迅速成为球形体而破裂、溶解,杀菌作用优于氨苄西林。对某些链球菌属和沙门菌属的作用较氨苄西林强,但志贺菌属对本品多耐药。

· **药代动力学** · 口服后迅速吸收,75%～90%可自胃肠道吸收。口服 0.5 g 后 C_{max} 为 10.8 mg/L,t_{max} 为 2 h。肌内注射 500 mg 后 C_{max} 为 14 mg/L,t_{max} 为 1 h。血浆蛋白结合率为 17%～20%,迅速分布到肺、肝、肾等重要器官,能通过胎盘、支气管、血脑屏障,进入痰液、唾液、中耳溢液和 CSF 中。约 60% 以原型药物自尿液中排出,部分经胆汁排泄。

· **适应证** · 用于敏感菌(不产 β-内酰胺酶菌株)所致的上呼吸道感染、下呼吸道感染、泌尿生殖道感染、皮肤软组织感染;急性单纯性淋病;伤寒、伤寒带菌者及钩端螺旋体病;亦可用于联合用药根除胃、十二指肠幽门螺杆菌,降低消化道溃疡复发率。

· **用法用量** · ① 口服:成人每次 0.5 g,每 6~8 h 1 次,每日剂量不超过 4 g。小儿每日 20~40 mg/kg,每 8 h 1 次。② 肌内注射或静脉滴注给药:成人每次 0.5~1 g,每 6~8 h 1 次。小儿每日 50~100 mg/kg,分 3~4 次给药。

· **制剂** · 片剂:每片 0.125 g、0.25 g。胶囊:每粒 0.125 g、0.25 g、0.5 g。干混悬剂:每袋 0.125 g、0.25 g。颗粒剂:每袋 0.125 g。注射剂:每支 0.5 g、1.0 g、2.0 g。

· **注意事项** · ① 本品偶可致过敏性休克。② 传染性单核细胞增多症患者应用本品易发生皮疹,应避免使用。③ 疗程较长时,患者应检查肝功能、肾功能和血常规。④ 有哮喘、湿疹、花粉症、荨麻疹等过敏性疾病史者慎用。⑤ 老年人和肾功能严重损害时可能需调整剂量。⑥ 有发生由白念珠菌等非敏感微生物引起的二重感染的可能。

第四节　抗假单胞菌青霉素

▶ **羧苄西林**(Carbenicillin)

· **药理作用** · 本品为广谱半合成青霉素,属羧基青霉素类。其抗菌作用机制同青霉素 G。本药对铜绿假单胞菌和吲哚阳性的变形杆菌作用较强,但对青霉素敏感的 G$^+$ 菌的作用不及青霉素,对氨苄西林敏感的 G$^-$ 杆菌的作用不及氨苄西林。本药对铜绿假单胞菌、变形杆菌(产青霉素酶奇异变形杆菌除外)、多数大肠埃希菌、沙门菌属、志贺菌属、流感杆菌和奈瑟菌属有较强的抗菌活性;对厌氧菌,包括脆弱拟杆菌也有一定抗菌作用。本品不耐青霉素酶,对耐药金黄色葡萄球菌无效。

· **药代动力学** · 本品对胃酸不稳定,不能口服给药。肌内注射 1 g 后,t_{max} 为 1 h,C_{max} 为 20～30 mg/L。以每小时 1 g 的速度静脉滴注,平均血药浓度为 150 mg/L。血浆蛋白结合率为 50%。与其他青霉素相似,羧苄西林主要分布于细胞外液,95% 的药物以原型从尿液中排出。肾功能正常者 $t_{1/2}$ 为 1 h,肾功能减退的患者 $t_{1/2}$ 延长,应注意给药剂量的调整。

· **适应证** · 主要适用于全身铜绿假单胞菌感染,如菌血症、肺部感染、尿路感染、烧伤创面感染等,对治疗儿童铜绿假单胞菌性脑膜炎、乳突炎也有很好的疗效。

· **用法用量** · 静脉滴注或静脉注射。成人:每日 4～8 g,每 6 h 1 次。儿童:每日 50～500 mg,每 4～6 h 1 次,最大用药剂量可达 600 mg。

· **制剂** · 注射剂:每支 0.5 g、1.0 g、2.0 g。

· **注意事项** · ① 对本品或其他青霉素类药物过敏者禁用。② 孕妇慎用,哺乳期妇女使用需暂停授乳。③ 本品为二钠盐,对限钠摄入的患者应引起注意。④ 严重肝、肾功能障碍者慎用。⑤ 长期大剂量用药应定期监测肝、肾功能,血钠和血钾水平。⑥ 大剂量静脉注射可出现抽搐等神经系统反应,高钠血症和低钾血症,血药浓度过高时可发生急性代谢性酸中毒。⑦ 本品与丙磺舒联用可阻止药物从肾脏排泄,提高羧苄西林钠的血药浓度,本品与肝素、华法林等抗凝血药、血栓溶解药、水杨酸类药或血小板聚集抑制药联用可增加出血危险性。

▶ **哌拉西林**(Piperacillin)

· **商品名** · 唯依旺,更欣。

· **药理作用** · 本品为广谱青霉素,对大肠埃希菌、变形杆菌属、肺炎克雷伯菌、铜绿假单胞菌、淋病奈瑟菌(不产 β-内酰胺酶株)等皆有较好的抗菌作用,不产 β-内酰胺酶的沙门菌属和志贺菌属也对本品敏感。除耐青霉素金黄色葡萄球菌外,本品对 G^+ 菌也有较好作用。

· **药代动力学** · 口服不吸收。健康成人肌内注射 2 g 后 30 min C_{max} 为 36 mg/L,6 h 的血药浓度为 1.3 mg/L。静脉滴注和静脉推注本品 1 g 后血药浓度分别可达 58.0 mg/L 和 142.1 mg/L,6 h 的血药浓度分别为 0.5 mg/L 和 0.6 mg/L。体内分布较广,周围器官均可达到有效浓度,在胆汁和前列腺中也可达到较高的浓度。血浆蛋白结合率为 17%～22%,$t_{1/2}$ 为 1 h 左右。在肝脏内不易被代谢,通过尿液和胆汁排出。

· **适应证** · 用于敏感肠杆菌科细菌、铜绿假单胞菌、不动杆菌属所致的败血症,上尿路及复杂性尿路感染,呼吸道感染,胆道感染,腹腔感染,盆腔感染以及皮肤、软组织感染等。与氨基糖苷类药物联合可用于粒细胞减少症免疫缺陷患者的感染。

- **用法用量** · ① 成人，中度感染：每日 8 g，分 2 次静脉滴注；严重感染：每次 3～4 g，每 4～6 h 静脉滴注或静脉注射，每日总剂量不超过 24 g。② 婴幼儿和 12 岁以下儿童的剂量为每日 100～200 mg/kg。
- **制剂** · 注射剂：每支 0.5 g、1.0 g、2.0 g。
- **注意事项** · ① 用前需详细询问药物过敏史并进行青霉素皮肤试验。② 哌拉西林在少数患者尤其是肾功能不全患者可导致出血，发生后应及时停药并予适当治疗；肾功能减退者应适当减量。③ 有过敏史、出血史、溃疡性结肠炎、克罗恩病或抗菌药物相关肠炎者皆应慎用。④ 孕妇及哺乳期妇女仅在确有必要时使用本品。哺乳期妇女用药时宜暂停授乳。⑤ 哌拉西林可能会引起急性全身发疹性脓疱病的不良反应。⑥ 使用本品需警惕药物超敏反应综合征风险，即伴嗜酸性粒细胞增多和系统症状的皮疹反应（DRESS）。

▶ **替卡西林**(Ticarcillin)

- **药理作用** · 本品为半合成抗假单胞菌青霉素。抗菌谱与哌拉西林近似，对 G$^+$ 菌的抑菌作用低于青霉素 G。对 G$^-$ 菌的抑菌作用较羧苄西林强数倍。铜绿假单胞菌、变形杆菌、肠杆菌属、大肠埃希菌对本品较敏感，沙雷杆菌对本品耐药。铜绿假单胞菌易对本品产生耐药。本品不耐酶，对耐甲氧西林金黄色葡萄球菌（MRSA）也无效。
- **药代动力学** · 口服不吸收，肌内注射 1 g，血浆药物浓度于 0.5 h 达峰值，可达 31 mg/L。静脉注射 3 g，1 h 血药浓度接近于 100 mg/L。体内分布较广，可渗透入 CSF 和胎盘,胆汁中浓度也较高。主要由尿液以原型排泄,肌内注射 1 g,尿液中 C_{max} 可达 1 mg/ml,$t_{1/2}$ 约为 70 min。

- **适应证**·主要用于 G^- 菌感染,包括变形杆菌、大肠埃希菌、肠杆菌属、淋球菌、流感杆菌等所致全身感染,对尿路感染的效果好。对于铜绿假单胞菌感染,常需与氨基糖苷类抗菌药物联合应用。
- **用法用量**·① 成人:每日 200～300 mg/kg,分次给药;或每次 3 g,每 3 h、4 h 或 6 h 1 次。② 儿童:7 日龄以下婴儿为每日 150 mg/kg;婴儿每日 225 mg/kg;其他儿童每日 200～300 mg/kg,均分 3 次给药。
- **制剂**·注射剂:每支 1 g、3 g、6 g。
- **注意事项**·① 使用前应注意询问患者有无青霉素过敏史,对该品及其他青霉素类药物过敏患者禁用。② 对头孢菌素有过敏史者,严重肝、肾功能障碍者和凝血异常者慎用,孕妇及哺乳期妇女慎用。③ 肾功能减退患者接受大剂量替卡西林时,应随访出血时间、凝血时间、凝血酶原时间(PT)等。④ 长期大剂量使用替卡西林应常规检查肝功能、肾功能和血常规。

▶ **磺苄西林**(Sulbenicillin)
- **商品名**·克沙,嘉倍康,美罗。
- **药理作用**·本品为广谱半合成青霉素,其作用机制与其他青霉素类相同,通过作用于 PBP,抑制细菌细胞壁合成从而发挥杀菌作用。对大肠埃希菌、奇异变形杆菌、沙门菌属和志贺菌属等肠杆菌科细菌,以及铜绿假单胞菌、流感嗜血杆菌、奈瑟菌属等其他 G^- 菌具有抗菌作用。肺炎克雷伯菌、吲哚阳性变形菌多对本品耐药。对溶血性链球菌、肺炎链球菌以及不产青霉素酶的葡萄球菌亦具抗菌活性。对消化链球菌、梭菌属在内的厌氧菌也有一定作用。对铜绿假单胞菌的活性较羧苄西林略高。

· **药代动力学** · 口服不吸收,肌内注射后吸收迅速。肌内注射 1 g 后 30 min 达 C_{max},为 30 mg/L。在体内分布广泛,胆汁、腹腔渗出液、痰液、肺组织、胸壁组织、子宫、脐带及羊水中均可达有效治疗浓度,其中胆汁中浓度较高,可达 700 mg/L。在胆汁中浓度可为血药浓度的 3 倍。血浆蛋白结合率约为 50%。消除 $t_{1/2}$ 为 2.5~3.2 h。主要经肾脏排泄,24 h 经尿液排出量为给药量的 80%。部分药物可经胆汁排泄。

· **适应证** · 主要适用于对本品敏感的铜绿假单胞菌、变形杆菌属以及其他敏感 G^- 菌所致的肺炎,尿路感染、复杂性皮肤及软组织感染和血流感染等。用于对本品敏感细菌所致腹腔感染、盆腔感染时宜与抗厌氧菌药物联合应用。

· **用法用量** · ① 成人:肌内注射每日 2~4 g,分 2~4 次。静脉滴注每日 4~8 g,分 2~4 次。铜绿假单胞菌等引起的严重感染,每日用量最高可达 20 g。② 儿童:每日 40~80 mg/kg,分 2~4 次静脉滴注或静脉注射。严重感染每日 80~300 mg/kg,分 4 次给药。

· **制剂** · 注射剂:每支 1 g、2 g、4 g。

· **注意事项** · ① 使用前需详细询问药物过敏史,并进行青霉素皮肤试验,呈阳性反应者禁用。② 慎用于有哮喘、湿疹、花粉症、荨麻疹等过敏性疾病者,以及严重肝、肾功能不全者。

► **呋布西林**（Furbucillin）

· **商品名**·卓利菲尔，斯瑞普林。

· **药理作用**·本品通过抑制细菌细胞壁的合成而发挥速效杀菌作用，其作用部位与青霉素类及头孢菌素类不同，主要为抑制细胞壁糖肽的合成，不与青霉素类竞争结合部位。细菌对其不易产生耐药，和其他抗菌药物之间不存在交叉耐药。对铜绿假单胞菌有较强的抗菌作用，对 G^+ 菌也有效。对多数敏感菌的 MIC 为 0.1～2 mg/L。与氨基糖苷类抗菌药物联用对肠球菌有协同抗菌作用。

· **药代动力学**·静脉滴注 2 g 后 C_{max} 为 174 mg/L，尿液中药物浓度可达 2 600 mg/L，12 h 尿液排出量为给药量的 39%。血浆蛋白结合率为 90%。

· **适应证**·主要用于铜绿假单胞菌、大肠埃希菌、奇异变形杆菌及其他敏感菌所致的各种感染。

· **用法用量**·静脉注射或静脉滴注。① 成人：每次 1～2 g，每日 4 次，溶于等渗氯化钠注射液 50～100 ml 中，缓缓静脉注射或静脉滴注，控制在 0.5～1 h 滴完；极重感染时日剂量可增至 12 g。② 小儿：每日剂量 100～150 mg/kg，用法同上。

· **制剂**·注射剂：每支 0.5 g、1.0 g。

· **注意事项**·① 使用前需详细询问药物过敏史并进行青霉素皮肤试验。② 局部刺激反应较强，不宜用于肌内注射；静脉注射液浓度大或滴注速度快时也会引起局部疼痛，应改用稀释液或放慢滴注速度。③ 与耳毒性及肾毒性药物联用，应监测听力及肾功能并调整剂量。④ 有报道称同时使用万古霉素和麻醉药可能出现红斑、类组织胺样潮红和过敏反应。

▶ **阿洛西林**（Azlocillin）

· **商品名** · 绿灵美兰，中诺新抗，奕宁，阿乐欣，奥莫捷。

· **药理作用** · 本品为脲基青霉素，对大多数 G^- 杆菌（包括铜绿假单胞菌）、G^+ 球菌和厌氧菌均有抗菌作用。对肠杆菌科细菌的抗菌活性一般较美洛西林或哌拉西林略差，对铜绿假单胞菌的抗菌活性较替卡西林及美洛西林为强，与哌拉西林相似；对耐庆大霉素和羧苄西林的铜绿假单胞菌也有较好抗菌作用。对链球菌属、肠球菌属的抗菌活性与氨苄西林相仿，对部分脆弱拟杆菌也有较好作用；对流感嗜血杆菌、脑膜炎奈瑟球菌及淋病奈瑟球菌的抗菌活性强。对 β-内酰胺酶不稳定，耐青霉素的淋病奈瑟球菌对本品亦耐药。

· **药代动力学** · 口服不吸收。快速静脉注射 1 g，5 min 后的 C_{max} 为 92.9 mg/L；30 min 内静脉滴注 5 g，滴注结束时的血药浓度为 409 mg/L，8 h 后仍能测得 2.6 mg/L。给药剂量 1～2 g 和 5 g 时，消除 $t_{1/2}$ 分别为 0.7～1.5 h 和 1.2～1.8 h。阿洛西林在组织和体液中广泛分布，在支气管分泌物及组织液中的浓度高。不易进入正常 CSF，脑膜有炎症时，CSF 中浓度可达同期血药浓度的 10%～30%。血浆蛋白结合率为 30%～46%。给药量的 60%～75% 于给药后 24 h 内以原型经肾脏排出。

· **适应证** · 主要用于铜绿假单胞菌和其他肠道 G^- 杆菌所致的各类感染；也可用于需氧菌与厌氧菌的混合感染。在治疗 G^- 杆菌和铜绿假单胞菌所致的严重全身性感染时，可与氨基糖苷类药物联合应用，以提高疗效。

- **用法用量** · ① 成人每日 12～16 g,分 2～4 次静脉滴注。② 儿童每日 75 mg/kg,婴儿及新生儿按每日 100 mg/kg,分 2～4 次静脉滴注。
- **制剂** · 注射剂: 0.5 g、1 g、1.5 g、2 g、3 g。
- **注意事项** · ① 对本品或青霉素类药物过敏者禁用。② 应用高剂量时宜静脉滴注,滴注时间应在 30 min 以上。③ 中度至重度肾功能减退者的给药间隔时间延长至 12 h,肝、肾功能同时减退者需适当减量。

▶ **美洛西林**(Mezlocillin)
- **商品名** · 每安风,力扬,唯依信,天林,汀娜,吉登,绿灵美兰。
- **药理作用** · 本品对大肠埃希菌、肺炎克雷伯菌、变形杆菌属、肠杆菌属等肠杆菌科细菌,铜绿假单胞菌和不动杆菌属等非发酵菌以及对青霉素敏感的 G^+ 菌有较强的抗菌活性。但对铜绿假单胞菌的作用较阿洛西林和哌拉西林弱。对粪肠球菌作用较强,与氨苄西林相仿。与铜绿假单胞菌生存所必需的 PBP 形成多位点结合,且对细菌的细胞膜具有穿透作用,因此有较强的抗假单胞菌作用。对 β-内酰胺酶不稳定,产 β-内酰胺酶的金黄色葡萄球菌及肠杆菌科细菌对其耐药。
- **药代动力学** · 口服不吸收,肌内注射后吸收良好,生物利用度为 70%,肌内注射 1 g 美洛西林 0.75～1.5 h后达药峰浓度,C_{max} 为 15～25 mg/L。静脉给药后呈非线性动力学模型,15 min 和 2 h 内分别静脉滴注美洛西林 3 g,滴注结束时的 C_{max} 分别为

269 mg/L 和 100 mg/L。易分布至胆汁、腹腔液、胸腔液、胰腺、骨及创面、支气管分泌物内。可透过胎盘屏障,在脑膜有炎症时可通过血脑屏障,可穿透至心脏瓣膜和乳头肌以及前列腺组织。血浆蛋白结合率为 16%～42%,消除 $t_{1/2}$ 为 0.7～1.1 h,在新生儿中 $t_{1/2}$ 延长,肾功能减退患者的 $t_{1/2}$ 可延长至 6 h。药物主要以原型经肾脏随尿液排出。

· **适应证** · 用于大肠埃希菌、肠杆菌感属、变形杆菌等 G^- 杆菌中敏感菌株所致的呼吸系统、泌尿系统、消化系统和生殖系统等感染。

· **用法用量** · ① 成人:静脉给药每日 8～20 g,分 4 次静脉注射或静脉滴注。肌内注射每日 100～125 mg/kg,分 4 次注射,每次肌内注射不宜超过 2 g。② 儿童:每日150 mg/kg,分 2 次静脉注射或静脉滴注。治疗中、重度 G^- 杆菌感染,以联合氨基糖苷类抗菌药物为宜。有明显肾功能减退者,剂量应减半或给药间隔延长 1 倍。

· **制剂** · 注射剂:每支 0.5 g、1 g、1.5 g、2 g、2.5 g、3 g、4 g。

· **注意事项** · ① 用药前须做青霉素皮肤试验,阳性者禁用。② 用药期间以硫酸铜法进行尿糖测定时可出现假阳性。③ 尿蛋白试验结果可呈现假阳性,库姆斯试验可呈阳性。④ 哺乳期妇女应用本品时应停止授乳。⑤ 严重肝、肾功能减退者以及凝血功能异常者慎用。⑥ 大剂量给药时应定期测定血钠浓度。⑦ 肾功能减退者应适当降低用药剂量,肾功能减退的老年患者,须调整剂量。

▶ **美西林**(Mecillinam，Amdinocillin)

· **商品名** · Coactin。

· **药理作用** · 本品为第三代广谱半合成青霉素，为杀菌剂，通过干扰细菌细胞壁的生物合成而起抗菌作用，但其作用方式与青霉素不同，故与青霉素类或头孢菌素联用，对 G^- 菌有协同作用。对 G^- 菌，包括大肠埃希菌、克雷伯菌属、肠杆菌属、枸橼酸杆菌、志贺菌、沙门菌和部分沙雷杆菌等有良好的抗菌作用；对 G^+ 菌作用较弱；对流感嗜血杆菌、假单胞菌、吲哚阳性变形杆菌、奈瑟菌属、厌氧杆菌和肠球菌等无效。

· **药代动力学** · 口服不吸收，健康成人肌内注射 400 mg 后，t_{max} 约为 41 min，C_{max} 为 13.6 mg/L。静脉推注该品 400 mg（10 min 内），结束时 C_{max} 为 37.9 mg/L，15 min 后下降一半。肌内注射或静脉注射后尿液中药物浓度可达 1 000～2 000 mg/L，给药后 12 h 内尿液中药物排出率 66%～73%。消除 $t_{1/2}$ 为 0.65～0.81 h。美西林可广泛分布于各种组织体液中，以肾、肺和肺组织中浓度较高。胆汁中浓度略高于血药浓度。胆囊手术前 1 h 注射美西林 0.8 g 后，胆囊中胆汁浓度在胆囊功能正常和无功能者分别为 40 mg/L 和 12 mg/L。美西林穿透血脑屏障的能力弱。血浆蛋白结合率为15%～25%。

· **适应证** · 该品的适应证基本与氨苄西林相似，可用于大肠埃希菌、克雷伯菌属、肠杆菌属等敏感微生物引起的单纯性或复杂性泌尿道感染以及由此引起的败血症。对于很严重的病例，可考虑加用其他 β-内酰胺类抗菌药。

· **用法用量** · ① 成人。肌内注射：每次 0.4 g，每日 3～

4 次。静脉注射：一般每日 3～4 次，每次 0.4 g，严重感染，每次剂量可增加至 0.8 g。静脉滴注：严重感染，每日3.2 g，分 2～3 次静脉滴注，每次在 30 min 内滴完。② 儿童。静脉注射：每日 30～60 mg/kg，分 4 次。静脉滴注：每日 30～60 mg/kg，分 2～3 次滴完。

· **制剂** · 注射剂：每支 0.25 g、0.5 g、1.0 g。粉针剂：0.4 g。

· **注意事项** · ① 对美西林或其他青霉素类、头孢菌素类药物过敏者禁用。② 妊娠前 3 个月孕妇、哺乳期妇女应慎用；严重肝、肾功能障碍者慎用；高度过敏体质患者慎用。③ 长期用药时应常规测定肝功能、肾功能和血常规。

（宫玉杰　卢洪洲　董　平）

第二章　头孢菌素类

第一节　第一代头孢菌素

一、口服品种

▶ **头孢氨苄**（Cefalexin）

- **商品名**·先锋霉素Ⅳ，头孢立新，西保立，福林。
- **药理作用**·本品属第一代头孢菌素，抗菌谱与头孢噻吩相仿，但其抗菌活性较后者差。除肠球菌属、MRSA外，肺炎链球菌、溶血性链球菌、产或不产青霉素酶葡萄球菌的大部分菌株对本品敏感。对奈瑟菌属有较好抗菌作用，但流感嗜血杆菌对本品的敏感性较差；对部分大肠埃希菌、奇异变形杆菌、沙门菌和志贺菌有一定抗菌作用。其余肠杆菌科细菌、不动杆菌、铜绿假单胞菌、脆弱拟杆菌均对本品耐药。
- **药代动力学**·本品口服吸收良好。空腹口服500 mg，1 h后血药浓度达峰值，约为 18 mg/L。药物 V_d 为 0.26 L/kg，吸收后体内分布广泛，其中以胆汁中浓度较高，约为血药浓度的 1～4 倍。本品难以透过血脑屏障，但可少量分泌入乳汁。蛋白结合率

为 $10\%\sim15\%$。$t_{1/2}$ 为 $0.6\sim1.0$ h，肾功能减退时 $t_{1/2}$ 可延长至 $5\sim30$ h；新生儿 $t_{1/2}$ 为 6.3 h。本药在体内不代谢，主要以原型经肾小球滤过和肾小管分泌排出，另有约 5% 可由胆汁排出。血液透析和腹膜透析可有效清除本药。

· **适应证** · 本品适用于敏感菌所致的急性扁桃体炎、咽峡炎、中耳炎、鼻窦炎、支气管炎、肺炎等呼吸道感染，以及尿路感染和皮肤软组织感染等。为口服制剂，不宜用于重症感染。

· **用法用量** · 口服。成人每次 $250\sim500$ mg，每日 4 次，最高剂量每日 4 g。儿童每日 $25\sim50$ mg/kg，每日 4 次。皮肤软组织感染及链球菌咽峡炎患者每 12 h 给药 12.5 mg/kg。

· **制剂** · 片剂：每片 0.125 g、0.25 g。胶囊：每粒 0.125 g、0.25 g。颗粒：每袋 50 mg、125 mg。干混悬剂：每包 0.5 g、1.5 g。

· **注意事项** · ① 在应用前须详细询问患者对头孢菌素类、青霉素类及其他药物过敏史。一旦发生过敏反应，应立即停药。② 有胃肠道疾病史的患者，尤其有溃疡性结肠炎、局限性肠炎或抗菌药物相关性结肠炎者以及肾功能减退者应慎用。③ 本品可透过胎盘，故孕妇应慎用。④ 头孢氨苄主要经肾脏排出，故肾功能减退者应用须减量。

▶ **头孢羟氨苄**（Cefadroxil）

· **商品名** · 天康，欧意，力欣奇，律欣，今多新。

· **药理作用** · 本品属第一代头孢菌素类抗菌药物，对除肠球菌外的 G^+ 菌和部分 G^- 菌具有较好的抗菌作用,如产青霉素酶或不产青霉素酶的金黄色葡萄球菌、表皮葡萄球菌、肺炎球菌、A组溶血性链球菌、大肠埃希菌、奇异变形杆菌对本品敏感;对沙门菌属、志贺菌属、流感嗜血杆菌、淋病奈瑟菌等也有抗菌作用。MRSA、肠球菌属、吲哚阳性变形杆菌、肠杆菌属、沙雷菌属及铜绿假单胞菌等对本品耐药。

- **药代动力学** · 空腹口服后 1.5 h 达 C_{max},为16 mg/L,12 h 尚有微量,消除 $t_{1/2}$ 为 1.5 h。食物对 C_{max} 和 $t_{1/2}$ 无明显影响。可通过胎盘屏障,也可进入乳汁。本品能被血液透析清除。

- **适应证** · 主要用于敏感细菌所致的尿路感染、呼吸道感染等。

- **用法用量** · 口服。成人:每次 0.5～1 g,每日 2 次。小儿:每 12 h 15～20 mg/kg。

- **制剂** · 片剂:每片 0.125 g、0.25 g。胶囊:每粒 0.125 g、0.25 g、0.5 g。干混悬剂:每袋 0.5 g、1 g。

- **注意事项** · ① 与其他头孢菌素间存在交叉过敏反应。② 有胃肠道疾病史者,特别是溃疡性结肠炎、局限性肠炎或抗生素相关性结肠炎者及有肾功能减退者应慎用。③ 对诊断的干扰:应用本品的患者库姆斯试验可出现阳性;同时,以硫酸铜法测定尿糖可有假阳性反应。

▶ **头孢拉定**(Cefradine)

- **商品名** · 先锋霉素Ⅵ,英索力,迪拉,君必青,韦保欣,泛捷复。

- **药理作用** · 本品属第一代头孢菌素类抗菌药物,对甲氧西林敏感金黄色葡萄球菌(MSSA)、表皮葡萄球菌、化脓性链球菌、肺炎链球菌和草绿色链球菌均有良好抗菌作用,对耐甲氧西林葡萄球菌、肠球菌属耐药。对 G^+ 菌与 G^- 菌的作用与头孢氨苄相似,对大肠埃希菌、变形杆菌属和克雷伯菌属的活性略差。对淋病奈瑟菌有一定作用,对产酶的淋病奈瑟菌也有活性;对流感嗜血杆菌活性较差。除脆弱类杆菌外,其余厌氧菌大多对本品敏感。

- **药代动力学** · 口服生物利用度为 90%。口服 0.5 g, t_{max} 约为 1 h,90% 药物以原型由尿液排泄。可透过血-胎盘屏障进入胎儿血液循环,少量经乳汁排出。

- **适应证** · 适用于敏感菌所致的各种感染等。也用于预防术后伤口感染。

- **用法用量** · ① 成人。口服:每次 0.25～0.5 g,每 6～8 h 1 次。肌内注射:每次 0.5～1 g,每 6～8 h 1 次。静脉滴注:每日 4～6 g,每 6～8 h 1 次,每日最高剂量为 8 g。② 儿童。口服:每次 6.25～12.5 mg/kg,每 6～8 h 1 次;肌内注射:1 周岁每次 12.5～25 mg/kg,每 6～8 h 1 次;静脉滴注:每日 50～150 mg/kg,每 6～8 h 1 次。

- **制剂** · 片剂:每片 0.125 g、0.25 g、0.5 g。胶囊:每粒 0.125 g、0.25 g、0.5 g。颗粒:每袋 0.125 g、0.25 g。干混悬剂:每袋 0.125 g、0.25 g、1.5 g、3 g。注射剂:每支 0.5 g、1 g、1.5 g、2 g。

- **注意事项** · ① 在应用前须详细询问患者对头孢菌素类、青霉素类及其他药物过敏史。② 本品主要经肾脏排出,肾功能减退者须减少剂量或延长给药间期。③ 应用本品的患者以硫酸铜法测定尿糖时可出现假阳性反应。

二、注射品种

▶ **头孢拉定**（Cefradine）
见上文"口服品种"。

▶ **头孢噻吩**（Cefalotin）
· **商品名**·拜美，力芬。
· **药理作用**·本品为第一代头孢菌素，主要通过抑制细菌细胞壁的合成而产生抗菌作用，抗菌谱广，对 G^+ 菌的活性较强，产青霉素酶和不产青霉素酶金黄色葡萄球菌、凝固酶阴性葡萄球菌（CNS）、化脓性链球菌、肺炎链球菌、B组溶血性链球菌、草绿色链球菌、表皮葡萄球菌、白喉杆菌、炭疽杆菌对本品皆相当敏感。对肠球菌属、耐甲氧西林葡萄球菌、李斯特菌和诺卡菌耐药。流感嗜血杆菌、脑膜炎奈瑟菌、卡他莫拉菌和淋病奈瑟菌对本品高度敏感，部分大肠埃希菌、克雷伯菌属、沙门菌属、志贺菌属、变形杆菌属菌株对本品多中度敏感，其余 G^- 杆菌则多数耐药。G^+ 厌氧菌对本品敏感，脆弱拟杆菌对本品耐药。
· **药代动力学**·肌内注射 0.5 g 和 1 g 后，30 min 后达 C_{max}，分别为 10 mg/L 和 20 mg/L，4 h 后血药浓度迅速下降。静脉注射 1 g 后 15 min 血药浓度为 30～60 mg/L。24 h 内连续静脉滴注 12 g，血药浓度波动于 10～30 mg/L。同时口服丙磺舒可使 C_{max} 提高近 3 倍，血药浓度维持时间亦较久。广泛分布于各种组织和体液中。易进入炎性腹水中，在肝和脑组织中的浓度甚低，亦很难渗透至正常 CSF。在细菌性脑膜炎患者的 CSF 中药物浓度为血药浓度的 1%～10%。胆汁中药物浓度低于同期血药浓度。在骨组织中浓度甚低。可透过胎盘。血浆蛋白结合率为 50%～65%，消除 $t_{1/2}$ 为 0.5～0.8 h（肾功能减退时可延长至 3～8 h），出生 1 周内新生儿的消除 $t_{1/2}$ 为 1～2 h。60%～70% 的给药量于给药后 6 h 内自尿液中排出，其中 70% 为原型。头孢噻吩可被血液透析和腹膜透析清除。

· **适应证** · 适用于耐青霉素金黄色葡萄球菌（甲氧西林耐药者除外）和敏感 G^- 杆菌所致的呼吸道感染、软组织感染、尿路感染、败血症等，病情严重者可与氨基糖苷类抗生素联合应用，但应警惕可能加重肾毒性。不宜用于细菌性脑膜炎患者。

· **用法用量** · 肌内注射或静脉注射。① 成人每次 0.5～1 g，每 6 h 1 次。严重感染患者的每日剂量可加大至 6～8 g。② 儿童：小儿每日 50～100 mg/kg，分 4 次给药。1 周内的新生儿为每 12 h 按体重 20 mg/kg 给药；1 周以上者每 8 h 按体重 20 mg/kg 给药。

· **制剂** · 粉针剂：每支 0.5 g、1.0 g、2.0 g。

· **注意事项** · ① 肌内注射局部疼痛较为多见，可有硬块、压痛和皮温升高。大剂量或长时间静脉滴注头孢噻吩后血栓性静脉炎的发生率可高达 20%。② 较常见的不良反应为皮疹、嗜酸性粒细胞增多、药物热、血清病样反应等过敏反应。过敏性休克极少发生。③ 粒细胞减少和溶血性贫血偶可发生。④ 高剂量时可发生惊厥和其他中枢神经系统症状，肾功能减退患者尤易发生。⑤ 恶心、呕吐等胃肠道不良反应少见。⑥ 可发生由艰难梭菌所致的腹泻和假膜性肠炎。⑦ 大剂量使用可发生脑病。⑧ 应用大剂量头孢噻吩(每日 300 mg/kg)时,可出现血小板功能和凝血功能障碍;减量至 200 mg/kg,前述反应即消失。

▶ **头孢替唑**(Ceftezole)

· **商品名** · 怡乐欣,特子社复,益替欣,勃名。

· **药理作用** · 本品为具有抗菌活性的头孢菌素类衍生物,作用机制为抑制细菌细胞壁的合成而发挥其抗菌活性。对 G^+ 菌(尤其是球菌),包括产青霉素酶和不产青霉素酶的金黄色葡萄球菌、化脓性链球菌、肺炎球菌、B组溶血性链球菌等皆比较敏感。对某些 G^- 菌呈中度敏感,如大肠埃希菌、克雷伯菌属、沙门菌属、志贺菌属、奇异变形杆菌等。

· **药代动力学** · 头孢替唑口服不能被胃肠道吸收。肌内注射 1 g, $t_{max} \geqslant 25$ min, C_{max} 为 43 mg/L, $t_{1/2}$ 为 1.5 h。静脉注射 1 g,15 min 后 C_{max} 约为 74 mg/L, $t_{1/2}$ 为 0.41 h。主要在肝脏代谢,给药量的 80% 以上由尿液排泄。

· **适应证** · 适用于敏感菌所致败血症、肺炎、支气管炎、支气管扩张感染期、慢性呼吸系统疾病的继发性感染、肺脓肿、腹膜炎、肾盂肾炎、膀胱炎、尿道炎等感染性疾病的治疗。

· **用法用量** · 静脉给药或肌内注射。成人日用量为 0.5~4 g,分 1~2 次静脉给药或肌内注射。儿童日用量为 20~80 mg/kg,分 1~2 次给药。

· **制剂** · 粉针剂:每支 0.25 g、0.5 g、0.75 g、1.0 g,

1.5 g、2.0 g。

· **注意事项** · ① 对本品或头孢类抗生素有过敏史者慎用。② 静脉内大量注射,偶尔可引起血管注射部位疼痛、血栓性静脉炎,故要注意调整注射部位和注射方法。注射速度要尽量缓慢。③ 对利多卡因或酰基苯胺类局麻药有过敏史者禁止肌内注射本品。④ 肌内注射时使用的溶剂不能用于静脉注射和静脉滴注。

▶ **头孢唑林**(Cefazolin Sodium)

· **商品名** · 先锋霉素 V,钠林,先伍,新泰林。

· **药理作用** · 本品属第一代头孢菌素类抗菌药物,抗菌谱广。除肠球菌属、耐甲氧西林葡萄球菌属外,对其他 G^+ 球菌均有良好抗菌活性,肺炎链球菌和溶血性链球菌对本品高度敏感。白喉杆菌、炭疽杆菌、伤寒杆菌、志贺菌属、奈瑟菌属、李斯特菌和梭状芽胞杆菌对本品也甚敏感。流感嗜血杆菌仅中度敏感。对部分大肠埃希菌、奇异变形杆菌和肺炎克雷伯菌具有良好抗菌活性,但对金黄色葡萄球菌的抗菌作用较差。产酶淋球菌和脆弱拟杆菌对本品耐药。

· **药代动力学** · 该药具有 C_{max} 高、$t_{1/2}$ 较其他一代品种长、体内不代谢、组织与体液内通透性好等临床药理特点。肌内注射 0.5 g,C_{max} 为 31.5 mg/L,消除 $t_{1/2}$ 为 1.8 h。静脉滴注 0.5 g,滴注 20 min,C_{max} 可达 118 mg/L。静脉注射 1 g,0.5 h 的血浆药物浓度为 52~70 mg/L。静脉注射头孢唑林的血浆 $t_{1/2}$ 为 1.5~2.2 h。90%以原型经肾脏排泄,主要由肾小球滤过排泄。肾功能不全时,血清 $t_{1/2}$ 延长至 30~

40 h。体内分布较广,能较好地渗透至胸腹腔与滑膜腔内及各种组织(包括炎症肌肉与骨组织)内,胆汁与尿液中药物浓度较高。能透过胎盘,但很难透过血脑屏障,进入 CSF 很少。血浆蛋白结合率约为 80%。

· **适应证** · 适用于治疗敏感细菌所致的各种感染,也可作为外科手术前的预防用药。

· **用法用量** · 静脉注射、静脉滴注或肌内注射;缓慢静推。成人:静脉缓慢推注、静脉滴注或肌内注射,每次 0.5～1 g,每日 2～4 次,严重感染可增加至每日 6 g,分 2～4 次静脉给予。儿童:每日 50～100 mg/kg,分 2～3 次给药。

· **制剂** · 注射剂:每支 0.5 g、0.75 g、1 g、1.5 g、2 g、3 g。

· **注意事项** · ① 本品不可与硫酸阿米卡星、硫酸卡那霉素、硫酸多黏菌素 B、戊巴比妥、葡萄糖酸钙同瓶滴注。② 本品与庆大霉素或阿米卡星联应在体外能增强抗菌作用。③ 本品与强利尿药联用有增加肾毒性的可能,与氨基糖苷抗菌药物联用可能增加后者的肾毒性。④ 丙磺舒可使本品血药浓度提高,$t_{1/2}$延长。

▶ **头孢硫脒**(Cephathiamidine)

· **商品名** · 阿威欣,仙力素,天根。

· **药理作用** · 本品属广谱抗菌药。对 G⁺ 菌具良好抗菌作用,对少数肠杆菌科细菌亦具抗菌活性。对肺炎球菌、化脓性链球菌、金黄色葡萄球菌、表皮葡萄球菌和卡他莫拉菌有较强的抗菌活性。对草绿色链球菌、溶血性链球菌、非溶血性链球菌、白喉杆菌、产气荚膜杆菌、破伤风杆菌和炭疽杆菌均有良好抗菌作用。

- **药代动力学** · 口服不吸收，静脉滴注 1.0 g 后，C_{max} 为 68.93 mg/L，注射后在体内组织分布广泛，以胆汁、肝、肺等处含量为高，不透过血脑屏障。在机体内几乎不代谢，主要从尿液中排出。
- **适应证** · 主要用于治疗敏感病菌所致的呼吸道感染、腹腔内感染、泌尿与生殖系统感染、皮肤及软组织感染及血流感染等。
- **用法用量** · 肌内注射、静脉注射或静脉滴注。① 成人：每日 2～4 g，重症患者剂量可增加至每日 6～8 g。② 儿童：每日 25～50 mg/kg，均分 3～4 次肌内注射或静脉给药。
- **制剂** · 注射剂：每支 0.5 g、1.0 g。
- **注意事项** · ① 注射用头孢硫脒已发生严重过敏反应（如过敏性休克），应用前须详细询问头孢菌素类及青霉素类的药物过敏史，过敏体质慎用。给药期间密切观察患者，一旦出现过敏症状，应立即停药并进行救治。② 头孢菌素类药物可经乳汁排出，应用时宜暂停授乳。③ 有胃肠道疾病史者，特别是溃疡性结肠炎、局限性肠炎或抗生素相关性结肠炎者应慎用。④ 肾功能减退患者应用须适当减量。⑤ 对诊断的干扰：应用本品的患者库姆斯试验可出现阳性。

第二节　第二代头孢菌素

一、口服品种

▶ **头孢克洛**(Cefaclor)
- **商品名** · 希刻劳，曼宁，恒运，克赛福，申洛，毕利。

- **药理作用**・本品为广谱半合成头孢菌素类抗菌药物，其作用机制是抑制细菌细胞壁的合成。对 MSSA、化脓性链球菌、草绿色链球菌和表皮葡萄球菌的活性与头孢羟氨苄相同，对不产酶金黄色葡萄球菌和肺炎球菌的抗菌作用较头孢羟氨苄强2～4倍。对 G⁻ 杆菌包括对大肠埃希菌和肺炎克雷伯菌等的活性较头孢氨苄强，与头孢羟氨苄相仿，对奇异变形杆菌、沙门菌属和志贺菌属的活性较头孢羟氨苄强。卡他莫拉菌和淋病奈瑟菌对本品很敏感。吲哚阳性变形杆菌、沙雷菌属、不动杆菌属和铜绿假单胞菌均对本品耐药。

- **药代动力学**・本品口服吸收良好。食物对药物的吸收影响不大，与食物同服后达峰时间延后约 1 h，峰浓度较空腹服用稍低。空腹口服头孢克洛 500 mg，1 h 的 C_{max} 为 7～12 mg/L。本品在体内不代谢，经肾脏排出的原型药物占用药量的 70%～80%，$t_{1/2}$ 为 1 h，血浆蛋白结合率为 20%～25%。轻度肾功能损害者，生物半衰期可稍有延长，但严重肾功能损害，其生物半衰期可延长至 2～3 h。血液透析患者的半衰期可缩短 20%～30%。

- **适应证**・适用于敏感菌所致的呼吸道感染（如肺炎、支气管炎、咽喉炎、扁桃体炎等）；中耳炎；鼻窦炎；尿路感染（如淋病、肾盂肾炎、膀胱炎）；皮肤与皮肤组织感染；胆道感染等。

- **用法用量**・口服。① 成人：每日 0.75～1 g，严重感染患者剂量可加倍。② 1 个月以上婴儿及儿童：每日 20～40 mg/kg，分 3 次服用，严重感染患者剂量可加倍，但每日总剂量不超过 1 g。

- **制剂**·片剂：每片 0.125 g、0.25 g。胶囊剂：每粒 0.25 g、0.5 g。干混悬剂：每袋 0.125 g、0.25 g。
- **注意事项**· ① 本品与青霉素类或头霉素有交叉过敏反应，因此对青霉素类、青霉素衍生物、青霉胺及头霉素过敏者慎用。② 肾功能减退及肝功能损害者慎用。③ 有胃肠道疾病史者，特别是溃疡性结肠炎、局限性肠炎或抗生素相关性结肠炎者慎用。④ 本品宜空腹口服，因食物可延迟其吸收。

▶ **头孢丙烯**(Cefprozil)

- **商品名**·施复捷，元锐，银力舒，力宏。
- **药理作用**·本品作用机制与其他头孢菌素类药物相似，主要通过阻碍细菌细胞壁生物合成而起抗菌作用。本药作用特点是抗 G^- 杆菌活性和对 G^- 杆菌 β-内酰胺酶的稳定性均比第一代头孢菌素强。头孢丙烯对 G^+ 需氧菌中的金黄色葡萄球菌（包括产 β-内酰胺酶菌株）、肺炎链球菌、化脓性链球菌有较好的抗菌活性；对 G^- 需氧菌中的流感嗜血杆菌（包括产 β-内酰胺酶菌株）、卡他莫拉菌（包括产 β-内酰胺酶菌株）具有很强的抗菌活性；对厌氧菌中的黑色素类杆菌、艰难梭菌、产气荚膜菌、梭杆菌属、消化链球菌和痤疮丙酸杆菌具有一定抗菌活性。
- **药代动力学**·口服给药后迅速吸收，t_{max} 为 1~2 h。药物吸收后分布广泛。大部分药物以原型经肾脏随尿液排泄。清除 $t_{1/2}$ 为 1~2 h。本药可经血液透析清除，血液透析清除率约为 87 ml/min。经 3 h 的透析，约有 55% 的给药量可从血浆中清除。
- **适应证**·用于敏感菌引起的上呼吸道感染、下呼吸道感染、皮肤和皮肤软组织感染等。

- **用法用量**·口服：① 成人：每次 0.5 g，每日 2 次。
  ② 儿童：每次 15 mg/kg，每日 2 次。
- **制剂**·片剂：每片 0.25 g、0.5 g。胶囊：每粒 0.5 g。
  颗粒：每袋 0.125 g。
- **注意事项**·① 本品与头孢菌素类药物有交叉过敏。
  ② 对其他 β-内酰胺抗生素过敏者、孕妇及哺乳期妇
  女、肾功能不全者、胃肠道疾病患者及苯丙酮尿症的
  患者慎用。

二、注射品种

▶ **头孢呋辛**(Cefuroxime)

- **商品名**·西力欣，慧红，丽扶欣，新福欣，明可欣，达
  力新。
- **药理作用**·本品属第二代头孢菌素类抗菌药物。其
  作用机制为与细菌细胞膜上的 PBP 结合，使转肽酶
  酰化，抑制细菌中隔和细胞壁的合成，影响细胞壁黏
  肽成分的交叉连结，使细胞分裂和生长受到抑制，细
  菌形态变长，最后溶解和死亡。对 G^+ 球菌的抗菌活
  性与第一代头孢菌素相似或略差，但对葡萄球菌和
  G^- 杆菌产生的 β-内酰胺酶相当稳定。耐甲氧西林
  葡萄球菌、肠球菌属、沙雷菌属、铜绿假单胞菌、弯曲
  杆菌属、脆弱拟杆菌和李斯特菌属耐药，其他 G^+ 球
  菌(包括厌氧球菌)对本品均敏感。对金黄色葡萄球
  菌的抗菌活性较头孢唑林差。
- **药代动力学**·肌内注射 30～45 min 后达 C_{max}，肌内
  注射或静脉注射后的 $t_{1/2}$ 约为 70 min，若同时给予丙
  磺舒，则可延长其排泄时间，并使血药浓度升高。在

给药 24 h 内,几乎所有的头孢呋辛以原型从尿液中排出,大部分是在前 6 h 内排出的。其中大约有 50% 是通过肾小管分泌。骨髓、滑液和房水中头孢呋辛的浓度可超过大多数常见病原菌的 *MIC*。当脑膜有炎症时,头孢呋辛可透过血脑屏障。

· **适应证** · 用于敏感菌所致的以下感染:呼吸道感染、尿路感染、皮肤及软组织感染、血流感染,脑膜炎,淋病奈瑟菌引起的单纯性和播散性感染,骨及关节感染。

· **用法用量** · 肌内注射或静脉给药。① 成人:每日 2.25～4.5 g,每 8 h 给药 0.75～1.5 g。② 儿童:每日 50～100 mg/kg,每 6～8 h 给药 1 次。

· **制剂** · 注射剂:每支 0.25 g、0.5 g、0.75 g、1 g、1.5 g、2 g。

· **注意事项** · ① 与其他头孢菌素间存在交叉过敏反应。② 有胃肠道疾病史者和有肾功能减退者应慎用。③ 对诊断的干扰:应用本品的患者库姆斯试验可出现阳性。

▶ **头孢孟多** (Cefamandole)
· **商品名** · 卡安泰,美斯汀,孟得新。
· **药理作用** · 本品是第二代头孢菌素类抗菌药物,对多数 G⁺ 球菌有较强的抗菌作用,其活性与头孢噻吩和头孢唑林相仿,沙雷菌属、产碱杆菌属、不动杆菌属、铜绿假单胞菌、肠球菌属和 MRSA 对本品耐药。头孢孟多对白喉杆菌和 G⁺ 厌氧菌(厌氧球菌和梭状芽胞杆菌)均有良好作用,对大肠埃希菌、奇异变形杆菌、肺炎克雷伯菌和流感嗜血杆菌的活性较头孢噻吩和头孢唑林强,部分产气肠杆菌、吲哚阳性变形杆菌和普罗威登菌均对本品敏感。伤寒沙门菌、志贺菌属、淋病奈瑟菌和脑膜炎奈瑟菌对本品也甚敏感,对脆弱拟杆菌的抗菌作用差。

- **药代动力学** · 健康成人肌内注射 0.5 g 和 1 g 的头孢孟多后,在 30～120 min 内,可达到最高的平均 C_{max},分别为 13 mg/L、25 mg/L。分别静脉给药 1 g、2 g、3 g 后,10 min 内其体内的血药浓度分别为 139 mg/L、240 mg/L、533 mg/L,在 4 h 后其血药浓度分别递减为 0.8 mg/L、2.2 mg/L、2.9 mg/L。4 g/6 h 的给药剂量,不会在体内产生药物蓄积。静脉注射头孢孟多的 $t_{1/2}$ 为 32 min,肌内注射 $t_{1/2}$ 为 60 min。V_d 为 0.16 L/kg。注射后,药物迅速分布于全身各组织器官中,肾、胆汁和尿液中的药物浓度分别为血药浓度的 2 倍、4.6 倍和 145 倍。当脑膜有炎症时,可透过血脑屏障。血浆蛋白结合率为 78%。给药 8 h 后 65%～85% 的从肾脏排泄,在体内不代谢,经肾小球滤过和肾小管分泌,自尿液中以原型排出,胆汁中可达有效治疗浓度。口服丙磺舒可增加本品的血药浓度并延长 $t_{1/2}$。
- **适应证** · 适用于敏感细菌所致的肺部感染、尿路感染、腹膜炎、血流感染、皮肤软组织感染、骨和关节感染等。
- **用法用量** · 静脉滴注或肌内注射。① 成人:肌内注射每日剂量为 2～4 g,分 3～4 次给药;静脉滴注每日剂量为 4～8 g,分 3～4 次给药。② 1 个月以上的婴儿和小儿:每日剂量为 50～100 mg/kg,分 3～4 次给药。

- **制剂** · 注射剂：每支 0.5 g，1 g，2 g。
- **注意事项** · ① 与头孢菌素或头霉素类抗生素间存在交叉过敏反应。② 有胃肠道疾病史者,特别是溃疡性结肠炎、局限性肠炎或抗生素相关性结肠炎者应慎用。③ 肾功能减退者应减少剂量,并须注意出血并发症的发生。④ 应用本品期间饮酒可出现双硫仑样反应,故在应用本品期间和以后数日内,应避免饮酒和含酒精的饮料。

▶ **头孢替安**(Cefotiam)

- **商品名** · 复仙安,海替舒,萨兰欣,替他欣,锋替新,佩罗欣。
- **药理作用** · 本品属第二代头孢菌素类抗菌药物。对 G$^+$ 菌的作用与头孢唑林相接近,对金黄色葡萄球菌产青霉素酶和不产酶菌株均具有较强抗菌活性。而对 G$^-$ 菌,如嗜血杆菌、大肠埃希菌、肺炎克雷伯菌、奇异变形杆菌等作用较优,对肠杆菌、枸橼酸杆菌、吲哚阳性变形杆菌等也有抗菌作用。其作用机制为与细菌细胞膜上的 PBP 结合,使转肽酶酰化,抑制细菌中隔和细胞壁的合成,影响细胞壁黏肽成分的交叉连结,使细胞分裂和生长受到抑制,细菌形态变长,最后溶解和死亡。
- **药代动力学** · 30 min 静脉滴注 1 g 和 2 g 该药后,C_{max} 分别为 75 mg/L 和 148 mg/L;静脉推注 0.5 g 后,5 min 的血药浓度为 51 mg/L。本品的 $t_{1/2}$ 为 0.6～1.1 h。可广泛分布于体内各组织,血液、肾组织及胆汁中浓度较高,但本品难以透过血脑屏障。在体内无积蓄作用,主要以原型经肾脏排泄,其次为胆汁排泄。血浆蛋白结合率约为 8%。

· **适应证** · 用于治疗敏感菌所致的感染，如血流感染、肺炎、支气管炎、胆道感染、腹膜炎、尿路感染以及手术和外伤所致的感染等。

· **用法用量** · 静脉注射。① 成人：每日 0.5～2 g，分 2～4 次；② 儿童：每日 40～60 mg/kg，分 3～4 次。

· **制剂** · 注射剂：每支 0.25 g、0.5 g、1 g、2 g。

· **注意事项** · ① 与其他头孢菌素或头霉素类抗生素间存在交叉过敏反应。② 肾功能不全者应减量并慎用。③ 本品溶解后应立即使用，否则药液色泽会变深。

▶ **头孢尼西**（Cefonicid）

· **商品名** · 金磐石，悦康那西。

· **药理作用** · 本品属第二代广谱、长效的头孢类抗菌药物，通过抑制细菌细胞壁合成产生抗菌活性。本品对 G⁻ 杆菌的抗菌谱较第一代头孢菌素广，对大肠埃希菌、肺炎杆菌、奇异变形杆菌、枸橼酸菌属、肠杆菌属有良好的抗菌活性，对流感杆菌和淋球菌，包括产 β-内酰胺酶菌株有满意的效果。假单胞菌属、沙雷菌属和不动杆菌对本品耐药。对大多数 G⁺ 球菌有效。

· **药代动力学** · 静脉注射 0.5 g 及 2.0 g 血浆 C_{max} 分别为 91～95 mg/L 及 270～341 mg/L。肌内注射 0.5 g 及 1.0 g，亦有较高的 C_{max}，分别为 49～62 mg/L 及 67～126 mg/L。头孢尼西的 V_d 为 5.7～10.8 L，血浆蛋白结合率约为 98%。可分布在大量组织和液体中。头孢尼西不被代谢，以原型经尿液排泄，24 h 后尿液回收率为 84%～98%。在正常肾功能患者中，静脉注射及肌内注射后，其血浆 $t_{1/2}$ 分别为 2.6～4.6 h 及 4.5～7.2 h。本品与丙磺舒联用后，可导致 C_{max} 升高，且 $t_{1/2}$ 延长至 7.5 h。

· **适应证** · 适用于敏感菌引起的下列感染：下呼吸道感染、尿路感染、败血症、皮肤和软组织感染、骨和关节感染，也可用于手术预防感染。

· **用法用量** · 肌内注射、静脉注射或静脉滴注。① 轻度至中度感染：成人每日剂量为 1 g，每日 1 次。② 严重感染或危及生命的感染，每日 2 g，每日 1 次。③ 手术预防感染：手术前 1 h 单剂量给药 1 g，术中和术后没有必要再用。

· **制剂** · 注射剂：每支 0.5 g、1 g、2 g。

· **注意事项** · ① 对青霉素过敏者也可能对本品过敏，因此有青霉素过敏史或其他 β-内酰胺类药物过敏史者应慎用。② 本品治疗开始和治疗中可引起肠道功能紊乱，严重的可导致假膜性肠炎，出现腹泻时应引起警惕。③ 重症患者在大剂量给药或联用氨基糖苷类抗菌药物时，应密切监测肾功能。④ 长期使用任何广谱抗菌药物都可能导致其他非敏感菌过度生长，应注意观察二重感染的发生。

第三节　第三代头孢菌素

一、口服品种

▶ **头孢克肟**（Cefixime）
· **商品名** · 世福素，天立威，奥德宁，琪安，达力芬，彼优素。

- **药理作用**·本品为第三代口服头孢菌素,通过抑制细菌细胞壁合成而起杀菌作用,对多数 β-内酰胺酶稳定,许多产青霉素酶和头孢菌素酶菌株仍对本品敏感。对 G^+ 球菌如肺炎球菌、化脓性链球菌,G^- 杆菌如流感杆菌(包括产酶株)、卡他莫拉菌(包括产酶株)、大肠埃希菌、奇异变形杆菌、淋球菌(包括产酶株)均具良好抗菌作用。对葡萄球菌抗菌作用差,对铜绿假单胞菌、肠杆菌属、脆弱拟杆菌、梭菌属等无抗菌作用。

- **药代动力学**·空腹口服每次 50 mg、100 mg、900 mg,约 4 h 后血药浓度达到峰值,分别为 0.69 mg/L、1.13 mg/L、1.95 mg/L,血药浓度 $t_{1/2}$ 为 2.3~2.5 h。在痰液、扁桃组织、上颌窦黏膜组织、中耳分泌物、胆汁、胆囊组织等的渗透性良好。在人体的血液、尿液中未发现具有抗菌活性代谢产物。主要经肾脏排泄。

- **适应证**·适用于敏感菌所致的下列轻、中度感染:咽炎、扁桃体炎、急性支气管炎和慢性支气管炎急性发作、中耳炎、尿路感染、单纯性淋病(宫颈炎或尿道炎)等。

- **用法用量**·口服。① 成人:每日 400 mg。② 儿童:每日 8 mg/kg。可单次或分 2 次口服。

- **制剂**·片剂:每片 50 mg、100 mg、200 mg。咀嚼片:每片 50 mg、100 mg。胶囊:每粒 50 mg、100 mg。颗粒:每袋 50 mg。

- **注意事项**·① 对头孢菌素类抗菌药物有过敏史者禁用。肠炎患者慎用。6 月龄以下儿童不宜应用。

② 肾功能不全者 $t_{1/2}$ 延长,须调整给药剂量。③ 中耳炎患者宜用混悬剂治疗。

► **头孢特仑新戊酯**(Celfteram Pivoxil)

· **商品名** · 邦塔,富山龙。

· **药理作用** · 本品的作用机制是阻断细菌细胞壁的合成。头孢特仑对 G^+ 菌、G^- 菌均有抗菌作用。尤其对 G^+ 菌中的链球菌属、肺炎球菌,G^- 菌中的大肠埃希菌、克雷伯菌属、淋球菌、流感嗜血杆菌及厌氧的消化链球菌属等更显示很强的抗菌作用。对以往口服头孢制剂(头孢氨苄、头孢克洛等)不敏感的沙雷菌属、吲哚阳性变形杆菌、肠杆菌属、柠檬酸菌属等显示良好的抗菌作用。头孢特仑对各种细菌产生的 β-内酰胺酶稳定,故对产 β-内酰胺酶的菌株有效。

· **药代动力学** · 头孢特仑新戊酯在体内代谢成头孢特仑后发挥抗菌活性。健康成人饭后口服 200 mg,3 h 达 C_{max},为 2.9 mg/L,$t_{1/2}$ 为 0.9 h。吸收后在痰液、中耳液、扁桃体、上颌窦黏膜、鼻息肉、筛窦黏膜、尿道分泌物、子宫中均达到较高的浓度。部分头孢特仑以活性形式经胆汁排泄,大部分经尿液排泄。

· **适应证** · 适用于治疗对青霉素及第一、第二代头孢菌素耐药或用氨基糖苷类抗生素达不到治疗效果的 G^- 菌引起的呼吸道感染,泌尿、生殖系统感染,皮肤、软组织感染,耳、鼻、喉感染等。

· **用法用量** · 口服。① 成人:口服,每日 150～300 mg,分 3 次给药。② 儿童:口服,每日 3～6 mg/kg,分 3 次给药。

· **制剂** · 片剂:每片 50 mg。

- **注意事项**·① 对青霉素类或头孢菌素类抗菌药物过敏的患者慎用。② 本人或直系亲属中有支气管哮喘、皮肤荨麻疹等过敏体质的患者,严重肾功能不全的患者,口服吞咽困难或非经口摄取营养、全身状态恶化的患者以及老年患者慎用。

▶ **头孢布烯**(Ceftibuten)
- **商品名**·先力腾,头孢噻腾,头孢布坦。
- **药理作用**·本品为半合成第三代头孢菌素,耐酸、可口服,具广谱抗菌活性,对 β-内酰胺酶稳定。对 G^+ 菌如化脓性链球菌、肺炎链球菌(不包括抗青霉素菌株),G^- 菌如流感嗜血杆菌、副流感嗜血杆菌、卡他莫拉菌、大肠埃希菌、克雷伯杆菌类、吲哚阳性变形杆菌、肠杆菌属、沙门菌属、志贺菌属等有效。头孢布烯对葡萄球菌、肠球菌、不动杆菌、李斯特菌和假单胞菌无效。对大部分厌氧菌的抗菌活性不大,包括大部分的拟杆菌属。
- **药代动力学**·口服后吸收良好,血浆蛋白结合率为 60%,分布于体液和组织中,60%～90% 以原型经肾脏排出,儿童的 $t_{1/2}$ 与成人相同,为 2～3 h。
- **适应证**·用于敏感菌引起的呼吸系统感染(如咽炎、扁桃体炎、支气管炎、成人急性鼻窦炎、儿童中耳炎)、尿路感染以及无并发症淋病等。
- **用法用量**·口服。① 成人:每日 0.4 g,每日 1～2 次。② 儿童(45 kg 以下):每日 9 mg/kg,不可超过每日 0.4 g,每日 1～2 次。
- **制剂**·片剂:每片 100 mg。胶囊:每粒 200 mg、400 mg。混悬剂:每支 36 mg/ml。干混悬剂:每袋

90 mg、180 mg。

- **注意事项** · ① 过敏者禁用。妊娠或哺乳期妇女、肾功能严重障碍者慎用。② 与呋塞米、布美他尼、依他尼酸、万古霉素、多黏菌素 B 等联用可增加肾毒性。③ 与氨基糖苷类药物联用,对多种 G^- 需氧菌和链球菌有协同抗菌作用,但联用时会增加肾毒性。

▶ **头孢地尼**(Cefdinir)

- **商品名** · 恒丹,希福尼,全泽复,世扶尼。
- **药理作用** · 本品对 G^+ 菌和 G^- 菌有广泛的抗菌谱,特别是对 G^+ 菌中的葡萄球菌属、链球菌属等,比以往的口服头孢菌素有更强的抗菌活性,其作用方式是杀菌性的。对多种细菌产生的 β-内酰胺酶稳定,对产 β-内酰胺酶的细菌也具有优异的抗菌活性。
- **药代动力学** · 空腹口服 50 mg、100 mg、200 mg 时,约经 4 h 后可达到 C_{max},分别为 0.64 mg/L、1.11 mg/L 和 1.74 mg/L,其血浆 $t_{1/2}$ 为 1.6~1.8 h。在痰液、扁桃体、上颌窦黏膜组织、中耳分泌物、皮肤组织和口腔组织等均有分布。人体血液、尿液及粪便中未发现有抗菌活性的代谢产物。头孢地尼主要经肾脏排泄。
- **适应证** · 主要适用于敏感菌引起的下列轻、中度感染。① 由流感嗜血杆菌及副流感嗜血杆菌、青霉素敏感肺炎链球菌(PSSP)和卡他莫拉菌所致的社区获得性肺炎(CAP)、慢性支气管炎急性细菌性感染、急性上颌窦炎及急性细菌性中耳炎。② 化脓性链球菌所致的咽炎和扁桃体炎。③ 甲氧西林敏感的金黄色葡萄球菌及化脓性链球菌所致的单纯性皮肤及软组织感染。

- **用法用量**·口服。① 成人：每日 600 mg，分 2 次服用。② 儿童：每日 14 mg/kg，分 2 次服用。
- **制剂**·分散片：每片 50 mg、100 mg。胶囊：每粒 50 mg、100 mg。颗粒：每袋 50 mg。
- **注意事项**·① 建议避免与铁制剂联用。如果不能避免联用，应在服用本品 3 h 以后再使用铁制剂。② 对青霉素类抗菌药物有过敏史者慎用。③ 长期使用可致二重感染。④ 哺乳期妇女使用本品时宜停止授乳。

▶ **头孢泊肟酯**（Cefpodoxime Proxetil）
- **商品名**·亮博，加博，搏沃欣，施博，帅孚，司力泰，敏新。
- **药理作用**·本品为口服广谱第三代头孢菌素，是头孢泊肟的前体药物。本品的作用机制是通过抑制微生物细胞壁的生物合成而达到杀菌作用。对 G^+ 菌和 G^- 菌均有效。对产 β-内酰胺酶及不产 β-内酰胺酶的流感嗜血杆菌、卡他莫拉菌、产 β-内酰胺酶及不产 β-内酰胺酶的淋病奈瑟菌具有高度抗菌活性。对 MSSA、腐生葡萄球菌、肺炎链球菌、化脓性链球菌、无乳链球菌及 C 组、F 组、G 组链球菌等 G^+ 球菌具有较强抗菌活性。对 MRSA、青霉素耐药肺炎链球菌和肠球菌无抗菌活性。肠杆菌属、铜绿假单胞菌、其他假单胞菌属对本品耐药。
- **药代动力学**·本品口服后经胃肠道吸收，口服 100 mg、200 mg、400 mg 后经 2～3 h 血药浓度可达峰值，平均 C_{max} 分别为 1.4 mg/L、2.3 mg/L、

3.9 mg/L。$t_{1/2}$为2.09～2.84 h,与食物同服会增加浓度-时间曲线下面积(AUC)和峰值浓度。本品空腹时的生物利用度约为50%,饭后服用可使其生物利用度增加,达到70%的利用率,因而本品宜饭后服用。在体内广泛分布于体液和组织中。血浆蛋白结合率为21%～29%。头孢泊肟在体内几乎不代谢,未吸收的药物由粪便排出;约80%的药物以原型从尿液中排泄,极小部分经胆道排泄。

· **适应证** · 主要适用于敏感菌引起的上、下呼吸道感染,中耳炎,皮肤、尿路感染和性传播疾病。

· **用法用量** · 口服。① 成人:每次100～400 mg,每12 h 1次。② 儿童:每次5 mg/kg,每12 h 1次,每日最大剂量不超过400 mg。

· **制剂** · 片剂:每片100 mg、200 mg。胶囊:每粒50 mg、100 mg。颗粒:每袋40 mg、50 mg。干混悬剂:每袋50 mg、100 mg。

· **注意事项** · ① 头孢菌素类与青霉素类抗菌药物存在交叉过敏反应。② 哺乳期妇女使用时宜停止授乳。③ 不推荐本品用于2个月以下婴幼儿患者。④ 肝硬化患者使用本品无须调整剂量,肾功能正常的老年人无须调整给药剂量及间隔时间。

▶ **头孢妥仑匹酯**(Cefditoren Pivoxil)

· **商品名** · 美爱克。

· **药理作用** · 本品吸收后在肠管壁代谢成头孢妥仑而发挥抗菌活性。其对 G^+ 菌及 G^- 菌具有广谱抗菌作用,尤其对葡萄球菌属,包括肺炎链球菌在内的链球菌属等 G^+ 菌,大肠埃希菌、卡他莫拉菌、克雷伯杆菌属、变形杆菌属、流感嗜血杆菌等 G⁻ 菌以及消化链球菌属、痤疮丙酸杆菌、拟杆菌属等厌氧菌显示很强抗菌活性。对各种细菌产生的 β-内酰胺酶稳定,对 β-内酰胺酶产生株也显示很强抗菌活性。作用机制为抑制细菌细胞壁合成,与各种细菌 PBP 的亲和性高,发挥杀菌作用。

- **药代动力学** · 饭后给药的吸收性较空腹时良好,血药浓度呈剂量依赖性。口服后分布于患者咳痰、扁桃体组织、上颌窦黏膜、皮肤组织、乳腺组织、胆囊组织、子宫、阴道、睑板腺组织、拔牙后创面等,但不分布于乳汁中。几乎不经代谢而主要从尿液及胆汁中排泄。连续给本药 200 mg,每 12 h 1 次,共 7 d,未见蓄积性。

- **适应证** · 治疗敏感菌引起的各种感染,如呼吸道感染、皮肤感染、尿路感染等。

- **用法用量** · 口服。每次 200 mg,每日 2 次,饭后服用。

- **制剂** · 片剂:每片 0.1 g。

- **注意事项** · ① 对本品有过敏性休克史者禁用。② 孕妇或可能妊娠的妇女,仅在治疗有益性超过危险性时方可用药。③ 有降低血清中肉毒碱的报道。④ 与抗酸剂联用会使其吸收率降低,与丙磺舒联用会使其尿液中排泄率降低。

▶ **头孢他美酯**(Cefetamet Pivoxil)

- **商品名** · 珍良,安素美,华仙美,康迈欣,速欣康,安塞他美。

- **药理作用** · 本品为口服的第三代广谱头孢菌素类抗

菌药。口服后在体内迅速被水解为有抗菌活性的头孢他美而发挥杀菌作用。对链球菌属（粪链球菌除外）、肺炎链球菌等 G⁺ 菌；对大肠埃希菌、流感嗜血杆菌、克雷伯菌属、沙门菌属、志贺菌属、淋病奈瑟球菌等 G⁻ 菌都有很强的抗菌活性，尤其对头孢菌素敏感性低的沙雷菌属、吲哚阳性变形杆菌、肠杆菌属及柠檬酸菌属的抗菌活性明显。对细菌产生的 β-内酰胺酶稳定。但本品对假单胞菌、支原体、衣原体、肠球菌等无效。

- **药代动力学** · 本品口服后，经过肠黏膜或首次经过肝脏时盐酸头孢他美酯被迅速代谢，在体内转变为头孢他美而发挥作用。该药与食物口服后，平均约 55% 的剂量转变为头孢他美。口服该药 500 mg 后 3～4 h，血药浓度达峰值（4.1 ± 0.7）mg/L，V_d 为 0.29 L/kg。血浆蛋白结合率为 22%。90% 以头孢他美形式经尿液排出，消除 $t_{1/2}$ 为 2～3 h。年龄、肾脏及肝脏疾病对盐酸头孢他美酯的生物利用度无影响。

- **适应证** · 用于敏感菌引起的下列感染：耳、鼻、喉部感染，下呼吸道感染，泌尿系统感染等。

- **用法用量** · 口服。① 成人和 12 岁以上的儿童：每日 2 次，一次 500 mg；复杂性尿路感染的成年人，男性淋球菌性尿道炎和女性非复杂性膀胱炎的患者，单一剂量 1 500～2 000 mg 可充分根除病原体。② 12 岁以下儿童：每日 2 次，每次 10 mg/kg。

- **制剂** · 片剂：每片 0.125 g、0.25 g。胶囊剂：每粒 0.125 g。干混悬剂，每袋 250 mg。颗粒剂：每袋 5 g。

- **注意事项** · ① 对青霉素类药物过敏者和胃肠道疾病

者慎用。② 肾功能不全者必须使用时需酌情调整剂量。③ 使用本品可能导致假膜性肠炎。④ 氨基糖苷类抗生素与本品联用可增加肾毒性。⑤ 伤寒活菌疫苗如与本品联用会降低其免疫原性,所以疫苗需在抗菌药停用至少 24 h 以后使用。

二、注射品种

▶ **头孢噻肟**(Cefotaxime)

- **商品名**·英多舒,治君,迪莫隆,凯福隆,威尔曼,悦康普能。

- **药理作用**·本品为第三代头孢菌素,抗菌谱广,对大肠埃希菌、奇异变形杆菌、克雷伯菌属和沙门菌属等肠杆菌科细菌有强大活性。对普通变形杆菌和枸橼酸杆菌属亦有良好作用。阴沟肠杆菌、产气肠杆菌对本品比较耐药。对铜绿假单胞菌和产碱杆菌无抗菌活性。

- **药代动力学**·肌内注射 0.5 g 或 1.0 g 后,0.5 h 达 C_{max},分别为 12 mg/L 和 25 mg/L,8 h 后血中仍可测出有效浓度。30 min 内静脉滴注 1 g 后的即刻血药浓度为 41 mg/L,4 h 的血药浓度为 1.5 mg/L。头孢噻肟广泛分布于全身各种组织和体液中。正常 CSF 中的药物浓度很低;脑膜炎患者应用后,CSF 中可达有效浓度。支气管分泌物、中耳溢液、胸腔积液、脓胸脓液、腹水、胆囊壁、胆汁、骨组织中亦均可达有效浓度。可透过血-胎盘屏障,少量亦可进入乳汁。

- **适应证**·适用于敏感细菌所致的下列严重感染:肺炎及其他下呼吸道感染、单纯性尿道炎、子宫颈炎、直肠感染、脑膜炎、血流感染、腹腔感染、盆腔感染、皮肤软组织感染、生殖道感染、骨和关节感染等。

· **用法用量** · 静脉注射或静脉滴注。① 成人：每日 2～6 g，分 2～3 次静脉注射或静脉滴注；严重感染者每次 2～3 g，每 6～8 h 1 次。② 儿童及新生儿：日龄<7 d 者，每 12 h 50 mg/kg；日龄>7 d 者，每 8 h 50 mg/kg。

· **制剂** · 注射剂：每支 0.5 g、1 g、2 g、3 g。

· **注意事项** · ① 与其他头孢菌素类存在交叉过敏反应；对青霉素或青霉胺过敏者也可能对本品过敏。② 对诊断的干扰：应用本品的患者库姆斯试验可出现阳性；用硫酸铜法测定尿糖可呈假阳性。血清碱性磷酸酶、血尿素氮、谷丙转氨酶（ALT）、谷草转氨酶（AST）或血清乳酸脱氢酶值可增高。③ 肾功能减退者应在减少剂量情况下慎用。④ 本品与氨基糖苷类药物不可同瓶滴注。

▶ **头孢唑肟**（Ceftizoxime）

· **商品名** · 益保世灵，力多泰，那兰欣，迪克尼芬，益左欣，塞兰欣。

· **药理作用** · 本品为半合成注射用第三代头孢菌素，具有广谱抗菌作用，对多种 G$^+$ 菌和 G$^-$ 菌产生的广谱 β-内酰胺酶（包括青霉素酶和头孢菌素酶）稳定。对大肠埃希菌、肺炎克雷伯菌、奇异变形杆菌等肠杆菌科细菌有强大抗菌作用，对流感嗜血杆菌和淋病奈瑟球菌有良好抗菌作用，铜绿假单胞菌等假单胞菌属对本品耐药。对金黄色葡萄球菌和表皮葡萄球菌的作用较第一、第二代头孢菌素差，消化球菌、消化链球菌和部分拟杆菌属等厌氧菌对本品多敏感。

- **药代动力学**·肌内注射 0.5 g 或 1.0 g 后 C_{max} 分别为 13.7 mg/L 和 39 mg/L，于给药后 1 h 达到。健康成人静脉缓慢注射头孢唑肟 0.5 g 或 1 g，其 C_{max} 分别为 58.9 mg/L 及 114.8 mg/L，注射后 6 h 仍可维持 1 mg/L 和 2.1 mg/L 的水平。静脉缓慢滴注 1.0 g 或 2.0 g（滴注 1 h），其 C_{max} 分别为 57.9 mg/L 及 123.7 mg/L。头孢唑肟广泛分布于全身各种组织和体液中，包括胸腔积液、腹水、胆汁、胆囊壁、CSF（脑膜有炎症时）、前列腺液和骨组织中均可达治疗浓度。血浆蛋白结合率为 30%。消除 $t_{1/2}$ 为 1.7 h。在体内不代谢，24 h 内给药量的 80% 以上以原型经肾脏排泄，因此尿液中药物浓度高。丙磺舒可使头孢唑肟的肾脏清除减少，血药浓度增高。

- **适应证**·敏感菌所致的下呼吸道感染、尿路感染、腹腔感染、盆腔感染、败血症、皮肤软组织感染、骨和关节感染、肺炎链球菌或流感嗜血杆菌所致脑膜炎和单纯性淋病。

- **用法用量**·静脉注射或静脉滴注。① 成人：每次 1～2 g，每 8～12 h 1 次。② 6 个月及 6 个月以上的婴儿和儿童：每次 50 mg/kg，每 8～12 h 1 次。

- **制剂**·注射剂：每支 0.25 g、0.5 g、1 g。

- **注意事项**·① 拟用本品前必须详细询问患者是否对本品、其他头孢菌素类、青霉素类或其他药物有过敏史。② 有胃肠道疾病史者，特别是结肠炎患者应慎用。易发生支气管哮喘、皮疹、荨麻疹等过敏性体质者慎用。③ 应用本品时应注意监测肾功能，特别是接受大剂量治疗的重症患者。

▶ **头孢曲松**(Ceftriaxone)

· **商品名** · 罗氏芬,头孢三嗪,菌必治,英派琦,泛生舒复,凯塞欣。

· **药理作用** · 本品为第三代头孢菌素类抗菌药物,对肠杆菌科细菌有强大活性。对大肠埃希菌、肺炎克雷伯菌、产气肠杆菌、氟劳地枸橼酸杆菌、吲哚阳性变形杆菌、普罗威登菌属和沙雷菌属的 MIC_{90} 为 $0.12\sim0.25$ mg/L。阴沟肠杆菌、不动杆菌属和铜绿假单胞菌对该药的敏感性差。对流感嗜血杆菌、淋病奈瑟菌和脑膜炎奈瑟菌有较强抗菌作用,对溶血性链球菌和肺炎球菌亦有良好作用。耐甲氧西林葡萄球菌和肠球菌及多数脆弱拟杆菌对该药耐药。

· **药代动力学** · 本品口服不吸收。肌内注射 0.5 g 和 1.0 g 药物,2 h 后达 C_{max},分别为 43 mg/L 和 80 mg/L;静脉注射 0.5 g 和 1.5 g 药物,平均 C_{max} 分别为 151 mg/L 和 286 mg/L;静脉滴注 0.5 g 和 1.0 g 药物,30 min 后,C_{max} 分别为 82 mg/L 和 151 mg/L。药物吸收后,组织穿透力强,体内分布广,V_d 约为 0.15 L/kg。药物可在各组织、体腔、体液中达到有效抗菌浓度,尤其以胆汁中浓度较高。本药能透过血脑屏障,不论脑膜有无炎症,CSF 中均能达到抑制大多数 G^- 菌的有效浓度(约为 2 mg/ml)。也可透过胎盘屏障进入胎儿血液循环,母乳中也含有较低浓度的药物。血浆蛋白结合率为 $80\%\sim95\%$,$t_{1/2}$ 为 $7\sim8$ h。药物在体内不易被代谢,主要以原型经肾脏与肝脏清除。本药是头孢菌素类药物中半衰期最长的品种。血液透析不能有效清除本药,丙磺舒也不能增加或延长本药血药浓度。

· **适应证** · 用于敏感菌感染的脑膜炎、肺炎、皮肤软组织感染、腹膜炎、泌尿系统感染、淋病、肝胆感染、外科创伤,败血症及生殖器感染等。已作为治疗淋病的一线药物。

- **用法用量**·静脉注射或静脉滴注。① 成人:每次 1～2 g,每日 1 次。② 新生儿:日龄≤7 d,每日 25 mg/kg;日龄>7 d,每日 50 mg/kg。③ 1 个月至 12 岁儿童:每日 50 mg/kg。
- **制剂**·注射剂:每支 0.25 g、0.5 g、1 g。
- **注意事项**·① 妊娠期前 3 个月及对头孢菌素类药物过敏者,对青霉素过敏者,孕妇和哺乳期妇女慎用。② 不得用于高胆红素血症的新生儿和早产儿的治疗。③ 由于本品的配伍禁忌药物甚多,所以应单独给药。④ 应用本品期间和以后数日内,应避免饮酒或服含酒精的药物。

▶ **头孢地嗪**(Cefodizime)

- **商品名**·康丽能,施可欣,金汕秦,金抗。
- **药理作用**·本品为第三代注射用头孢菌素类抗菌药物。通过抑制细菌细胞壁的合成发挥杀菌作用。主要对多种 G^+ 菌、G^- 菌和厌氧菌有效。本品对以下病原菌敏感:如金黄色葡萄球菌(不包括对甲氧西林耐药菌株)、链球菌属、肺炎球菌、淋球奈瑟菌(包括产 β-内酰胺酶的菌株)、脑膜炎奈瑟菌、卡他莫拉菌、大肠埃希菌、志贺菌属、沙门菌属、枸橼酸杆菌属、克雷伯菌属、普通变形杆菌、普罗威登菌属、摩根菌属、流感嗜血杆菌、棒状杆菌属。对大多数细菌产生的 β-内酰胺酶稳定。对类杆菌属、不动杆菌属、粪肠球菌、李斯特菌属、支原体、衣原体无效。

- **药代动力学** · 单次静脉注射和静脉滴注本药 0.5～2 g 后,平均 C_{max} 分别可达 133～394 mg/L,肌内注射后生物利用度可达 90%～100%。平均消除 $t_{1/2}$ 多为 2.5 h 左右,老年患者和肾功能减退者 $t_{1/2}$ 可延长。平均血浆蛋白结合率为 81%～88%,随浓度增高而降低。可分布进入腹水、胆汁、CSF、肺、肾、子宫内膜及其他盆腔组织等。在体内不被代谢,给药量的 51%～94%于 48 h 内以原型从尿液中排出。多次给药后,粪便中可排出给药量的 11%～30%,胆汁中浓度甚高。
- **适应证** · 用于敏感菌引起的感染,如上/下泌尿道感染、下呼吸道感染、淋病等。
- **用法用量** · 静脉注射、静脉滴注或肌内注射。① 成人:每日 2～4 g,分 1～2 次给药。② 单纯尿路感染患者,单剂量 1～2 g。③ 单纯淋病奈瑟菌感染患者:0.25～1 g 单剂给药。
- **制剂** · 注射剂:每支 0.25 g、0.5 g、1 g、2 g。
- **注意事项** · ① 溶解后应尽早使用,室温下保存不超过 6 h,2～8℃冰箱中不得超过 24 h。② 在葡萄糖溶液中不能长期保持稳定,应立即注射。③ 与青霉素或其他 β-内酰胺类抗菌药物存在交叉过敏的可能。④ 发生过敏性休克时,应立即停止注射,紧急时立即静脉注射肾上腺素,继而给予糖皮质激素静脉注射。

▶ **头孢他啶**(Ceftazidime)

- **商品名** · 复达欣,英贝齐,先定,达力舒,中诺奇奥,悦康他宁。
- **药理作用** · 本品为第三代头孢菌素类抗菌药物。对 MSSA 具有中度活性。对大肠埃希菌、肺炎克雷伯菌等肠杆菌科细菌和流感嗜血杆菌、铜绿假单胞菌等有高度抗菌活性。对于细菌产生的大多数 β-内酰胺酶高度稳定,故其对上述 G^- 杆菌中多重耐药菌株仍可具抗菌活性。肺炎球菌、溶血性链球菌等 G^+ 球菌对本品高度敏感,肠球菌和耐甲氧西林葡萄球菌则往往对本品耐药。本品对消化球菌和消化链球菌等厌氧菌具一定抗菌活性,但对脆弱拟杆菌抗菌作用差。其作用机制为与细菌细胞膜上的 PBP 结合,使转肽酶酰化,抑制细菌中隔和细胞壁的合成,影响细胞壁黏肽成分的交叉连结,使细胞分裂和生长受到抑制,细菌形态变长,最后溶解和死亡。

- **药代动力学**・成人单次静脉滴注和静脉注射 1 g 后,C_{max} 分别可达 70～72 mg/L 和 120～146 mg/L。消除 $t_{1/2}$ 为 1.5～2.3 h。给药后在多种组织和体液中分布良好,也可透过血脑屏障,脑膜有炎症时,CSF 内浓度可达血药浓度的 17%～30%。血浆蛋白结合率为 5%～23%。主要自肾小球滤过排出,静脉给药后 24 h 内以原型自尿液中排出给药量的 84%～87%,胆汁中排出量少于给药量的 1%。中、重度肾功能损害者的消除 $t_{1/2}$ 延长;当内生肌酐清除率≤2 ml/min 时,消除 $t_{1/2}$ 可延长至 14～30 h。在新生儿中的 $t_{1/2}$ 稍延长(平均 4～5 h)。本品可通过血液透析清除。

- **适应证**・用于敏感 G^- 杆菌所致的败血症、下呼吸道感染、腹腔和胆道感染、复杂性尿路感染和严重皮肤软组织感染等。对于由多种耐药 G^- 杆菌引起免疫缺陷者的感染、医院内感染以及 G^- 杆菌或铜绿假单胞菌所致中枢神经系统感染尤为适用。

- **用法用量**・静脉滴注或静脉注射。成人每日 1.5～

6 g,儿童每日 50～150 mg/kg。泌尿系统感染和重度皮肤软组织感染等,每日 2～4 g,分 2 次给药。

· **制剂** · 注射剂:每支 0.5 g、0.75 g、1 g、1.5 g、2 g、3 g。

· **注意事项** · ① 与其他头孢菌素类药物存在交叉过敏反应,对青霉素类、青霉素衍生物或青霉胺过敏者也可能对本品过敏。② 有胃肠道疾病史者,特别是溃疡性结肠炎、局限性肠炎或抗生素相关性结肠炎者应慎用。③ 肾功能明显减退者应用本品时,需根据肾功能损害程度减量。④ 对诊断的干扰:应用本品的患者库姆斯试验可出现阳性;本品可使硫酸铜尿糖试验呈假阳性;血清 ALT、AST、碱性磷酸酶、血尿素氮和血清肌酐皆可升高。

▶ **头孢哌酮**(Cefoperazone)

· **商品名** · 英多安,悦康力隆,麦道必。

· **药理作用** · 本品为第三代头孢菌素类抗菌药物,主要抑制细菌细胞壁的合成,对多数 β-内酰胺酶的稳定性较差。对大肠埃希菌、克雷伯菌属、变形杆菌属、伤寒沙门菌、志贺菌属、枸橼酸杆菌属等肠杆菌科细菌和铜绿假单胞菌有良好抗菌作用,对产气肠杆菌、阴沟肠杆菌、鼠伤寒杆菌和不动杆菌属等的作用较差。流感杆菌、淋病奈瑟菌和脑膜炎奈瑟菌对本品高度敏感。对各组链球菌、肺炎球菌亦有良好作用,对葡萄球菌(甲氧西林敏感株)仅具中度作用,对肠球菌属耐药。头孢哌酮对多数 G^+ 厌氧菌和某些 G^- 厌氧菌有良好作用,脆弱拟杆菌对本品耐药。

· **药代动力学** · 肌内注射或静脉注射头孢哌酮钠 1 g,其 C_{max} 分别为 65 mg/L 及 131.5 mg/L,$t_{1/2}$ 为 1.7～

2.2 h，V_d 为 10 L/70 kg，本品血浆蛋白结合率为 70%～93.5%。24 h 内尿液中排出的头孢哌酮低于给药量的 30%，至少 40% 的头孢哌酮经胆汁通过肠道排出体外。本品在体内无代谢过程。本品不易透过血脑屏障，化脓性脑膜炎患者 CSF 中的药物浓度为 0～7.2 mg/L。胆汁中的药物浓度较高，可达 0.25～1 200 mg/L。

· **适应证** · 主要用于治疗由铜绿假单胞菌和大肠埃希菌等敏感肠杆菌科细菌所致的下列感染：肺炎及其他下呼吸道感染、尿路感染、胆道感染、皮肤软组织感染、血流感染、腹膜炎、盆腔感染等，后两者宜与抗厌氧菌药物联合应用。

· **用法用量** · 静脉滴注或静脉注射。① 成人：每次 1～2 g，每 12 h 1 次；严重感染，每次 2～3 g，每 8 h 1 次。② 儿童：每日 100～150 mg/kg，分 2～3 次静脉滴注。

· **制剂** · 注射剂：每支 0.5 g、0.75 g、1 g、1.5 g、2 g、3 g。

· **注意事项** · ① 本品对早产儿和新生儿的研究尚缺乏资料。② 对诊断的干扰：用硫酸铜法进行尿糖测定时可出现假阳性反应，直接库姆斯试验呈阳性反应。③ 肝病和（或）胆道梗阻患者，$t_{1/2}$ 延长（病情严重者延长 2～4 倍），尿液中头孢哌酮排泄量增多。④ 长期应用头孢哌酮可引起二重感染。⑤ 交叉过敏：对任何一种头孢菌素过敏者对本品也可能过敏。

▶ **头孢匹胺**（Cefpiramide）

· **商品名** · 抗力欣，阿扑通，先福吡兰。

· **药理作用** · 本品与 PBP 有很强的亲和性，抑制细菌细胞壁的合成,从而发挥杀菌作用。对 G$^+$ 菌有很强的抗菌活性,对 G$^-$ 菌亦有广谱抗菌活性。同时,对铜绿假单胞菌等葡萄糖非发酵 G$^-$ 杆菌有很强的抗菌活性,并对各种细菌产生的 β-内酰胺酶稳定。对青霉素类、其他头孢菌素类或氨基糖苷类抗菌药物耐药的细菌,尤其是对铜绿假单胞菌敏感。

· **药代动力学** · 肌内注射 0.5 g 和 1 g,血中浓度于 5 min 后达到 163 mg/L 和 264 mg/L,于 12 h 后分别降至 10.7 mg/L 和 17.7 mg/L,$t_{1/2}$ 均为 4.5 h。经 1 h 静脉滴注 1 g 和 2 g 时,滴注结束时的血中浓度达到峰值,分别为 215 mg/L 和 306 mg/L,滴注开始 12 h 后分别降到 14.7 mg/L 和 30.6 mg/L。在肝胆组织的分布浓度很高,在女性生殖系统、腹腔内渗液、口腔组织、皮肤组织、烧伤组织及痰液中分布良好。血中浓度高且呈持续性。连续给药无蓄积。24 h 内尿液中的排泄率约为 23%,给药 12～24 h 后尿液中仍保持约 50 mg/L 的高浓度。大部分由胆汁排泄,胆汁中浓度大于血浆中的 10 倍,丙磺舒不影响本品的消除。

· **适应证** · 用于敏感菌所致的呼吸道感染、腹腔感染(包括胆道感染、腹膜炎)、妇产科感染、泌尿系统感染等。

· **用法用量** · 静脉滴注或静脉注射。① 成人:常用剂量为每日 1～2 g,分 2 次给药。② 儿童:常用剂量为每日 30～80 mg/kg,分 2～3 次静脉滴注。

· **制剂** · 注射剂:每支 0.5 g、1.0 g、2.0 g。

· **注意事项** · ① 重度肝肾功能障碍者,应适当调节用药量及用药时间,慎重给药。② 应在取得药敏试验结果后用药,给药疗程应控制在治疗疾病所需的最短时间内。③ 对青霉素类抗菌药物有过敏史的患者、过敏体质的患者、严重肝肾功能障碍的患者应慎用。④ 有可能发生过敏性休克,需充分问诊。⑤ 长期使用本品可导致产生耐药菌,并可能引起抗生素相关性的假膜性肠炎。

▶ **头孢甲肟**(Cefmenoxime)

· **商品名**·倍司特克,立肖均,雷特迈星。

· **药理作用**·本品为广谱半合成头孢菌素类抗生素,作用机制是抑制细菌细胞壁的合成。对产头孢酶金黄色葡萄球菌、A 组溶血性链球菌、草绿色链球菌和表皮葡萄球菌的活性与头孢羟氨苄相同,对不产酶金黄色葡萄球菌和肺炎球菌的抗菌作用较头孢羟氨苄强 2~4 倍。对 G^- 杆菌包括对大肠埃希菌和肺炎克雷伯菌等的活性较头孢氨苄强,与头孢羟氨苄相仿,对奇异变形杆菌、沙门菌属和志贺菌属的活性较头孢羟氨苄强。2.9~8 mg/L 的该品可抑制所有流感嗜血杆菌,包括对氨苄西林耐药的菌株。卡他莫拉菌和淋病奈瑟菌对本品很敏感。吲哚阳性变形杆菌、沙雷菌属、不动杆菌属和铜绿假单胞菌均对本品耐药。对各种细菌所产生的 β-内酰胺酶稳定。

· **药代动力学**·单次静脉滴注本药 0.5 g 和 1 g 后,C_{max} 分别可达 50.9 mg/L 和 135.7 mg/L;单次静脉注射 0.5 g 和 1 g 后,C_{max} 分别可为 75 mg/L 和 125 mg/L。血浆消除 $t_{1/2}$ 约为 1 h。在人体组织和体液中分布良好,各组织及体液中浓度远超过致病菌的 MIC 值。本品也可透过血脑屏障,主要经肾脏排泄。

- **适应证**·临床主要用于各种敏感菌所致的呼吸系统、肝胆系统、泌尿生殖系统、腹膜等部位的感染,并可用于败血症和烧伤、手术后感染。
- **用法用量**·静脉注射或静脉滴注。① 成人:通常1～2 g/d,分 2 次静脉注射,对难治性或严重感染,可增至4 g/d,分 2～4 次静脉注射。② 小儿:通常40～80 mg/(kg·d),分 3～4 次静脉注射。
- **制剂**·注射剂:每支 0.1 g、0.5 g、2.0 g。
- **注意事项**·① 因有可能发生休克反应,所以要详细问诊。建议在注射前做皮肤过敏反应试验,并事先做好一旦发生休克的急救处理准备工作,让用药后的患者处于安静状态并仔细观察(用药后使患者保持安静,仔细观察,做好急救准备)。② 用药期间应定期检查肝肾功能及血常规。

第四节　第四代头孢菌素

▶ **头孢匹罗**(Cefpirome)
- **商品名**·派新,罗邦,诺心怡。
- **药理作用**·本品是一种 β-内酰胺酶稳定的头孢菌素类杀菌性抗菌药物。对 G^+ 菌:包括金黄色葡萄球菌,凝固酶阴性的葡萄球菌属,链球菌 A、B、C、F 及 G 等敏感。对 G^- 菌:包括枸橼酸菌属、大肠埃希菌、沙门菌属、志贺杆菌属、克雷伯杆菌属(吲哚阳性及吲哚阴性)、肠杆菌属、沙雷菌属、奇异变形杆菌、普通变形杆菌、小肠结肠炎耶尔森菌、出血败血性巴斯德菌、流感嗜血杆菌、卡他莫拉菌、脑膜炎奈瑟菌、淋病奈瑟菌等敏感。

- **药代动力学**·口服几乎不吸收。肌内注射生物利用度>90%。单次静脉注射 1 g 后 C_{max} 可达 80～90 mg/ml。分布广泛，V_d 为 14～19 L，可进入痰液、腹腔积液、胆汁、CSF、心、肺、肾、前列腺和子宫等组织和体液中，药物浓度能超过主要敏感菌的 *MIC*。血浆蛋白结合率为 5%～10%，且呈剂量依赖性。$t_{1/2}$ 为 1.8～2.2 h。主要经肾脏清除。肾功能衰竭时须调整给药剂量。

- **适应证**·临床主要用于敏感菌所致的严重下呼吸道感染、复杂尿路感染、皮肤和软组织感染及败血症等。

- **用法用量**·肌内注射、静脉注射或静脉滴注。成人每日 2～4 g，分 2 次给予。

- **制剂**·注射剂：每支 0.25 g、1.0 g。

- **注意事项**·① 肾功能：本品与氨基糖苷类药物或襻利尿剂合用时应给予注意。② 使用本品时应注意并发假膜性结肠炎的可能。③ 应事先询问患者是否有 β-内酰胺类抗菌药物过敏史。禁用于对头孢菌素曾有即刻过敏反应史的患者。

▶ **头孢吡肟**(Cefepime)

- **商品名**·马斯平，英兰，恒苏，悦康凯欣，信力威，来比信。

- **药理作用**·本品作用机制是抑制细菌细胞壁合成。本品对 G^+ 和 G^- 菌均有作用。对 MSSA、肺炎链球菌(包括青霉素肺炎耐药链球菌，PRSP)、溶血性链球菌、化脓性链球菌、流感嗜血杆菌、无乳链球菌活性较头孢他啶强；对多数肠杆菌科细菌也有良好作用，对产生 AmpC 酶的细菌，如黏质沙雷菌、弗莱地柠檬酸杆菌、阴沟肠杆菌、摩根菌属、普罗威登菌属等也有良好作用,但 MRSA 对本品耐药。对肺炎克雷伯菌、产气肠杆菌、阴沟肠杆菌、弗莱地柠檬酸杆菌、摩根菌属、沙雷菌等的活性明显较头孢他啶和头孢噻肟强。对铜绿假单胞菌的抗菌活性与头孢他啶相仿或略差。其他葡萄糖不发酵 G⁻ 杆菌、黄杆菌属以及厌氧菌对本品耐药。

- **药代动力学** 静脉单剂量输注 0.25～2 g,平均血浆消除 $t_{1/2}$ 为 2.0 h,总清除率为 120.0 ml/min。肌内给药可被完全吸收,血药浓度 t_{max} 约为 1.5 h,在 0.5～2.0 g 剂量范围内,药代动力学呈线性。血浆蛋白结合率约为 20%,且与血药浓度无关。平均稳态 V_d 值为 18.0 L,在尿液、胆汁、腹膜液、水泡液、气管黏膜、痰液、前列腺液、阑尾、胆囊中均能达到治疗浓度,并可通过炎性血脑屏障。主要经肾脏分泌排出。

- **适应证** 主要适用于治疗敏感菌引起的下列中、重度感染:① 由肺炎克雷伯菌、肠杆菌属、铜绿假单胞菌和肺炎链球菌所致的中、重度肺炎。② 由大肠埃希菌、肺炎克雷伯菌、奇异变形杆菌所致的中、重度单纯性或复杂性尿路感染,包括并发血流感染。③ 由 MSSA 或化脓性链球菌所致的皮肤、软组织感染。④ 由大肠埃希菌、肺炎克雷伯菌、铜绿假单胞菌、肠杆菌属细菌或脆弱拟杆菌所致的腹腔内感染(需与甲硝唑合用)、盆腔感染(需与甲硝唑合用)。⑤ 中性粒细胞缺乏患者发热的经验治疗。

- **用法用量** 静脉滴注、静脉注射或肌内注射。成人每次 1～2 g,每 12 h 1 次。用于中性粒细胞减少伴发热及危重感染,每次 2 g,每 8 h 1 次。或每日 50～

100 mg/kg,分 2 次静脉滴注。肾功能不全者应调整给药剂量。

- **制剂** · 注射剂:每支 0.5 g、1 g、2 g。
- **注意事项** · ① 使用本品前,应该明确患者是否有头孢吡肟、其他头孢菌素类药物、青霉素或其他 β-内酰胺类抗菌药物过敏史。对于任何有过敏,特别是药物过敏史的患者应慎用。② 广谱抗菌药物可诱发假膜性肠炎。③ 不推荐用于 2 个月以下婴幼儿患者。④ 本品可致硫酸铜法尿糖试验呈假阳性。

▶ **头孢噻利**(Cefoselis)
- **商品名** · 丰迪。
- **药理作用** · 本品是新型第四代注射用头孢菌素,其作用机制为阻碍细菌细胞壁的合成。抗菌谱广,对各种 G⁺ 菌和 G⁻ 菌有效,尤其是 G⁺ 菌中的葡萄球菌属、肺炎球菌、链球菌,以及 G⁻ 菌中的假单胞菌属、大肠埃希菌属、克雷伯菌属、肠杆菌属、沙雷菌属、变形杆菌属、摩根菌属、普罗威登菌属。对厌氧 G⁺ 菌消化链球菌属、厌氧 G⁻ 类杆菌属也具抗菌活性。
- **药代动力学** · 健康成人 1 h 恒速静脉给药 0.5 g、1.0 g、2.0 g,给药完毕血药浓度达到峰值,分别为 31.9 mg/L、60.0 mg/L、121.0 mg/L,各给药组血药浓度清除 $t_{1/2}$ 大约为 2.8 h。可分布于痰液、胸腔积液、前列腺液、胆汁、腹腔液、创伤浸出液、骨盆无效腔液、关节液、前房水、泪液等体液中,同时可良好地分布于前列腺、胆囊、女性生殖器、骨骼、耳鼻喉及口腔等组织器官。主要由肾脏排泄。
- **适应证** · 适用于治疗由敏感菌引起的下列感染。

① 败血症。② 丹毒、蜂巢炎、淋巴管（节）炎。③ 肛门周围脓肿、外伤、烫伤、手术创伤等外在性二次感染。④ 骨髓炎、关节炎。⑤ 扁桃体周围脓肿、慢性支气管炎、支气管扩张（感染时）、慢性呼吸道疾病的二次感染、肺炎、肺化脓症。⑥ 肾盂肾炎、复杂性膀胱炎、前列腺炎。⑦ 胆囊炎、胆管炎。⑧ 腹膜炎。⑨ 骨盆腹膜炎。⑩ 子宫附件炎、子宫内感染、前庭大腺炎以及角膜溃疡、中耳炎、副鼻窦炎、腭炎、腭骨周围的蜂窝组织炎等。

· **用法用量** · 静脉注射或静脉滴注。成人每日 $1\sim2$ g，分 2 次使用，30 min 至 1 h 内静脉注射，特殊情况可增量至每日 4 g。

· **制剂** · 注射剂：每支 0.5 g。

· **注意事项** · ① 对本制剂的成分有过敏史的患者慎用。② 对肾功能障碍的患者，应根据肾功能障碍的程度减小给药剂量，加大给药间隔时间。③ 本人或家族中有支气管哮喘、出疹、荨麻疹等易过敏体质的患者慎用。④ 有中枢神经障碍的既往史或痉挛史的患者慎用。⑤ 孕妇及有可能受孕的妇女，仅当诊断使用后的疗效大于其副作用的危险性时使用。⑥ 尚未明确本品对儿童用药的安全性。

第五节　第五代头孢菌素（对 MRSA 有效）

▶ **头孢吡普**（Ceftobiprole）

· **商品名** · Zeftera。

· **药理作用** · 本品为第五代头孢菌素，是第一个对 MRSA 和万古霉素耐药金黄色葡萄球菌（VRSA）有效的头孢菌素类抗生素。通过结构改造,特别是头孢菌素母核 3 位修饰,头孢吡普与 MRS 所特有的 PBP‐2a 具有强大亲和力,从而抑制细菌细胞壁合成达到杀菌目的。本品具有一般第三、第四代头孢菌素特点,对各种 G^+ 菌、肠杆菌科细菌及铜绿假单胞菌具有良好抗菌活性,对 MRSA 的 MIC_{90} 为 2 mg/L,对肠杆菌科细菌的 MIC_{90} 为 4 mg/L,但对超广谱 β‐内酰胺酶(ESBL)不稳定,对屎肠球菌抗菌活性较差。

· **药代动力学** · 静脉注射头孢吡普 0.5 g 后,C_{max} 为 35.5 mg/L,消除 $t_{1/2}$ 为 3.44 h。稳定期的 V_d 与成人的细胞外水分分布容积相当。血浆蛋白结合率为 16%,且在药物浓度 0.5～100 mg/L 范围内没变化。极少经过肝脏代谢,初级代谢产物是β‐内酰胺的开环水解产物。主要经过尿液排泄,24 h 内给药剂量的 82%～88%被消除。主要的消除方式是经过肾小球过滤,尿液中前药头孢吡普酯的浓度只占注射量的 0.7%～2.2%。

· **适应证** · 用于复杂性皮肤软组织感染治疗。

· **用法用量** · 静脉注射或静脉滴注。G^+ 引起的皮肤软组织感染,500 mg 静脉注射 1 h 以上,每 12 h 1 次;疗程 7～14 d。G^- 引起的皮肤软组织感染等,500 mg 静脉注射 2 h 以上,每 8 h 1 次;疗程7～14 d。

· **制剂** · 注射剂:每支 500 mg。

· **注意事项** · ① 本品不良反应主要为恶心、呕吐等胃肠道反应,特殊不良反应为焦糖样异常味觉。② 对β‐内酰胺类药物过敏或对头孢菌素类药物敏感者禁用。

▶ **头孢洛林酯**(Ceftaroline Fosamil)

· **商品名** · Teflaro。

· **药理作用** · 本品是一种前体药物,经体内代谢转换为有活性的头孢洛林及无活性的头孢洛林 M1。作用机制是与细菌细胞壁上的 PBP 结合,从而抑制细菌肽聚糖的合成,导致细菌细胞壁结构异常,包括细胞壁延展、泄漏、丧失选择通透性,最终导致细菌死亡或者溶解。此外,头孢洛林酯还可以与 PBP‐2a 有效结合,而现在临床广泛使用的 β-内酰胺类抗菌药物与这种蛋白通常不易结合。因此,头孢洛林酯对于 MRSA 具有较强的抗菌活性。头孢洛林酯是广谱头孢菌素类抗菌药物,对多重耐药的 G⁺ 菌具有良好的抗菌活性,包括对甲氧西林和万古霉素敏感性降低的金黄色葡萄球菌以及对青霉素类、红霉素类、氟喹诺酮类敏感性下降的肺炎链球菌。但仍然对产 ESBL 和 AmpC 酶细菌没有抗菌效果,对肠球菌和铜绿假单胞菌抗菌作用弱,对厌氧菌的抗菌效果不确定。

· **药代动力学** · 本品的药代动力学类型呈线性特征。静脉滴注 600 mg,0.92 h 达 C_{max}(约为 21.3 mg/L),AUC 为 56.3 mg·h/L,血浆 $t_{1/2}$ 为 2.66 h。血浆中磷酸酶迅速将前药头孢洛林酯转化为头孢洛林。与血浆蛋白结合率较低,为 20% 左右。头孢洛林酯及其代谢产物主要由肾脏排泄,少量药物由粪便排泄,无药物积蓄现象。肌内注射与静脉滴注的生物利用度相同。

· **适应证** · 用于治疗成人社区获得性细菌性肺炎(CABP)、急性细菌性皮肤和皮肤组织感染,包括

MRSA 感染。

· **用法用量** · 静脉注射或静脉滴注。每次 600 mg,每 12 h 1 次。治疗 CABP,疗程为 5～7 d;治疗复杂性皮肤和皮肤组织感染,疗程为 5～14 d。

· **制剂** · 粉针剂:每支 400 mg、600 mg。

· **注意事项** · ① 本品最常见的不良反应为恶心 (5.9%)、头痛(5.2%)、腹泻(4.9%)、皮疹(3.2%)等。② 因不良反应而停药的最主要的原因为过敏反应。③ 头孢洛林与氨基糖苷类药物合用对 G⁻ 菌可发挥协同作用。④ 头孢洛林与华法林联用可能导致关节积血的发生。

（周小花　卢洪洲　董　平）

第三章　其他β-内酰胺类

第一节　头霉素类

▶ **头孢西丁**（Cefoxitin）

· **商品名** · 法克,海西丁,达力叮,正吉,信希汀。

· **药理作用** · 本品通过与细菌细胞一个或多个 PBP 结合,抑制细菌分裂活跃细胞的胞壁合成,从而发挥抗菌作用。本药抗菌作用特点是对 G^- 杆菌产生的 β-内酰胺酶稳定,对大多数 G^+ 球菌和 G^- 杆菌具有抗菌活性。本药对 MSSA、溶血性链球菌、肺炎链球菌及其他链球菌等 G^+ 球菌,大肠埃希菌、肺炎克雷伯菌、流感嗜血杆菌、淋球菌(包括产酶株)、奇异变形杆菌、莫根菌属、普通变形杆菌、普罗威登菌科等 G^- 杆菌,消化球菌、消化链球菌、梭菌属、脆弱拟杆菌等厌氧菌均有良好抗菌活性。本药对 MRSA、肠球菌属、铜绿假单胞菌及多数肠杆菌属细菌无抗菌活性。

· **药代动力学** · 本品口服不吸收,静脉注射或肌内注射后吸收迅速。健康志愿者肌内注射头孢西丁钠 1 g,t_{max}为20~30 min,C_{max}为 24 mg/L。静脉注射 1 g 后5 min,血药浓度为 124.8 mg/L,4 h 后降至 1 mg/L。

血浆蛋白结合率 70%。表观分布容积为 0.13 L/kg。头孢西丁在体内分布良好,在胸腔积液、关节液和胆汁中可达有效浓度。本品不能透过正常脑膜,脑膜有炎症时 CSF 内药物浓度约为同期血药浓度的 10%。本品可通过胎盘进入胎儿血液循环系统,也可从乳汁分泌。6 h 内约 85% 以原型经肾脏排除。肌内注射 1 g 后,尿液中药物浓度可高于 3 000 mg/L。肌内注射的 $t_{1/2}$ 为 41～59 min,静脉注射 $t_{1/2}$ 为 64.8 min,肾功能减退者 $t_{1/2}$ 延长。血液透析可清除 85% 的给药量。

- **适应证** · 适用于治疗敏感菌所致的下呼吸道感染,泌尿生殖系统感染,败血症以及骨关节、皮肤软组织感染,也适用于预防腹腔或盆腔手术后感染。

- **用法用量** · 静脉滴注、静脉注射或肌内注射。成人轻度感染者,每 8 h 1 g;中度感染者,每 4 h 1 g 或每 6～8 h 2 g;严重感染者,每 4 h 2 g 或每 6 h 3 g。3 个月内婴儿不宜使用;3 个月以上儿童,每 6～8 h 按 13.3～26.7 mg/kg 给药。

- **制剂** · 注射剂:每支 0.5 g、1 g、2 g、3 g。

- **注意事项** · ① 青霉素过敏者慎用。② 肾功能损害者及有胃肠疾病史者(特别是结肠炎)慎用。③ 本品与氨基糖苷类抗菌药物配伍时,会增加肾毒性。

▶ **头孢美唑**(Cefmetazole)

- **商品名** · 顺峰康乐,毕立枢,捷名,深美,悉畅,美之全。

- **药理作用** · 本品与细菌细胞壁的 PBP 结合,抑制细菌细胞壁的合成而发挥杀菌作用,对 β-内酰胺酶包括 ESBL 高度稳定。头孢美唑钠对 MSSA、化脓性链球菌和肺炎链球菌具有良好抗菌活性。肠球菌属和 MRSA 对本品耐药。奈瑟菌属、卡他莫拉菌和流感嗜血杆菌亦对本品敏感。本品对金黄色葡萄球菌、大肠埃希菌、肺炎克雷伯菌、奇异变形杆菌、普罗威登菌属有良好的抗菌作用。铜绿假单胞菌、弗劳地柠檬酸杆菌、肠杆菌属和沙雷菌属对本品耐药。

- **药代动力学**·口服不吸收，静脉注射后吸收迅速。成人每次静脉注射 1.0 g，约 10 min 后达 C_{max}，约为 188 mg/L。静脉滴注 1.0 g，60 min 滴完，血药浓度约为 76 mg/L。药物吸收后可广泛分布于体内器官组织、体液中。其中以肾、肺含量最高，胆汁也有较高浓度，痰液及腹腔积液次之。本药不易透过正常脑膜，但在脑膜炎时，脑膜的透入量增加，并达有效抗菌浓度。可透过胎盘屏障进入胎儿血液循环。与血浆蛋白结合率约为 41%，$t_{1/2}$ 为 0.9～1.1 h。本药在体内几乎不代谢，以原型经尿液排出，另有少量药物经胆汁排泄。

- **适应证**·适用于治疗敏感菌所致的肺炎、支气管炎、胆道感染、腹膜炎、泌尿系统感染、子宫及附件感染等。

- **用法用量**·静脉注射或静脉滴注。① 成人：每日 2～3 g，分 2 次静脉给药；严重感染者，可增至每日 4～8 g，分 2～4 次静脉给药。② 儿童：每日 25～100 mg/kg，分 2～4 次静脉给药；严重感染者，可增至每日 150 mg/kg，分 2～4 次静脉给药。

- **制剂**·注射剂：每支 0.25 g、0.5 g、1 g、2 g。

- **注意事项**·① 使用本品前，应该明确患者是否有青霉素或其他 β-内酰胺类抗菌药物过敏史。对于任何有过敏,特别是药物过敏史的患者应谨慎。② 支气管哮喘患者慎用本品。③ 进食困难者、老年患者、依靠肠道外营养者,应用本品可能出现维生素 K 缺乏症状,必要时补充维生素 K。

▶ **头孢替坦**(Cefotetan)

· **商品名** · Cefotan。

· **药理作用** · 本品为头霉素类广谱杀菌性抗菌药物,可抑制增殖期细菌细胞壁的合成而产生杀菌作用,其抗菌谱与抗菌活性接近第二代头孢菌素。对 G^+ 菌和 G^- 菌均有抗菌活性,对 G^- 菌的活性强于第一代和第二代头孢菌素,对大肠埃希菌、流感嗜血杆菌、肺炎克雷伯菌、变形杆菌、沙雷菌属、肠杆菌属、枸橼杆菌等有强大的活性,作用比头孢美唑、头孢西丁强。对质粒或染色体介导的 β-内酰胺酶高度稳定。对各种类杆菌、梭状芽胞杆菌的活性比其他头孢菌素强大,对产气荚膜杆菌、肉毒杆菌有良好的活性,对 G^+ 菌如金黄色葡萄球菌、表皮葡萄球菌、溶血性链球菌、肺炎球菌、草绿色链球菌的抗菌性活性较强,但比其他头孢菌素稍弱。肠球菌属、MRSA 对本品耐药。对铜绿假单胞菌和不动杆菌的活性较小。

· **药代动力学** · 口服吸收差。单剂量 1 g 或 2 g 肌内注射,t_{max} 为 1 h,C_{max} 为 42 $\mu g/ml$ 或 90 $\mu g/ml$,高血药浓度可持续较长时间。单剂量 1 g 静脉注射,平均血药浓度为 140～250 $\mu g/ml$。单剂量 2 g 静脉滴注,血药浓度为 270 $\mu g/ml$。在体内分布广泛,可通过血脑屏障。在体内几乎不代谢,$t_{1/2}$ 为 3.4～4.4 h,血浆蛋白结合率为 78%～91%。几乎全部药物通过肾小球滤过和肾小管分泌,75%～83%药物于 24 h 内以原型药物由尿液中排泄。

- **适应证** · 适用于敏感菌所致的下呼吸道、腹腔内、泌尿道、妇产科、骨和关节感染以及皮肤、皮下软组织感染,也可以用于预防围术期感染。

- **用法用量** · 肌内注射、静脉注射或静脉滴注。成人每次 1～1.5 g,每日 2 次,严重感染者可增至每日 4～6 g;儿童每日 40～60 mg/kg,严重者每日 100 mg/kg,分 2 次给予。1 g 本品用注射用水 2 ml 溶解后再稀释至 20 ml 缓慢静脉注射;本品溶于 5%葡萄糖注射剂或 0.9%氯化钠注射剂 100～500 ml 中静脉滴注;本品溶于 1%利多卡因注射剂 2～4 ml 中肌内注射。

- **制剂** · 注射剂:每支 1 g,2 g,10 g。

- **注意事项** · ① 本药与其他头孢菌素可能存在交叉过敏反应。② 对头孢菌素类药物过敏者和既往有头孢菌素相关溶血性贫血病史者禁用。③ 对青霉素过敏者、胃肠道疾病史者尤其是结肠炎患者慎用。④ 儿童用药的安全性尚未确定。

▶ **头孢米诺**(Cefminox)

- **商品名** · 美士灵,先锋美诺,罗盛,奇仆,中诺克舒。

- **药理作用** · 本品对 G^+ 菌及 G^- 菌有广谱抗菌活性,特别对大肠埃希菌、克雷伯杆菌属、流感嗜血杆菌、变形杆菌属及脆弱拟杆菌有很强的抗菌作用。其作用机制是作用于细菌的 PBP,抑制细胞壁合成,并与肽聚糖结合,抑制肽聚糖与脂蛋白结合以促进溶菌,在短时间内显示很强的杀菌力。本品对细菌增殖期及稳定期初期均显示抗菌作用,低于 MIC 浓度也有杀菌作用,短时间内溶菌。

· **药代动力学** · 单剂量 0.5 g 肌内注射, t_{max} 为 1.2 h,血药浓度为 54.3 mg/L。单剂量 0.5 g 或 1 g 静脉注射,即刻血药浓度为 50 mg/L 和 100 mg/L。在体内分布广泛,在痰液、腹腔积液、卵巢、输卵管、子宫内膜、胆汁均有较高浓度,可通过 CSF,并向乳汁移行。血浆 $t_{1/2}$ 2.2~2.7 h。在体内几乎不代谢,药物通过肾小球滤过和肾小管分泌,约 90% 药物以原型药物于 12 h 内由尿液中排泄。

· **适应证** · 可用于治疗敏感菌引起的呼吸系统感染、泌尿系统感染、腹腔感染、盆腔感染以及败血症。

· **用法用量** · 静脉滴注或静脉注射。可用 5%～10% 葡萄糖注射液或生理盐水做溶剂。常用 1 g/次,每日 2 次,每日最大可增至 6 g,分 3～4 次给药。儿童每次 20 mg/kg,每日 3～4 次。

· **制剂** · 注射剂:每支 1 g。

· **注意事项** · ① 本品可能引起过敏性休克,使用前应仔细问诊并做皮肤敏感试验,做好休克急救准备,给药后密切观察。② 对 β-内酰胺类抗菌药物有过敏史的患者慎用。③ 本人或家族有支气管哮喘、皮疹、荨麻疹等过敏体质者慎用。④ 严重肾功能损害者慎用。⑤ 老年患者多见生理功能降低,易出现副作用,有可能出现维生素 K 缺乏引起的出血倾向,故应慎重给药。

▶ **头孢拉宗**(Ceftuperazone)

· **商品名** · Tomiporan。

- **药理作用**·本品为头霉素衍生物,作用与头孢美唑类似,对葡萄球菌、大肠埃希菌、克雷伯杆菌、吲哚阴性和阳性变形杆菌、脆弱拟杆菌等有良好的抗菌作用,本品的耐酶性强,对一些已对头孢菌素耐药的病原菌也可有效,本品对铜绿假单胞菌无效。

- **药代动力学**·静脉注射 1 g,10 min 时血药浓度为 188 mg/L;静脉滴注 1 g,滴注时间 1 h,滴完时血药浓度为 76 mg/L;6 h 血药浓度分别为 1.9 mg/L 和 2.7 mg/L;$t_{1/2}$ 约为 1 h。易透入子宫,在胆汁中也有较高浓度。在体内几乎不代谢,6 h 内有 85%～90% 原型药物由尿液排出,尿液中药物浓度甚高。

- **适应证**·用于葡萄球菌、大肠埃希菌、克雷伯杆菌、吲哚阴性和阳性杆菌、拟杆菌等敏感菌株所致的肺炎、支气管炎、胆道感染、腹膜炎、泌尿系统感染、子宫及附件感染等。

- **用法用量**·静脉注射或静脉滴注。成人每日 1～2 g,重症每日 4 g,分 2 次给药。

- **制剂**·注射剂:每支 0.5 g、1 g。

- **注意事项**·① 对其他 β-内酰胺类抗生素过敏者、孕妇及早产儿、新生儿慎用,肝、肾功能不全者慎用。② 交叉过敏:患者对一种头孢菌素或头霉素过敏者,对其他头孢菌素或头霉素也可能过敏。③ 本药可干扰尿糖反应,使 Benedict、Clintest 及费林试验呈假阳性。本药可使直接库姆斯试验出现阳性反应。④ 长期用药应监测肝、肾功能及血、尿常规;有肝、肾功能损害者用药时应进行血药浓度监测。

第二节　氧头孢烯类

▶ **拉氧头孢**（Latamoxef）

· **商品名**·赛美灵,噻吗灵,惠迪森。

· **药理作用**·本品为新型半合成β-内酰胺类的广谱抗菌药物。作用机制是与细胞内膜上的靶位蛋白结合,使细菌不能维持正常形态和正常分裂繁殖,最后溶菌死亡。由于对β-内酰胺酶极为稳定,对G⁻菌和厌氧菌具有强大的抗菌活性,对G⁺菌作用略弱,对铜绿假单胞菌亦有一定的抗菌作用。

· **药代动力学**·肌内注射0.25 g和0.5 g后1 h的血药浓度分别为13.3 mg/L和21.0 mg/L,静脉注射0.5 g和1 g后15 min的血药浓度分别为44.3 mg/L和105.2 mg/L。成人肌内注射$t_{1/2}$为138～167 min,静脉注射$t_{1/2}$为87～95 min,静脉滴注$t_{1/2}$为111～154 min,给药后药物可分布到胆汁、腹水、CSF、痰、脐带血、羊水、子宫及附件等各种体液及各脏器组织中。在体内不被代谢。主要经肾脏排泄,8 h尿液排泄率为90%。

· **适应证**·用于敏感菌引起的各种感染,如败血症,脑膜炎,呼吸系统、消化系统、腹腔内感染及泌尿系统、生殖系统感染,皮肤及软组织感染,骨、关节感染及创伤感染。

· **用法用量**·静脉滴注、静脉注射或肌内注射。成人每日1～2 g,分2次给药,严重者每日可增至4 g。儿童每日40～80 mg/kg,分2～4次,严重者每日可增至150 mg/kg。

· **制剂** · 注射剂：每支 0.5 g、1.0 g。

· **注意事项** · ① 对青霉素过敏者、肾功能损害者慎用。
② 静脉内大量注射时应选择合适部位；应缓慢注射，
以减轻对血管壁的刺激，减少静脉炎的发生。③ 孕
妇、哺乳期妇女慎用。

▶ **氟氧头孢**（Flomoxef）

· **商品名** · 氟吗宁。

· **药理作用** · 本品通过阻碍细菌细胞壁的合成发挥抗
菌效果，具有杀菌作用。本品对需氧菌、厌氧菌、G^+
菌及 G^- 菌均有广泛的抗菌作用。G^+ 菌中对葡萄球
菌、肺炎球菌及各种链球菌（肠球菌除外）均具抗菌
活性，G^- 菌中对大肠埃希菌、克雷伯菌属、变形杆菌
属、流感嗜血杆菌及淋球菌具有抗菌作用。其中对
MRSA 的抗菌活性比既往的头孢菌素强。对厌氧菌
中的消化链球菌属、拟杆菌属也具有抗菌作用，并对
各细菌产生的 β-内酰胺酶稳定。

· **药代动力学** · 本品静脉滴注 0.5 g、1 g 或 2 g，滴注时
间 1 h，C_{max} 分别为 20 mg/L、45 mg/L 和 90 mg/L，
$t_{1/2}$ 分别为 73.4 min、49.2 min 和 40 min。如用以上
剂量静脉滴注 2 h，则 C_{max} 分别为 10 mg/L、24 mg/L
和 48 mg/L，$t_{1/2}$ 分别为 46.2 min、57 min 和 69 min。
药物吸收后在体内分布较广泛，可进入胆汁、痰液、
腹腔积液、骨盆无效腔渗出液、子宫及附件、中耳黏
膜和肺组织中，本药在体内少部分代谢，大部分
（85%）以原型经肾脏随尿液排泄，肾功能减退者排
出量减少。

· **适应证** · 用于治疗敏感菌所致的呼吸系统感染、腹腔

感染、泌尿生殖系统感染、皮肤和软组织感染，以及其他严重感染，如心内膜炎、败血症等。

- **用法用量**·静脉注射或静脉滴注。每日 1～2 g，分 2 次给药，严重感染可增至每日 4 g，分 2～4 次给药。早产儿、新生儿每次 20 mg/kg，出生后 3 d 内每日 2～3 次，4 d 后分 3～4 次给药，最大剂量可增至每日 150 mg/kg。
- **制剂**·注射剂：每支 0.5 g、1.0 g。
- **注意事项**·① 对青霉素类抗菌药物有过敏反应史的患者、过敏性体质者慎用。② 严重肾功能障碍的患者血药浓度维持时间延长，如用药须减少剂量或延长给药间隔。③ 经口摄取不良的患者或者非经口途径摄取营养的患者、全身状态不良的患者可引起维生素 K 缺乏，须充分观察。④ 高龄患者生理代谢功能低下，易出现副作用；还可因缺乏维生素 K 导致出血倾向。

第三节　β-内酰胺酶抑制剂/复合制剂

▶ **克拉维酸**(Clavulanate)

- **药理作用**·本品只有微弱的抗菌活性，但具 ESBL 抑制作用，因而可保护不耐酶的 β-内酰胺类抗菌药物，使之不被细菌产生的 β-内酰胺酶水解灭活，保持其抗菌作用。对葡萄球菌属产生的 β-内酰胺酶有强大抑制作用，对肠杆菌科细菌、流感嗜血杆菌、淋病奈瑟菌和卡他莫拉菌的质粒介导的 β-内酰胺酶有强大抑制作用，对肺炎克雷伯菌、变形杆菌属和脆弱拟杆菌所产生的染色体介导的 β-内酰胺酶也有快速抑制作用,对摩根菌属、普罗威登菌、沙雷菌属、肠杆菌属和铜绿假单胞菌等产生的染色体介导的 β-内酰胺酶的抑制作用甚差。此外,克拉维酸与大肠埃希菌青霉素结合蛋白-2(PBP-2)的亲和力强,可使细菌变为球形,从而影响其生长。

· **药代动力学** · 健康成人口服克拉维酸 125 mg, t_{max} 为 1 h, C_{max} 为 3.4 mg/L,其吸收不受进食、牛奶或氢氧化铝抗酸剂的影响。静脉滴注后迅速分布至全身组织、体液中,静脉给药 200 mg 的 C_{max} 为 11 mg/L。血浆蛋白结合率为 22%~30%, $t_{1/2}$ 为 0.76~1.4 h,给药后 8 h 内尿液排出率为 46%。

· **制剂** · 临床上主要与阿莫西林或替卡西林配伍而成为复方制剂。

▶ **舒巴坦**(Sulbactam)

· **药理作用** · 本品为半合成 β-内酰胺酶抑制药,其抑酶谱较克拉维酸广,但作用略弱。抗菌作用弱,故很少单独使用。对淋病奈瑟菌、脑膜炎奈瑟菌和不动杆菌属有较强抗菌活性,对其他细菌的作用均差。对金黄色葡萄球菌和多数 G^- 菌所产生的 β-内酰胺酶有很强的不可逆的竞争性抑制作用。与青霉素类和头孢菌素类药物合用时,可使因产酶而对前两类抗菌药物耐药的金黄色葡萄球菌、流感嗜血杆菌、大肠埃希菌、脆弱拟杆菌等的 *MIC* 降至敏感范围之内。对奇异变形杆菌的 PBP-1 和不动杆菌的 PBP-2 有较强的亲和力。

· **药代动力学** · 本品口服后吸收差。肌内注射 0.5 g 和 1.0 g 后 30 min 达 C_{max},分别为 13 mg/L 和 28 mg/L。

静脉滴注 0.5 g 和 1.0 g,C_{max} 分别为 30 mg/L 和 68 mg/L。$t_{1/2}$ 为 1 h。组织间液和腹腔液的药物浓度与血中浓度相当。血浆蛋白结合率为 38%。舒巴坦在脑膜有炎症时可透过血脑屏障,给药后 24 h 内经尿液排出给药量的 85%。血液透析可清除本品。

· **制剂** · 临床上主要采用本品与氨苄西林或头孢哌酮配伍的复方制剂。

▶ **他唑巴坦**(Tazobactam)

· **药理作用** · 本品是一种半合成青霉烷砜类化合物,对临床上重要的β-内酰胺酶,如金黄色葡萄球菌的青霉素酶,G^- 菌所产生的 TEM、SHV 等质粒介导酶和变形杆菌、拟杆菌、克雷伯菌所产生染色体介导酶均具很强抑制作用;对 Richmond 分类法中的Ⅱ、Ⅲ、Ⅳ、Ⅴ类β-内酰胺酶均有较好抑酶效果,甚至对克拉维酸和舒巴坦不很有效的Ⅰ类染色体介导的Ⅰc型酶也有一定抑制活性。本品的抑酶能力与克拉维酸相似或稍弱,但强于舒巴坦(国内的主流意见是他唑巴坦的抑酶作用与克拉维酸相似或稍强)。不过,本品对产 AmpC 头孢菌素酶细菌的抗菌谱更广,其中包括铜绿假单胞菌。

· **制剂** · 临床上主要使用本品与β-内酰胺类抗菌药物组成的复方制剂。

▶ **氨苄西林-舒巴坦**(Ampicillin-Shubatam)

· **商品名** · 优立新,甲赛,施坦宁。

· **药理作用** · 舒巴坦与氨苄西林联合后,不仅保护氨苄西林免受β-内酰胺酶的水解破坏,还可扩大其抗菌谱,对 MSSA、不动杆菌属和脆弱拟杆菌等细菌也具有良好的抗菌活性。对包括产酶菌株在内的葡萄球菌属、链球菌属、肺炎链球菌属、肠球菌属、流感嗜血杆菌、卡他莫拉菌、大肠埃希菌、克雷伯菌属、变形杆菌属、淋病奈瑟菌、梭杆菌属、消化球菌属、消化链球菌属及脆弱拟杆菌和其他拟杆菌属均具抗菌活性。对 MRSA、铜绿假单胞菌、肠杆菌属、摩根菌属、沙雷菌属抗菌活性差。

· **药代动力学** · 静脉注射氨苄西林-舒巴坦 3 g(氨苄西林 2 g,舒巴坦 1 g)后两者的 C_{max} 分别为 109～150 mg/L 和 44～88 mg/L。肌内注射氨苄西林-舒巴坦 1.5 g(氨苄西林 1 g,舒巴坦 0.5 g)后的 C_{max} 分别为 8～37 mg/L 和 6～24 mg/L。氨苄西林的血浆蛋白结合率为 38%。两药的消除 $t_{1/2}$ 均为 1 h。给药后 8 h 两者 75%～85% 以原型经尿液排出。

· **适应证** · 适用于敏感菌引起的上呼吸道感染、下呼吸道感染、泌尿道感染、皮肤软组织感染。

· **用法用量** · 肌内注射、静脉注射或静脉滴注。每次 1.5～3 g,每 6～8 h 1 次,肌内注射每日不超过 6 g,静脉给药每日不超过 12 g(舒巴坦每日不超过 4 g)。

· **制剂** · 注射剂:每支 0.75 g、1.5 g、2.25 g、3 g(氨苄西林:舒巴坦＝2:1)。

· **注意事项** · ① 偶可致过敏性休克,用药前需询问过敏史并进行青霉素皮肤敏感试验。② 有头孢菌素类和其他变态反应原过敏史患者使用本品,发生严重和致死性过敏反应的风险增加。③ 本品可少量分泌至乳汁中,因此哺乳期妇女用药时宜停止授乳。④ 肾功能严重减退者,使用本品时需调整用药剂量与给药间隔。⑤ 不推荐用于早产儿与新生儿,不推荐儿科患者肌内注射给药。

▶ **阿莫西林-克拉维酸**(Amoxycillin-Clavulanate)

· **商品名**·力百汀,强力威,君定,锋克林,安奇,君尔清,甲赛。

· **药理作用**·克拉维酸钾与阿莫西林合用,可保护后者免遭β-内酰胺酶水解,使阿莫西林仍保持其抗菌活性,并可扩大其抗菌谱。阿莫西林-克拉维酸对产β-内酰胺酶的葡萄球菌属,流感嗜血杆菌,卡他莫拉菌,淋病奈瑟菌,脑膜炎奈瑟菌以及大肠埃希菌、沙门菌属、克雷伯菌属、变形杆菌属等肠杆菌科细菌具良好抗菌作用。脆弱拟杆菌、梭杆菌属和消化链球菌等厌氧菌也对本品敏感。但本品对铜绿假单胞菌、MRSA以及肠杆菌属、柠檬酸杆菌属、沙雷菌属等抗菌作用差。

· **药代动力学**·阿莫西林和克拉维酸钾配伍后对各自的药代动力学参数无显著影响。药物对胃酸稳定,口服后阿莫西林和克拉维酸钾均吸收良好,食物对两者吸收的影响不显著。口服 375 mg(阿莫西林:克拉维酸 = 2:1),阿莫西林 t_{max} 为 1.5 h,C_{max} 为 5.6 mg/L;克拉维酸 t_{max} 为 1 h,C_{max} 为 3.4 mg/L。静脉注射 600 mg 和 1 200 mg(阿莫西林:克拉维酸 = 5:1),阿莫西林 C_{max} 为 32.2 mg/L 和 105.4 mg/L,克拉维酸 C_{max} 分别为 10.5 mg/L 和 28.5 mg/L。在多数组织和体液中分布良好,但血脑屏障通透性差。阿莫西林和克拉维酸钾的血浆蛋白结合率分别为 18% 和 25%。$t_{1/2}$ 为 0.76~1.4 h,8 h 尿液排出率约为 46%。

- **适应证**·口服给药适用于流感嗜血杆菌和卡他莫拉菌所致鼻窦炎、中耳炎和下呼吸道感染；大肠埃希菌、克雷伯菌属和肠杆菌属所致的尿路、生殖系统感染；金黄色葡萄球菌、大肠埃希菌和克雷伯菌属所致皮肤、软组织感染。静脉给药除上述适应证外，还可以用于上述细菌所致腹腔感染、血流感染以及骨、关节感染。

- **用法用量**·① 口服。成人或体重超过 40 kg 的儿童，每次 625 mg（阿莫西林与克拉维酸比例为 4∶1 片剂），每 12 h 1 次，或每次 375 mg（2∶1 片剂），每 8 h 1 次。② 静脉滴注。成人及 12 岁以上儿童，每次 1 200 mg，每 6～8 h 1 次。静脉制剂中两者的比例为 5∶1，以上剂量均为阿莫西林和克拉维酸总含量。

- **制剂**·片剂：每片 375 mg（250 mg）、625 mg（500 mg）、1 000 mg（875 mg）。分散片：每片 156.25 mg（125 mg）、187.5 mg（125 mg）、228.5 mg（200 mg）。颗粒：每袋 156.25 mg（125 mg）、228.5 mg（200 mg）。干混悬剂：每袋 156.25 mg（125 mg）、312.5 mg（250 mg）、228.5 mg（200 mg）、457 mg（400 mg）、643 mg（600 mg）。注射剂：每支 300 mg（250 mg）、600 mg（500 mg）、1 200 mg（1 000 mg）。括号内为阿莫西林剂量。

- **注意事项**·① 对本品中任一成分或青霉素类药物过敏及有 β-内酰胺类药物过敏性休克史者禁用。② 有其他 β-内酰胺类（如头孢菌素）过敏史者，有与本品或青霉素类药物相关的胆汁淤积性黄疸、肝功能不全病史或单核细胞增多症患者均应慎用本品。③ 部分患者应用本品可出现肝功能异常，意义尚不明确,应慎用于肝功能不全患者。④ 肾功能不全患者应减量使用。⑤ 哺乳期妇女应用本品时宜停止授乳。

► **替卡西林-克拉维酸**(Ticarcillinand-Clavulanate)

· **商品名** · 特美汀,中诺先林。

· **药理作用** · 克拉维酸与替卡西林配伍,可保护后者免遭 β-内酰胺酶水解,使替卡西林仍保持其抗菌活性,且抗菌谱扩大。替卡西林-克拉维酸对产或不产 β-内酰胺酶的大肠埃希菌、沙门菌属、克雷伯菌属、变形杆菌属、普罗威登菌属、摩根菌属、不动杆菌属、沙雷菌属、柠檬酸杆菌属等肠杆菌科细菌,铜绿假单胞菌、嗜麦芽窄食单胞菌、流感嗜血杆菌、卡他莫拉菌、淋病奈瑟菌、脑膜炎奈瑟菌等其他 G⁻ 菌,以及金黄色葡萄球菌、CNS 等具良好抗菌活性。脆弱拟杆菌及其他拟杆菌属,产气荚膜梭菌、艰难梭菌等梭菌属,梭杆菌属也对本品敏感。

· **药代动力学** · 30 min 内静脉滴注替卡西林-克拉维酸 3.1 g(替卡西林 3 g,克拉维酸 0.1 g)或 3.2 g(替卡西林 3 g,克拉维酸 0.2 g),替卡西林 C_{max} 为 330 mg/L,克拉维酸在 3.1 g 和 3.2 g 不同剂量组中,C_{max} 分别为 8 mg/L 和 16 mg/L。替卡西林-克拉维酸可广泛分布于体内各组织,替卡西林在脑膜有炎症时可透过血脑屏障。替卡西林和克拉维酸的 $t_{1/2}$ 均为 1.1 h。单剂给药后 6 h 内,60%～70% 的替卡西林和 35%～45% 的克拉维酸在尿液中以原型排出。替卡西林和克拉维酸的血浆蛋白结合率分别为 45% 和 9%,两者均可经血液透析清除。

- **适应证** · 适用于敏感菌所致的血流感染,下呼吸道感染,骨、关节感染,皮肤、软组织感染,尿路感染,盆腔感染以及腹腔感染。
- **用法用量** · 静脉滴注。成人体重>60 kg 者,每次 3.2 g(替卡西林 3.0 g),每 4～6 h 1 次。3 个月以上婴儿及儿童和体重低于 60 kg 的成人,每日按替卡西林 200～300 mg/kg 的剂量给予,每 4～6 h 1 次。
- **制剂** · 注射剂:每支 1.6 g(替卡西林 1.5 g,克拉维酸 0.1 g)、3.2 g(替卡西林 3 g,克拉维酸 0.2 g)。
- **注意事项** · ① 在使用前,应仔细询问患者有无 β-内酰胺类抗菌药物过敏的病史,并进行皮肤敏感试验。② 哺乳期妇女应用本品时宜停止授乳。③ 肝功能严重受损的患者需慎用。④ 不推荐用于 3 个月以下婴儿。

► **哌拉西林-他唑巴坦**(Piperacillin-Tazobactam)
- **商品名** · 特治星,锋泰灵,派纾,安迪泰。
- **药理作用** · 本品为哌拉西林和他唑巴坦组成的复方制剂。对产或不产 β-内酰胺酶的大多数 G⁻ 菌都有抗菌作用:包括大肠埃希菌、克雷伯菌属、变形杆菌属、沙门菌属、志贺菌属、淋病奈瑟菌、脑膜炎双球菌、嗜血杆菌属、产异枸橼酸菌、沙雷菌属、铜绿假单胞菌和其他假单胞菌属等。对产或不产 β-内酰胺酶的多种 G⁺ 菌也有不错的抗菌活性:如链球菌属、肠球菌属、金黄色葡萄球菌(不包括 MRSA)、腐生葡萄球菌、表皮葡萄球菌、放线菌属等。对厌氧菌也有作用。
- **药代动力学** · 哌拉西林-他唑巴坦为 8:1 制剂,静脉滴注哌拉西林-他唑巴坦 2.25 g、3.375 g 和 4.5 g 后，哌拉西林 C_{max} 与单独应用同等量哌拉西林时相仿，分别为 134 mg/L、242 mg/L、298 mg/L，他唑巴坦血药浓度为 15 mg/L、24 mg/L 和 34 mg/L。哌拉西林与他唑巴坦的血浆蛋白结合率均为 30%～40%。哌拉西林和他唑巴坦的血浆 $t_{1/2}$ 范围为 0.7～1.2 h，肝、肾功能减退者 $t_{1/2}$ 延长。血液透析可以清除给药剂量的 30%～40%。

· **适应证** · 适用于敏感菌所致的中、重度感染，如下呼吸道感染、皮肤及软组织感染、腹腔感染、盆腔感染等。

· **用法用量** · 静脉滴注。① 成人：每次 4.5 g，每 8 h 1 次，或 3.375 g，每 6 h 1 次。② 2～9 个月婴儿：按哌拉西林每次 80 mg/kg，每 8 h 1 次。③ 9 个月以上儿童和体重不足 40 kg 者：每次 100 mg/kg，每 8 h 1 次。

· **制剂** · 注射剂：每支 4.5 g、3.375 g、2.25 g、1.125 g（哌拉西林与他唑巴坦为 8 : 1）。

· **注意事项** · ① 使用前详细询问患者的过敏史，对本品中任一成分或对青霉素类药物过敏，以及对β-内酰胺类药物有过敏性休克史者禁用。② 肝、肾功能减退者需调整用药剂量和给药周期。③ 哺乳期妇女应用时宜停止授乳。④ 不推荐用于 2 个月以下婴儿；老年患者按内生肌酐清除率调整用药剂量。⑤ 哌拉西林可能会引起急性全身发疹性脓疱病的不良反应。⑥ 使用本品需警惕药物超敏反应综合征风险，即伴嗜酸性粒细胞增多和系统症状的皮疹反应（DRESS）。⑦ 有研究表明：本品和万古霉素联用会使儿童急性肾损伤（AKT）的发病风险显著增加。治疗期间应严密监测,当有很好的他唑巴坦替代时,应考虑其他广谱 β-内酰胺类抗生素。

▶ **头孢哌酮-舒巴坦**(Cefoperazone-Shubatam)

· **商品名** · 舒普深,锋派新,凡林,瑞欣克,铃兰欣,依美欣。

· **药理作用** · 本品为一复合制剂,头孢哌酮主要抑制细菌细胞壁的合成,舒巴坦可增加头孢哌酮抵抗多种 β-内酰胺酶降解的能力,对头孢哌酮产生明显的增效作用。对大肠埃希菌、克雷伯菌属、变形杆菌属、伤寒沙门菌、志贺菌属、枸橼酸杆菌属等肠杆菌科细菌和铜绿假单胞菌有良好抗菌作用。流感嗜血杆菌、淋病奈瑟菌和脑膜炎奈瑟菌对本品高度敏感。对各组链球菌、肺炎球菌亦有良好作用,对葡萄球菌(甲氧西林敏感株)仅具中度作用。

· **药代动力学** · 静脉注射 2 g 头孢哌酮-舒巴坦(1 g 头孢哌酮,1 g 舒巴坦)5 min 后,头孢哌酮和舒巴坦的平均 C_{max} 分别为 236.8 mg/L 和 130.2 mg/L。肌内注射 1.5 g 头孢哌酮-舒巴坦(头孢哌酮 1 g,舒巴坦 0.5 g)后,头孢哌酮和舒巴坦的 t_{max} 为 15 min 至 2 h,C_{max} 分别为 64.2 mg/L 和 19.0 mg/L。头孢哌酮和舒巴坦均能很好地分布于体内各组织体液中,包括胆汁、皮肤、阑尾、输卵管、卵巢、子宫等。头孢哌酮和舒巴坦的 $t_{1/2\beta}$ 分别为 1.7 h 和 1 h。给药后 12 h 内 25% 的头孢哌酮和 72% 的舒巴坦以药物原型经尿液排泄,其余头孢哌酮经胆汁排泄。多次给药后,两种成分的药代动力学参数无明显变化,亦未发现药物蓄积作用。

- **适应证**·主要用于由敏感菌引起的呼吸系统感染、泌尿生殖系统感染、腹膜炎、胆囊炎、胆道感染、腹腔内感染、败血症等的治疗。
- **用法用量**·静脉滴注或静脉注射。成人常用量每日 2～4 g(头孢哌酮-舒巴坦 1∶1 制剂)或 1.5～3 g(头孢哌酮-舒巴坦 2∶1 制剂),每 12 h 1 次。严重感染或难治性感染,每日剂量可增至 8 g(1∶1 制剂)或 12 g(2∶1 制剂),分次静脉滴注;采用 1∶1 制剂者如病情需要可另增加头孢哌酮 4 g,分 2 次与本品同时静脉滴注。舒巴坦最大剂量为每日 4 g。儿童常用量每日 40～80 mg/kg(1∶1 制剂)或每日 30～60 mg/kg(2∶1 制剂),每 6～12 h 注射 1 次。严重感染或难治性感染患者,剂量可增至 160 mg/kg(1∶1 制剂)或每日 240 mg/kg(2∶1 制剂)。舒巴坦每日最高剂量不超过 80 mg/kg。
- **制剂**·注射剂。1∶1 制剂:每支 0.5 g、1 g、1.5 g、2 g、3 g、4 g。2∶1 制剂:每支 0.75 g、1.5 g、2.25 g、3 g。
- **注意事项**·① 对本品或头孢菌素类药物过敏患者禁用。② 对青霉素类抗菌药物过敏患者慎用,如发生过敏性休克,需立即就地抢救。③ 肝、肾功能减退及严重胆道梗阻的患者,使用本品时需调整用药剂量与给药间期,并应监测血药浓度。④ 用药期间应监测出血时间、PT。同时应用维生素 K_1 可防止出血现象的发生。

▶ **舒他西林**(Sultamicillin)
- **商品名**·倍宗,舒氨,博德,施利静,苏克,思海能。

- **药理作用**·本品系前体药,由氨苄西林与舒巴坦通过亚甲基联结成双酯,在人体内水解为氨苄西林与舒巴坦发挥抗菌作用。对包括产酶菌株在内的葡萄球菌属、链球菌属、肺炎链球菌属、肠球菌属、流感嗜血杆菌、卡他莫拉菌、大肠埃希菌、克雷伯菌属、变形杆菌属、淋病奈瑟菌、梭杆菌属、消化球菌属、消化链球菌属及脆弱拟杆菌和其他拟杆菌属均具抗菌活性。对 MRSA、铜绿假单胞菌、肠杆菌属、摩根菌属、沙雷菌属抗菌活性差。

- **药代动力学**·口服舒他西林很容易在胃肠吸收并被分布于肠壁的非特异性酯酶很快水解为舒巴坦与氨苄西林,在血清中分别发挥抑制酶作用与抗菌作用,2 个组分在血清中浓度是单独口服两药的 2 倍。空腹口服舒他西林 500 mg(含氨苄西林 294 mg),氨苄西林的峰浓度为 5.6 mg/L。而单独口服氨苄西林 250 mg,其峰浓度仅为 2.1 mg/L。口服舒他西林中的氨苄西林生物利用度高达 80%。舒巴坦与氨苄西林的 $t_{1/2}$ 分别为 0.75 h 与 1 h。两药主要的消除途径是肾脏,50%～75%的原型药由尿液排出体外。

- **适应证**·适用于敏感菌所致的上、下呼吸道感染,尿路感染,皮肤、软组织感染以及淋病奈瑟球菌感染。也可用于氨苄西林-舒巴坦注射给药后的序贯治疗。

- **用法用量**·空腹口服。① 成人及体重 30 kg 以上儿童:每次 375～750 mg,每日 2 次。② 体重<30 kg 儿童:每日 50 mg/kg,分 2 次服用。

- **制剂**·片剂:每片 0.125 g、0.187 5 g、0.25 g、0.375 g。胶囊:每粒 0.125 g、0.187 5 g、0.375 g。颗粒:每袋 0.125 g、0.375 g。干混悬剂:每袋 0.25 g。

- **注意事项** · ① 使用本品前需详细询问青霉素类等药物过敏史,并进行青霉素皮肤药物敏感试验。对本品过敏者,或对青霉素类药物和舒巴坦过敏者禁用。② 对头孢菌素类药物或其他过敏原过敏者慎用。③ 孕妇及哺乳期妇女、新生儿、早产儿、肝/肾功能障碍者慎用。

第四节 碳青霉烯类

▶ **亚胺培南-西司他丁**(Imipenem-Cilastatin)

- **商品名** · 泰能,齐佩能,佳宁,君宁。
- **药理作用** · 亚胺培南为碳青霉烯类抗菌药物,临床应用的为亚胺培南与西司他丁的 1 : 1 复合制剂。亚胺培南可与多种 PBP 尤其是 PBP - 1A、PBP - 1B 和 PBP - 2 结合,抑制细菌细胞壁的合成,导致细胞溶解和死亡。亚胺培南与大多数β-内酰胺酶包括 ESBL、AmpC 酶高度稳定,对某些细菌具有抗生素后效应。亚胺培南的抗菌谱极广,对大多数肠杆菌科细菌包括大肠埃希菌、克雷伯菌属、柠檬酸菌属、摩根菌属、肠杆菌属等具有良好抗菌作用,对黏质沙雷菌、奇异变形杆菌、吲哚阳性变形杆菌、普罗威登菌的作用略差。对大多数 G$^+$ 菌、G$^-$ 需氧菌及厌氧菌具有抗菌作用。MSSA、链球菌属及部分肠球菌属对其敏感,但屎肠球菌、MRSA 对其耐药。
- **药代动力学** · 静脉注射该品 250 mg、500 mg 或 1 000 mg(均按亚胺培南计量)后 20 min,C_{max} 分别为 20 mg/L、35 mg/L 或 66 mg/L,血浆蛋白结合率约为 20%。该品体内分布广泛,以细胞间液、肾脏等部位浓度最高,在胆汁、前列腺、扁桃体、痰中浓度也较高,能通过胎盘而难以通过血脑屏障。$t_{1/2}$ 约为 1 h,主要经肾脏排泄。

· **适应证** · 适用于多种敏感菌和需氧/厌氧菌引起的混合感染,以及在病原菌未确定前的早期经验治疗。该品不适用于脑膜炎的治疗。

· **用法用量** · 静脉滴注。本品的推荐剂量是以亚胺培南的使用量表示,也表示同等剂量的西司他丁。成人每日 1～2 g,每 6～8 h 给药 1 次;重症患者,每日最大剂量不得超过 50 mg/kg 或 4 g。3 个月以上儿童,每次 15～25 mg/kg,每 6 h 给药 1 次,每日最大剂量为 2 g。肌内注射:每次 0.5～0.75 g,每 12 h 1 次。

· **制剂** · 注射剂:每支 0.5 g、1 g、2 g(亚胺培南与西司他丁比例为 1∶1)。

· **注意事项** · ① 对亚胺培南、西司他丁或其他碳青霉烯类药物过敏者,或对其他 β-内酰胺类药物有过敏性休克史者禁用。② 本品可致抽搐、肌阵挛等中枢神经系统不良反应,在使用剂量超过推荐剂量、有癫痫病等中枢神经系统基础病患者、原有肾功能损害未减量应用的情况下尤易发生。③ 老年患者使用宜减量。④ 哺乳期妇女应用本品时宜暂停授乳。⑤ 亚胺培南等碳青霉烯类药物与丙戊酸钠联合应用,可促进后者代谢增加,导致其血药浓度减低至有效浓度以下,甚至引发癫痫。两者联用时应密切监测丙戊酸钠血药浓度。⑥ 本品与更昔洛韦联合应用可能会引起癫痫大发作,故仅在利大于弊时两者方可联合应用。

► **美罗培南**(Meropenem)

· **商品名** · 美平,海正美特,倍能,中诺舒罗克,安吉利。

· **药理作用** · 本品通过与细菌的 PBP 结合,抑制细菌细胞壁的合成而产生抗菌作用。对大多数β-内酰胺酶包括 ESBL、AmpC 酶高度稳定,但可被嗜麦芽窄食单胞菌等少数细菌所产生的金属酶和其他碳青霉烯酶水解。对脆弱拟杆菌、产黑色素普雷沃菌、产气芽胞梭菌、G⁺厌氧球菌和艰难梭菌等大多数厌氧菌具高度抗菌活性。0.1 mg/L 本品可抑制大肠埃希菌、阴沟肠杆菌、柠檬酸杆菌属等大多数肠杆菌科细菌;对铜绿假单胞菌、不动杆菌属、化脓性链球菌、无乳链球菌、肺炎链球菌以及 MSSA 和 CNS 亦有良好作用。黄杆菌属、嗜麦芽窄食单胞菌和部分洋葱伯克霍尔德菌对本品不敏感。对粪肠球菌仅具中度抑菌作用,而对屎肠球菌和 MRSA 则无抗菌活性。对铜绿假单胞菌有抗生素后效应。

· **药代动力学** · 30 min 内静脉滴注 0.5 g 和 1 g 后 C_{max} 分别为 14~16 mg/L 和 39~58 mg/L。在大多数组织和体液中分布良好,在痰、肺组织、胆管、腹腔渗出液等可达到或超过抑制大多数敏感菌所需浓度。正常 CSF 中浓度较低,化脓性脑膜炎时药物浓度较高。血浆蛋白结合率为 2%。$t_{1/2}$ 为 1 h,主要经肾小球滤过和肾小管分泌排泄。

· **适应证** · 适用于多种敏感菌和需氧/厌氧菌引起的混合感染以及在病原菌未确定前的早期治疗。治疗严重铜绿假单胞菌感染时宜与其他抗铜绿假单胞菌药物联合应用。对成人粒细胞减少症伴发热患者,可单独应用本品或联合抗病毒药物或抗真菌药使用。

- **用法用量**·静脉滴注。成人肺炎、尿路感染、妇科感染(如子宫内膜炎)、皮肤或软组织感染,每 8 h 给药 1 次,每次 500 mg。院内获得性肺炎、腹膜炎、中性粒细胞减少患者的合并感染、败血症的治疗,每 8 h 给药 1 次,每次 1 g。脑膜炎患者,推荐每 8 h 给药 1 次,每次 2 g。儿童年龄 3 个月至 12 岁,根据感染类型的严重程度、致病菌敏感性和患者的具体情况,每 8 h 规定按剂量 10～20 mg/kg 给药,体重超过 50 kg 的儿童,按成人剂量给药。脑膜炎儿童患者的治疗,剂量按 40 mg/kg,每 8 h 给药 1 次。

- **制剂**·注射剂:每支 0.25 g、0.5 g、1 g。

- **注意事项**·① 对本品过敏者禁用。② 对碳青霉烯类抗菌药物、青霉素类或其他 β-内酰胺类抗菌药物过敏者慎用。③ 有中枢神经系统基础疾患、精神异常、癫痫史或合并应用其他可能导致癫痫药物的患者应慎用。④ 细菌性脑膜炎患者、其他中枢神经系统疾病患者或肾功能损害患者使用本品,癫痫发作以及其他中枢神经系统不良反应的风险增加。⑤ 碳青霉烯类药物与丙戊酸联合应用,可促进后者代谢增加,导致其血药浓度减低至有效浓度以下,甚至引发癫痫。⑥ 严重肝、肾功能障碍者慎用。肾功能不全的患者应根据不同感染类型和肌酐清除率进行适当的减量:肌酐清除率为 25～50 ml/min 时,建议使用 1 个推荐剂量,12 h/次;肌酐清除率为 10～25 ml/min 时,建议使用 1/2 个推荐剂量,12 h/次;肌酐清除率为 10 ml/min 时,建议使用 1/2 个推荐剂量,24 h/次。⑦ 本品可通过血液透析清除,若病情需要持续使用本品,建议在血液透析后根据病情再给予全量,以达到有效血浆浓度。

▶ **帕尼培南-倍他米隆**(Panipenem-Betamipron)

·**商品名**·克倍宁。

·**药理作用**·帕尼培南通过与 PBP 结合,抑制细菌细胞壁的合成发挥杀菌作用。对大多数 G^+ 菌或 G^- 菌产生的质粒或染色体介导 β-内酰胺酶稳定,仅可被嗜麦芽窄食单胞菌、黏质沙雷菌、脆弱拟杆菌、芽胞杆菌属等少数细菌所产金属酶和其他个别 β-内酰胺酶水解。倍他米隆无抗菌活性,也非β-内酰胺或肾去氢肽酶抑制药,但可阻断肾皮质摄入帕尼培南,减轻帕尼培南的肾毒性。1 mg/L 本品可抑制大肠埃希菌、肺炎克雷伯菌、阴沟肠杆菌、柠檬酸杆菌属等大多数肠杆菌科细菌。对铜绿假单胞菌有活性,但对不动杆菌属、黄杆菌属、嗜麦芽窄食单胞菌和洋葱伯克霍尔德菌无作用。对化脓性链球菌、肺炎链球菌、MSSA 和部分肠球菌亦有良好抗菌活性,但对屎肠球菌和 MRSA 无活性。对脆弱拟杆菌、艰难梭菌等大多数厌氧菌有很强的抗菌活性。

·**药代动力学**·30 min 内静脉滴注 0.25 g、0.5 g 和 1 g,帕尼培南的 C_{max} 分别为 14.3 mg/L、27.5 mg/L 和 49.3 mg/L,倍他米隆的 C_{max} 分别为 7.3 mg/L、15.6 mg/L 和 23.7 mg/L。帕尼培南在组织和体液中分布广泛,在炎性 CSF 中可达到多数细菌的有效浓度。帕尼培南和倍他米隆的血浆蛋白结合率分别为 6%~7% 和 73%。帕尼培南和倍他米隆的 $t_{1/2}$ 分别为 1.0 h 和 0.59 h。帕尼培南及其代谢产物和倍他米隆大部分经肾脏随尿液排出。

- **适应证** · 适用于敏感 G^- 菌、G^+ 菌及多数厌氧菌所致的严重感染，如血流感染；肺炎、肺脓肿等下呼吸道感染；复杂性尿路感染，肾盂肾炎及肾周脓肿；腹腔感染；盆腔感染；骨、关节感染；皮肤及软组织感染；细菌性脑膜炎。
- **用法用量** · 静脉滴注。成人每日 1～2 g，每 8～12 h 给药 1 次；儿童每日 30～60 mg/kg，每 8 h 给药 1 次，重症或难治感染可增加至每日 100 mg/kg，每 6～8 h 给药 1 次，每日最大剂量不超过 2 g。老年和肾功能损害者需调整剂量。
- **制剂** · 注射剂：每支 0.25 g、0.5 g。
- **注意事项** · ① 对本品种任一成分过敏者禁用。② 对其他 β-内酰胺类药物有过敏性休克史者禁用。③ 慎用于对其他 β-内酰胺类药物过敏者。④ 孕妇应充分权衡利弊后决定是否使用。⑤ 哺乳期妇女使用本品时应停止授乳。

▶ **比阿培南**（Biobenem）

- **商品名** · 天册，安信，诺加南。
- **药理作用** · 本品通过抑制细菌细胞壁的合成而发挥抗菌作用，对 G^+、G^- 的需氧和厌氧菌有广谱抗菌活性。对本品敏感的菌株有：葡萄球菌属、链球菌属、肺炎球菌、肠球菌属（尿肠球菌除外）、莫拉菌属、柠檬酸菌属、克雷伯菌属、肠杆菌属、沙雷菌属、变形杆菌属、流感嗜血杆菌、铜绿假单胞菌、放线菌属、消化链球菌属、拟杆菌属、梭形杆菌属等。
- **药代动力学** · 多次与单次静脉注射给药，本品的药代动力学参数无明显差异，但静脉滴注的血药浓度明显比静脉注射低。健康志愿者静脉滴注 0.3 g，C_{max} 为 18.9 mg/L，AUC 为 27.2 mg·h/L，消除 $t_{1/2}$ 为 1.1 h，12 h 的尿液中排泄率为 61.5%。本品在体内稳定，在血液和尿液中以原型为主。肾功能不全者，其消除 $t_{1/2}$ 延长。主要在尿液中排泄，24 h 的尿液中回收率为 99.3%，其中 77% 为原型。本品除在脑和脊髓仅有微量外，在各器官或组织中均有广泛分布，其中肾脏和膀胱的药物浓度最高，其次为皮肤、肺和肝脏等。

· **适应证** · 适用于治疗由敏感细菌所引起的败血症、肺炎、肺部脓肿，慢性呼吸道疾病引起的二次感染，难治性膀胱炎、肾盂肾炎、腹膜炎、妇科附件炎等。

· **用法用量** · 静脉滴注。成人每日 0.6 g，分 2 次滴注，每次 30～60 min。可根据致病菌、患者年龄、病情调整剂量至 0.3～0.6 g，q8h 或 q6h。每日最大剂量 2.4 g。

· **制剂** · 注射剂：每支 0.3 g。

· **注意事项** · ① 对本品过敏者禁用。② 对碳青霉烯类、青霉素类及头孢类抗菌药物过敏者慎用。③ 进食困难及全身状况恶化者，可能会出现维生素 K 缺乏症状，应注意观察。④ 有癫痫史者或中枢神经系统疾病患者慎用。⑤ 对儿童、孕妇及哺乳期妇女用药的安全性尚不明确。

▶ **多利培南**（Doripenem）

· **商品名** · Doribax。

· **药理作用** · 本品通过与 PBP 结合抑制细菌细胞壁合成。本品与金黄色葡萄球菌、大肠埃希菌、铜绿假单胞菌及其他敏感菌 PBP 具有极高的亲和力，且对绝

大多数 β-内酰胺酶稳定,包括青霉素酶、头孢菌素酶以及 ESBL。多利培南对厌氧或需氧的 G^+ 菌和 G^- 菌都有强大的抗菌活性,总体上抗菌活性与亚胺培南、美罗培南以及厄他培南相当,但多利培南对金黄色葡萄球菌、铜绿假单胞菌以及 PRSP 的活性明显强于美罗培南。体外研究显示,多利培南对耐甲氧西林葡萄球菌和链球菌的活性与亚胺培南相当,MIC_{90} 为 0.5 mg/ml 或更低;对肠杆菌、流感嗜血杆菌以及卡他莫拉菌具有很高的活性,MIC_{90} 为 $0.032 \sim$ 0.5 mg/ml;对亚胺培南耐药铜绿假单胞菌也有较好的抗菌作用,MIC_{90} 为 8 mg/ml,强于美罗培南、比阿培南、头孢匹罗和头孢他啶,对头孢他啶、环丙沙星和庆大霉素耐药菌也有很好的抗菌作用。

· **药代动力学** · 多利培南的药代动力学类型与亚胺培南和美罗培南相似,呈现线性特征,即 C_{max}、AUC 与给药剂量呈线性相关。多利培南的 1-β-甲基侧链有助于抵抗脱氢肽酶-Ⅰ的水解。因此,不用像亚胺培南那样,需要在应用时加西司他丁以保护其免受水解。健康成年男性单次静脉注射 500 mg 多利培南(1 h 内)后,其 C_{max}、t_{max}、$t_{1/2}$ 分别为 22.9 mg/L、1.02 h、1.07 h。多利培南主要在肾脏代谢,绝大部分以原型在尿液中排出。上述研究中,在注射多利培南 7 d 后,394.1 mg(占注射多利培南剂量的 78.7%)的多利培南通过尿液排泄,92.9 mg(占注射多利培南剂量的 18.5%)的多利培南-M-1 通过尿液排泄。另外,研究发现在粪便中也有多利培南出现,但只占给药剂量的 0.72%。

· **适应证** · 推荐用于敏感菌所致的复杂性腹腔内感染

和复杂性泌尿道感染,包括:① 腹膜炎、腹腔内脓肿、胆囊炎、胆管炎。② 复杂性膀胱炎、肾盂肾炎、急性或慢性前列腺炎、副睾丸炎、子宫内感染、子宫附件炎。③ 咽头炎、喉头炎、扁桃体炎(含扁桃周围炎、扁桃周围脓肿)、肺炎、肺脓肿、脓胸、慢性呼吸系统病变的二次感染。④ 外伤、烧烫伤及手术创伤等的二次感染,深层性皮肤感染(淋巴管炎、淋巴结炎)。⑤ 眼窝感染、角膜炎(含角膜溃疡)、眼内炎(含全眼球炎)、中耳炎。⑥ 败血症,感染性心内膜炎,骨髓炎,关节炎,腭骨周边的蜂窝组织炎、腭炎。

- **用法用量**·静脉滴注。对伴发菌血症的患者,疗程可持续 14 d;复杂性腹腔内感染:每次 500 mg,每 8 h 1 次,1 h 输注完,疗程 5～14 d;复杂性泌尿道感染(包括肾盂肾炎):每次 500 mg,每 8 h 1 次,1 h 输注完,疗程 10 d。老年人根据肾功能情况调整剂量。
- **制剂**·注射剂:每支 250 mg、500 mg。
- **注意事项**·① 对本品或对其他 β-内酰胺类抗菌药物过敏者(国内资料)慎用。② 儿童用药的安全性和有效性尚未确立。③ 本品在老年人中的暴露量增加,且老年人易出现肾功能减退或肾前性氮血症,不良反应的发生风险高于其他人群。④ 尚不明确本品是否分泌入乳汁中,哺乳期妇女应慎用。

▶ **厄他培南**(Ertapenem)
- **商品名**·怡万之。
- **药理作用**·本品是一种新型碳青霉烯类抗菌药物,通过与 PBP 结合,干扰细菌细胞壁的合成,导致细菌生长繁殖受抑制,少数出现细胞溶解。MSSA、肺炎链球菌、化脓性链球菌等 G⁺ 菌肠杆菌科细菌,以及嗜血杆菌属、卡他莫拉菌、脑膜炎奈瑟球菌等对该品高度敏感,但 MRSA、肠球菌属、铜绿假单胞菌、不动杆菌属等细菌对本品耐药。本品对大多数青霉素酶、头孢菌素酶和 ESBL 稳定,但可被金属酶水解。本品对肾脱氢肽酶-Ⅰ稳定,无须与西司他丁等联合应用。

· **药代动力学** · 静脉滴注 0.5 g、1 g 和 2 g 后 30 min 内达 C_{max},分别为 71.3 mg/L、137.0 mg/L 和 255.9 mg/L。肌内注射本品 1 g 后生物利用度约为 90%,t_{max} 为 2.3 h,C_{max} 为 67 mg/L。其血浆 $t_{1/2}$ 为 4.3~4.6 h。血浆蛋白结合率为 92%~95%,低浓度时血浆蛋白结合率较高。主要经肾脏排出,尿液和胆汁中药物排除率分别为 80% 和 10%,尿液中药物原型和代谢产物各占 40%。

· **适应证** · 适用于敏感菌所致的下列中、重度感染:复杂性腹腔感染、复杂性皮肤软组织感染、CAP、复杂性尿路感染、急性盆腔感染、严重肠杆菌科细菌感染等。

· **用法用量** · 静脉滴注或肌内注射。13 岁及以上患者,1 g,每日 1 次。3 个月至 12 岁患者,15 mg/kg,每日 2 次(每日不超过 1 g)。可以通过静脉输注给药,最长可使用 14 d;或通过肌内注射给药,最长可使用 7 d。

· **制剂** · 注射剂:每支 1 g。

· **注意事项** · ① 对本品或其他碳青霉烯类过敏者禁用。② 本品不能溶解于葡萄糖注射液中,也不宜与其他药物混合。③ 老年人应根据肾功能调整用药剂量。④ 孕妇不推荐使用。哺乳期妇女应用本品应停止哺乳。⑤ 不推荐将本品应用于 18 岁以下患者。

▷ **法罗培南**(Faropenem)

· **商品名**·君迪,优得克,迪哌,高益,忾林。

· **药理作用**·本品为碳青霉烯类口服抗菌药,通过阻止细菌细胞壁合成而显现抗菌、杀菌作用。对各种 PBP 具有高亲和性,特别是对细菌增殖所必需的高分子 PBP 呈现高亲和性。法罗培南钠对需氧 G^+ 菌、需氧 G^- 菌及厌氧菌都具有抗菌作用;尤其对需氧 G^+ 菌中的葡萄球菌、链球菌、肺炎球菌、肠球菌,需氧 G^- 菌中的枸橼酸杆菌、肠杆菌、百日咳嗜血杆菌及厌氧菌中的消化链球菌、拟杆菌等显示较强杀菌效力,并对各种细菌产生的 β-内酰胺酶稳定。

· **药代动力学**·口服吸收效果好,抗菌作用不受食物的影响,在体内它通过载体介导传递系统由小肠吸收。单次口服 300 mg,C_{max} 达 6.24 mg/L,AUC 为 11.72 mg·h/L,$t_{1/2}$ 约 1 h,12 h 通过尿液排泄 5%,在粪便中未检出,大部分在消化道中分解。

· **适应证**·适用于敏感菌所致的呼吸系统感染、泌尿生殖系统感染、皮肤软组织感染,以及外伤、烫伤和手术创伤等继发性感染的治疗。

· **用法用量**·口服。① 成人:轻度感染每次 150～200 mg,每日 3 次;中、重度感染每次 200～300 mg,每日 3 次。② 儿童:用药安全性不明。

· **制剂**·片剂:每片 0.1 g、0.15 g、0.2 g。胶囊:每粒 0.1 g。颗粒:每袋 0.1 g。

· **注意事项**·① 对本品过敏者禁用。② 本品不良反应发生率最高的是腹泻和稀便。③ 与丙戊酸钠联用可使后者血药浓度降低,导致癫痫复发。④ 可能引起休克、过敏样症状、急性肾功能不全、假膜性肠炎、史-约综合征、Lyell综合征、间质性肺炎、肝功能损害、粒细胞减少、横纹肌溶解等不良反应。⑤ 孕妇用药安全性不明,哺乳期妇女用药期间应暂停授乳。

第五节　单环类

▶ **氨曲南**(Aztreonam)

· **商品名** · 君刻单,新先锋,博盖,海美兰,广维,定仕宁。

· **药理作用** · 本品为第一个应用于临床的单环β-内酰胺类抗菌药物。氨曲南主要与细菌的 PBP-3 结合而抑制细胞壁的合成,使细胞迅速溶解死亡。对细菌产生的质粒和大部分染色体介导的β-内酰胺酶高度稳定,因而许多耐药菌对该品仍呈敏感性。主要作用于需氧或兼性厌氧 G⁻ 菌和铜绿假单胞菌,对不产或产β-内酰胺酶脑膜炎球菌、淋球菌、卡他莫拉菌和流感杆菌均有作用。90%以上的大肠埃希菌、肺炎克雷伯菌、变形杆菌属、普罗威登菌属、摩根菌属、聚团肠杆菌、沙门菌属、志贺菌属、枸橼酸菌属可为浓度 1 mg/L 或以下的本品所抑制,其对铜绿假单胞菌的 MIC_{50} 和 MIC_{90} 分别为3.1 mg/L和 2.5 mg/L。但不动杆菌属、其他假单胞菌属(除铜绿假单胞菌外)、G⁺ 菌或厌氧菌均耐药。

· **药代动力学** · 口服不吸收;肌内注射 1 g,1 h 血药浓

度达峰值,约为 46 mg/L,$t_{1/2}$ 约 1.8 h;静脉注射 1 g,
5 min 后血药浓度约为 125 μ/ml,1 h 约为 49 mg/L,
$t_{1/2}$ 约 1.6 h。体内分布广,能分布到全身组织和体液
中,乳汁中含量少;脑膜炎时 CSF 内可达有效浓度。
24 h 内约 70% 以原型由尿液排出,1%～2% 由粪便
排出。4 h 血液透析可清除该药 25%～50%,6 h 腹
膜透析仅清除 10%。该药血浆蛋白结合率为 45%～
60%。

- **适应证**·适用于治疗敏感需氧 G^- 菌所致的各种感
  染,如:尿路感染,下呼吸道感染,败血症,腹腔内感
  染,妇科感染,术后伤口及烧伤、溃疡等皮肤软组织
  感染等。
- **用法用量**·静脉滴注、静脉注射或肌内注射。① 成
  人:每日 1.5～8 g,分 2～3 次给药,单次剂量不超过
  2 g;铜绿假单胞菌感染给予每次 2 g,每 8 h 1 次。
  ② 儿童:每次 30 mg/kg,每 8 h 给药 1 次,重症感染
  可增加至每 6 h 给药 1 次,每日最大剂量为 120 mg/kg。
  肾功能不全者首剂量与肾功能正常者相同,维持剂
  量应调整。
- **制剂**·注射剂:每支 0.5 g、1 g、2 g。
- **注意事项**·① 对氨曲南有过敏史者禁用。② 过敏
  体质及对其他 β-内酰胺类抗菌药物(如青霉素、头
  孢菌素)有过敏反应者慎用。③ 本品与头孢西丁在
  体外与体内起拮抗作用。④ 可经乳汁分泌,哺乳期
  妇女使用时应暂停授乳。⑤ 静脉给药可发生静脉
  炎或血栓性静脉炎,肌内注射可产生局部不适或肿
  块,全身性不良反应主要为恶心、呕吐、腹泻及皮疹
  等。⑥ 肝、肾功能受损者,治疗期间应观察期动态

变化。⑦ 本品与氨基糖苷类抗生素联用,特别是氨基糖苷类药物使用量大或治疗期长时,应监测肾功能。

（孟现民　卢洪洲　董　平）

第四章　氨基糖苷类

▶ **硫酸链霉素**（Streptomycin Sulfate）

· **商品名** · 美罗。

· **药理作用** · 本品对结核分枝杆菌有强大的抗菌作用，*MIC* 为 0.5 mg/L。非结核性分枝杆菌对本品大多耐药。链霉素对许多 G^- 杆菌如大肠埃希菌、肺炎克雷伯菌、肠杆菌属、沙门菌属、志贺菌属、布鲁菌属、巴斯德杆菌属等也具抗菌作用，脑膜炎奈瑟球菌和淋病奈瑟球菌对本品亦敏感。链霉素对金色葡萄球菌等多数 G^+ 球菌的抗菌活性差。在常用剂量时链霉素对肠球菌属无抗菌作用，但本品与青霉素联用可呈现协同作用而具备杀菌作用。各组链球菌、铜绿假单胞菌和厌氧菌对本品耐药。细菌极易对其产生耐药性。

· **药代动力学** · 肌内注射后吸收良好。肌内注射 1 g后 t_{max} 为 1～1.5 h，C_{max} 为 25～50 mg/L。主要分布于细胞外液，并可分布于除脑以外的所有器官组织，到达 CSF 和支气管分泌液中的量很少；可到达胆汁、胸腔积液、腹水、结核性脓肿和干酪样组织；尿液中浓度高，可以透过胎盘组织。V_d 为 0.26 L/kg，血浆蛋白结合率为 20%～30%。在体内不代谢,主要经肾小球过滤排出,$t_{1/2}$ 为 2.4～2.7 h,有相当量可以经血液透析清除。

- **适应证** · 用于结核初治,也适合于土拉菌病,或与其他药物联合用于鼠疫、腹股沟肉芽肿、布鲁菌病、鼠咬热,亦可与青霉素联合治疗草绿色链球菌或者粪肠球菌所导致的心内膜炎。

- **用法用量** · 肌内注射。成人常用量:① 一般感染,每次 0.5 g(以链霉素计 50 万 U),每 12 h 1 次,或每日 1 次,每次 1 g。② 鼠疫,每次 0.5～1.0 g,每 12 h 1 次,疗程 10 d。③ 土拉菌病,每日 0.5～1.0 g,分 1～2 次肌内注射,连续 5～7 d。④ 结核病,与其他抗结核药合用,每日 1.0 g,分 1～2 次,或每次 0.75 g,每日 1 次。

- **制剂** · 注射剂(按链霉素计):每支 75 万 U、100 万 U、200 万 U、500 万 U。

- **注意事项** · ① 本品与其他氨基糖苷类药物可能存在交叉过敏反应。② 链霉素可穿过胎盘,在脐带血中达到的浓度与母血中相近。据报道,链霉素曾导致人类胎儿听力损害,故妊娠妇女避免应用,确有指征使用者必须充分权衡利弊。③ 停药后仍发生听力减退、耳鸣或耳部饱满感者提示有耳毒性可能,应引起注意。④ 应给患者补充足够的水分,以减少肾小管损害。

▶ **硫酸庆大霉素**(Gentamicin Sulfate)

- **商品名** · 瑞贝克,杰力泰。

- **药理作用** · 庆大霉素能与细菌核糖体 30S 亚基结合,

阻断细菌蛋白质合成。本品对多种 G⁻菌及 G⁺菌都有抑菌和杀菌作用,对铜绿假单胞菌、产气杆菌、肺炎克雷伯菌、沙门菌属、大肠埃希菌及变形杆菌等 G⁻菌和金黄色葡萄球菌等作用较强。

- **药代动力学**·肌内注射后吸收迅速而完全,口服后吸收很少,局部冲洗或者局部应用后亦可以经身体表面吸收一定的量。成人每次静脉滴注 80 mg,C_{max} 可达 4～6 mg/L。成人 $t_{1/2}$ 为 2～3 h,肾功能衰竭者为 40～50 h;小儿 $t_{1/2}$ 为 5～11.5 h,体重轻者的 $t_{1/2}$ 较长。吸收后主要分布于细胞外液,其中 5%～15% 再分布到组织中,在肾皮质细胞中积累,可穿过胎盘。V_d 为 0.2～0.25 L/kg。尿液中药物浓度高。支气管分泌物、CSF、蛛网膜下隙、眼组织以及房水中含药量少。血浆蛋白结合率低。血液透析与腹膜透析可以从血液中清除相当药量,使 $t_{1/2}$ 显著缩短。

- **适应证**·本品适用于敏感的铜绿假单胞菌、变形杆菌属、肠杆菌属、沙雷菌属、柠檬酸杆菌属以及葡萄球菌属所致的严重感染,常与 β-内酰胺类或其他抗菌药物联合应用。本品与青霉素 G(或氨苄西林)联用可用于治疗肠球菌属感染;用于铜绿假单胞菌或葡萄球菌属所致严重中枢神经系统感染时,可以同时用本品鞘内注射作为辅助治疗;口服可用于肠道感染或结肠手术前做准备,也可用本品肌内注射合并克林霉素或甲硝唑以减少结肠手术后的感染率。

- **用法用量**·① 肌内注射或静脉滴注。成人每次 80 mg(8 万 U),每日 2～3 次;或 1～1.7 mg/kg,每 8 h 1 次,疗程 7～14 d;也可采用每日剂量 1 次给药的方法。儿童:2～2.5 mg/kg,每 8 h 1 次,共7～

14 d,应进行血药浓度监测。② 鞘内或脑室内注射。成人每次 4~8 mg,每 2~3 d 1 次。③ 口服。成人每日 4 次,每次 60~160 mg。儿童每日 10~15 mg/kg,分 3~4 次服用。

- **制剂** · 注射剂:每支 1 ml(20 mg)、1 ml(40 mg)、2 ml(80 mg)。片剂:每片 20 mg、40 mg。胶囊剂:每粒 40 mg、80 mg。颗粒剂:每袋 10 mg、40 mg。
- **注意事项** · ① 一般疗程不超过 2 周,以减少耳、肾毒性的发生。② 使用过程中应定期检查尿常规、血尿素氮、血肌酐,注意患者听力变化或听力损害先兆,有条件者进行血药浓度监测。③ 氨基糖苷类药物可能加重重症肌无力、帕金森病患者的症状,需慎用该类药物。④ 对本品或其他氨基糖苷类药物过敏者禁用。⑤ 避免与肾、耳毒性药物及强利尿药联用。⑥ 哺乳期妇女使用应暂停授乳,早产儿、新生儿、婴幼儿应尽量避免使用。⑦ 应给患者补充足够的水分,以减少肾小管损害。

▶ **硫酸卡那霉素**(Kanamycin Sulfate)
- **商品名** · 卡那辛,康得舒,康纳。
- **药理作用** · 本品对多数肠杆菌科细菌如大肠埃希菌、克雷伯菌属、肠杆菌属、变形杆菌属、志贺菌属、沙门菌属、枸橼酸杆菌属、普罗威登菌属、耶尔森菌属等均有良好抗菌作用;流感嗜血杆菌、布鲁菌属、脑膜炎奈瑟菌、淋病奈瑟菌等对本品也大多敏感。卡那霉素对葡萄球菌属(甲氧西林敏感株)和结核分枝杆菌亦有一定作用,对铜绿假单胞菌无效。其他 G⁺ 菌如溶血性链球菌、肺炎链球菌、肠球菌属和厌氧菌等对本品多数耐药。近年来对本品耐药的菌株显著增多，与链霉素、新霉素有完全交叉耐药，与其他氨基糖苷类药物可有部分交叉耐药。

- **药代动力学**·口服吸收少。肌内注射后迅速吸收，每次肌内注射 0.5 g 后 C_{max} 为 20 mg/L，t_{max} 为 1～2 h。$t_{1/2}$ 为 2～4 h，血浆蛋白结合率低。肾功能减退者 $t_{1/2}$ 可显著延长。在肾脏皮质细胞中蓄积，胸腔积液、腹水中浓度较高，可穿过胎盘进入胎儿体内。胆汁与粪便中的浓度则较低，很少进入 CSF 中。在体内不代谢，主要经肾小球滤过后由尿液排出，给药后 24 h 内从尿液中排出 80%～90%。血液透析和腹膜透析可清除相当药量。

- **适应证**·本品适用于治疗敏感 G^- 杆菌，如大肠埃希菌、变形杆菌属、产气肠杆菌、肺炎克雷伯菌、黏质沙雷菌等所致严重感染。临床应用时本品通常与 β-内酰胺类或其他抗菌药联合应用。

- **用法用量**·① 肌内注射或静脉滴注。成人：每次 0.5 g（50 万 U），每 12 h 1 次。儿童每日 15～25 mg/kg，分 2 次给药。② 口服。成人：抗感染治疗，每次 0.75～1.25 g，每日 3～4 次；术前肠道准备，每次 1 g，1 h 1 次，服 4 次后改为 6 h 1 次，连服 36～72 h。儿童：每日 25～50 mg/kg，分 4 次服用。

- **制剂**·注射剂：每支 0.5 g、1 g。片剂：每片 0.125 g。颗粒剂：每袋 0.25 g、0.5 g。

- **注意事项**·① 对本品及其他氨基糖苷类药物过敏者禁用。② 卡那霉素亦不宜与其他药物同瓶滴注。③ 本品有神经肌肉阻滞作用，可引起耳毒性、肾毒性，需避免与神经肌肉阻断药以及具耳毒性和肾毒性的药物联用。④ 应给患者补充足够的水分,以减少肾小管损害。

▶ **硫酸阿米卡星**(Amikacin Sulfate)

· **商品名**· 丁胺卡那,安卡星,立可信。

· **药理作用**· 本品对多数肠杆菌科细菌具良好抗菌活性,对铜绿假单胞菌及其他假单胞菌、不动杆菌属、产碱杆菌属等亦有良好作用;对脑膜炎奈瑟菌、淋病奈瑟菌、流感嗜血杆菌、耶尔森菌属、胎儿弯曲菌、结核杆菌及某些非结核分枝杆菌属亦具较好抗菌作用,其抗菌活性较庆大霉素略低。对许多肠道 G^- 杆菌所产生的氨基糖苷类钝化酶稳定。G^+ 球菌中本品除对葡萄球菌属中甲氧西林敏感株有良好抗菌作用外,肺炎链球菌、各组链球菌及肠球菌属对之大多耐药。对厌氧菌无效。

· **药代动力学**· 与其他氨基糖苷类抗生素相同,胃肠吸收不好,仅用于肌内注射或静脉给药。肌内注射后,约 60 min 血药浓度达峰值,在 1 h 内静脉滴注本品,C_{max} 在滴注完毕时达到。本品注射给药与庆大霉素和妥布霉素相比个体差异较小,且血药浓度波动较小。与血清蛋白极少结合,不易通过血脑屏障,即使脑膜有炎症,也不能达有效浓度。本品绝大部分经肾小球滤过排泄,药物不被代谢灭活,24 h 内 85%～98% 的药物以原型经尿液排出体外。

· **适应证**· 适用于敏感铜绿假单胞菌及其他假单胞菌属、大肠埃希菌、变形杆菌属(吲哚阳性和吲哚阴性)、普罗威登菌、克雷伯菌属、肠杆菌属、沙雷菌属、不动杆菌属与葡萄球菌属等所致的严重感染,如细菌性心内膜炎、血流感染(包括新生儿脓毒血症)、下呼吸道感染、骨与关节感染、皮肤及软组织感染、手术后感染(包括血管外科手术后感染)及反复发作性尿路感染等。临床应用时本品大多与β-内酰胺类或其他抗感染药物联合应用。不宜用于单纯性尿路感染初治病例,除非致病菌对其他毒性较低的抗菌药均不敏感。本品常用于治疗对庆大霉素和妥布霉素耐药的 G⁻ 杆菌引起的感染。

- **用法用量**・常用肌内注射或静脉滴注。成人:单纯性尿路感染病原菌对常用抗菌药物耐药者,每 12 h 1 次,每次 0.2 g;其他全身感染者,或每 8 h 1 次,每次 5 mg/kg,或每 12 h 1 次,每次 7.5 mg/kg。也可采用每日剂量 1 次给药的方案。成人每日量不超过 1.5 g,疗程不超过 10 d。儿童:首剂 10 mg/kg,继以每 12 h 1 次,每次 7.5 mg/kg。

- **制剂**・注射剂:每支 0.1 g(10 万 U)、0.2 g(20 万 U)、0.4 g(40 万 U)、0.6 g(60 万 U)。

- **注意事项**・① 对本品或其他氨基糖苷类药物过敏者禁用。② 给予首次负荷量后,有肾功能不全、前庭功能或听力减退的患者所用维持剂量酌减。③ 烧伤患者本品的 $t_{1/2}$ 稍短,可能需要增加给药频次,每 6 h 1 次给药。④ 如有条件,应监测血药浓度,不能监测血药浓度者,需根据肌酐清除率调整剂量。⑤ 应给患者补充足够的水分,以减少肾小管损害。

▶ **硫酸异帕米星**(Isepamicin Sulfate)
- **商品名**・依克沙,伊美雅。
- **药理作用**・异帕米星具有广谱抗菌作用,对庆大霉素和阿米卡星敏感的肠杆菌科细菌的 *MIC* 多数为 0.2～4 mg/L,对沙雷菌属作用优于阿米卡星,对铜绿假单胞菌的作用与阿米卡星相同或略差。对葡萄球菌属甲氧西林敏感株及某些甲氧西林耐药株均有良好作用,对流感嗜血杆菌仅具中度活性,对链球菌属及肠球菌属无活性,对细菌所产生的多种氨基糖苷类钝化酶稳定。

· **药物动力学** · 肌内注射后迅速吸收,t_{max} 为 1 h,成年人一次肌内注射 100～300 mg,C_{max} 为 7～16 mg/L,血浆蛋白结合率为 3%～8%。主要经肾脏排出,给药后 24 h 内经肾脏以原型排出约 85%。成人每次静脉滴注 200 mg(30 min 内),C_{max} 为 17.13 mg/L,$t_{1/2}$ 约为 1.8 h,尿液排出量与肌内注射者相同。多次给药后体内无明显蓄积。肾功能减退者 $t_{1/2}$ 亦相应延长。胆汁排药量少,乳汁中量极少,脐带血、羊水和胎儿血液内药物浓度低。

· **适应证** · 适用于对庆大霉素和其他氨基糖苷类药物耐药的 G^- 杆菌,包括大肠埃希菌、克雷伯杆菌、肠杆菌属、柠檬酸菌属、变形杆菌属、沙雷菌属及铜绿假单胞菌等引起的严重感染。

· **用法用量** · 肌内注射或静脉滴注。成人尿路感染或较轻感染每日 8 mg/kg,较重感染每日 15 mg/kg,分 1～2 次给药。肾功能减退者需根据肌酐清除率调整剂量。

· **制剂** · 注射剂:每支 200 mg/2 ml、400 mg/2 ml。

· **注意事项** · ① 对氨基糖苷类药物及本品过敏者禁用。② 肾功能不全,肝功能异常,前庭功能或听力减退者,失水、依靠静脉高营养维持生命的体质衰弱者,重症肌无力或帕金森病及老年患者慎用。③ 应给患者补充足够的水分,以减少肾小管损害。④ 本品亦不宜与其他药物同瓶滴注。

▶ **新霉素**(Neomycin)

· **药理作用** · 本品属静止期杀菌药。其经主动转运通过细胞膜,与细菌核糖体 30S 亚单位的一种或几种蛋白质不可逆结合,干扰 mRNA 与 30S 亚单位间起始复合物的形成,导致合成异常蛋白质;异常蛋白质结合进入细菌细胞膜,导致细胞膜渗透,细菌死亡。本品对大肠埃希菌等肠杆菌属、沙雷菌属、变形杆菌、摩根杆菌、克雷伯菌属、棒状杆菌属等 G⁻ 杆菌,金黄色葡萄球菌、白喉杆菌、炭疽杆菌等 G⁺ 菌有较强抗菌活性。对链球菌、肺炎球菌、肠球菌活性较差。对厌氧菌、铜绿假单胞菌、立克次体等无抑制作用。

· **药代动力学** · 口服后在胃肠道吸收很少,完整的肠黏膜只能吸收约 3%。药物吸收后主要分布于细胞外液。本药 $t_{1/2}$ 为 2~4 h,肾功能损害者可延长至 27~80 h。药物在体内不代谢,未被吸收的药物以原型由粪便排出,吸收的药物全部以原型经肾小球滤过,随尿液排出。

· **适应证** · 结肠手术前准备、肝性脑病时作为辅助治疗。新霉素不宜用于全身性感染的治疗。

· **用法用量** · 口服。成人每次 0.25~0.5 g,每日 1~2 g;肝性脑病辅助治疗,每次 0.5~1.0 g,每 6 h 1 次,疗程 5~6 d。结肠手术前准备,每 1 h 给 0.5 g,用药 4 h,继以每 4 h 给 0.5 g,共 24 h。儿童常用量:每日

25～50 mg/kg，分 4 次服用。

- **制剂** · 片剂：每片 0.1 g(10 万 U)、0.25 g (25 万 U)。
- **注意事项** · ① 1 岁以下新生儿禁用，对本品或其他氨基糖苷类药物过敏者禁用。② 下列情况应慎用：第八对脑神经损害、肠梗阻、重症肌无力、帕金森病患者、肾功能损害、结肠溃疡性病变、老年人、妊娠、早产儿与新生儿、有牙病患者。③ 肾功能减退或第八对脑神经功能减退的患者须减量。

▶ **妥布霉素**(Tobramycin)
- **商品名** · 邦欣，泰托。
- **药理作用** · 本品属静止期杀菌药，进入细菌细胞内部发挥抗菌作用，机制为作用于细菌体内的 30S 和 50S 核糖体亚单位，影响肽链的延长，造成遗传密码错读，合成异常蛋白质。异常蛋白质结合进入细菌细胞膜，导致细胞膜渗漏，细菌死亡。本品对铜绿假单胞菌、大肠埃希菌、克雷伯菌属、沙雷菌属、变形杆菌、摩根杆菌、枸橼酸菌属、不动杆菌属、流感嗜血杆菌、沙门菌属、志贺菌属等 G^- 菌具有较强抗菌活性。对金黄色葡萄球菌有效。链球菌、厌氧菌、结核杆菌、立克次体对本品耐药。对铜绿假单胞菌、肠杆菌属、变形杆菌的抗菌活性比庆大霉素强 2～4 倍，对其他 G^- 菌的抗菌活性低于庆大霉素。
- **药代动力学** · 口服吸收不好，主要分布于细胞外液；其中 5%～15% 再分布到组织中，在肾皮质细胞中积蓄，可穿过胎盘。V_d 为 0.26 L/kg，$t_{1/2}$ 为 1.9～2.2 h，血浆蛋白结合率很低。在体内不代谢，经肾小球滤过排出，24 h 内排出给药量的 85%～93%。可经血液透析或腹膜透析清除。

- **适应证**·适用于敏感铜绿假单胞菌、变形杆菌属、大肠埃希菌、克雷伯菌属、肠杆菌属、沙雷菌属、柠檬酸杆菌属以及葡萄球菌属所导致的严重感染；临床上常与β-内酰胺类或其他抗菌药物联合应用。

- **用法用量**·肌内注射或静脉滴注。成人常用剂量每次1～1.7 mg/kg，每8 h 1次，疗程7～14 d，也可采用每日剂量1次给药的方法；儿童2 mg/kg，每8 h 给药1次。

- **制剂**·注射剂：每支10 mg、40 mg、80 mg。

- **注意事项**·① 对本品或其他氨基糖苷类药物过敏者禁用。② 肾功能衰竭者和孕妇禁用。③ 血药浓度不得高于10 mg/L，谷浓度不得高于2 mg/L。④ 本品不宜与其他药物同瓶滴注。

▶ **奈替米星**(Netilmicin)

- **商品名**·锋可耐，君欣，力确兴，倍兴，奥广素，京瑞星。

- **药理作用**·本品作用机制同其他氨基糖苷类药物类似。本品对大肠埃希菌、肠杆菌属、变形杆菌、铜绿假单胞菌、枸橼酸杆菌、志贺菌属、沙门菌属、荚膜杆菌属、肺炎克雷伯菌、沙雷菌属、硝酸阴性杆菌等 G^- 菌具有良好的抗菌活性，对多数脑膜炎球菌及流感杆菌有效；体外试验对假单胞菌属及奈瑟菌属也有活性。对 G^+ 菌如金黄色葡萄球菌、表皮葡萄球菌也有一定活性，但对链球菌、肺炎球菌抗菌作用较弱。对肠球菌、厌氧菌无作用。

- **药代动力学**·健康成人每次肌内注射1 mg/kg后

t_{max} 为 0.5～1 h,C_{max} 可达 3.76 mg/L,$t_{1/2}$ 为 2.5 h;每次静脉滴注 2 mg/kg 后的 C_{max} 可达 16.5 mg/L。血浆蛋白结合率很低,其体内分布与庆大霉素相似,不易渗入 CSF,在化脓性支气管炎患者的支气管分泌物中,浓度可以达到血药浓度的 19%。

· **适应证**· 适用于严重 G⁻ 杆菌感染,临床上本品常与 β-内酰胺类药物联合应用;亦可以与其他抗菌药物联合用于治疗葡萄球菌感染,但对 MRSA 感染常无效。

· **用法用量**· 肌内注射或静脉滴注。肾功能正常的成人用于复杂尿路感染每日 3～4 mg/kg,一般感染每日 4～6 mg/kg,严重全身性感染每日剂量 7.5 mg/kg,一次给药或按每 8～12 h 1 次。6～12 岁儿童每日 4～6 mg/kg,6 岁以内每日 4～5 mg/kg,分 2～3次给予;肾功能减退者应按肾功能检查结果调整用药剂量。疗程一般不宜超过 14 d。

· **制剂**· 注射剂:0.05 g、0.1 g、0.125 g、0.15 g、0.2 g、0.3 g。每 1 mg 奈替米星相当于 1 000 U。

· **注意事项**· ① 对本品或其他氨基糖苷类药物过敏者禁用,对杆菌肽过敏者禁用。② 严重烧伤患者中,本品的血药浓度可能较低,在此种患者中应根据血药浓度测定结果调整剂量。③ 本品不宜与其他药物同瓶滴注。

▶ **西索米星**(Sisomicin)

· **商品名**· 德宝益,奥加西。

· **药理作用**· 本品抗菌活性及机制与庆大霉素相似,对金黄色葡萄球菌和大肠埃希菌、克雷伯菌属、变形杆菌属、肠杆菌属、铜绿假单胞菌属、痢疾志贺菌等 G⁻ 杆菌有效。对铜绿假单胞菌的抗菌作用较庆大霉素强，与妥布霉素相近；对沙雷菌属的作用低于庆大霉素，但高于妥布霉素。本品可被多种氨基糖苷类钝化酶钝化失去抗菌活性。西索米星与庆大霉素间存在很大程度交叉耐药性。

- **药代动力学**·健康成人肌内注射 $1\sim1.5\ mg/kg$ 后平均于 $0.5\sim1\ h$ 后达 C_{max}，为 $1.5\sim9\ mg/L$。在体内分布广泛，但 CSF 内浓度低。$t_{1/2}$ 约为 $2.5\ h$。肾功能减退者尿液中排出药量亦相应减少，血 $t_{1/2}$ 延长。血液透析 6 h 约可排出给药量的 40%。

- **适应证**·主要用于敏感菌所致的重症感染，如下呼吸道感染、复杂性尿路感染、血流感染、腹腔感染、皮肤软组织感染等。临床上多与其他抗菌药联合应用。

- **用法用量**·肌内注射或静脉滴注。成人每日 $3\sim6\ mg/kg$，分 $1\sim3$ 次给药。肾功能减退者需根据肌酐清除率调整用药剂量。

- **制剂**·注射剂：每支 50 mg、100 mg。

- **注意事项**·① 对本品和其他氨基糖苷类药物过敏者禁用，本人或家族中有耳聋史者、肾功能衰竭者、孕妇禁用。② 早产儿、新生儿、婴幼儿应尽量避免使用。③ 避免与神经肌肉阻滞药、有耳肾毒性的药物联合应用。

▶ **依替米星**(Etimicin)

- **商品名**·悉能，爱益，创成。

- **药理作用**·本品为半合成的水溶性氨基糖苷类抗生素，其通过抑制敏感菌正常的蛋白质合成而发挥抗菌作用。本品具有广谱抗菌活性,对大部分 G⁺ 菌及 G⁻ 菌有良好抗菌作用,尤其对大肠埃希菌、肺炎克雷伯杆菌、沙雷菌属、奇异变形杆菌、沙门菌属、流感嗜血杆菌及葡萄球菌属等有较高的抗菌活性;对部分铜绿假单胞菌、不动杆菌属等具有一定抗菌活性;对庆大霉素、小诺米星和头孢唑林耐药的部分金黄色葡萄球菌、大肠埃希菌和肺炎克雷伯菌,其体外 *MIC* 仍在本药治疗剂量的血药浓度范围内;对产生青霉素酶的部分葡萄球菌和部分低水平 MRSA 亦有一定抗菌活性。

· **药代动力学** · 健康成人单次静脉滴注 200 mg、300 mg后 C_{max} 分别为 17.79 mg/L、22.64 mg/L,t_{max} 为 0.5～1 h,$t_{1/2}$ 约为 1.5 h,给药后 24 h 内尿液中排除原型药约为给药量的 80%,血浆蛋白结合率约为 25%。

· **适应证** · 适用于敏感 G⁻ 杆菌所导致的各种感染,如支气管炎、肺部感染、膀胱炎、肾盂肾炎、皮肤软组织感染等。

· **用法用量** · 静脉滴注。成人剂量为每日 200～300 mg,分 1～2 次给药。

· **制剂** · 注射剂:每支 50 mg、100 mg、150 mg、200 mg、300 mg。每 1 mg 依替米星相当于 1 000 U。

· **注意事项** · ① 对本品或其他氨基糖苷类药物过敏者禁用。② 肾功能不全、大面积烧伤患者以及脱水患者慎用。③ 儿童、孕妇用药需权衡利弊。哺乳期妇女用药期间应暂停授乳。④ 治疗过程中密切监测肾功能和听神经功能变化,避免与神经肌肉阻滞药、有耳肾毒性的药物联用。

▶ **核糖霉素**（Ribostamycin）

· **药理作用** · 本品与卡那霉素相似,可抑制细菌蛋白质的合成,抗菌活性较前者弱。对大肠埃希菌、肺炎克雷伯菌、普通变形杆菌、志贺菌属、沙门菌属有良好的抗菌作用,其活性较卡那霉素稍差,对部分葡萄球菌属、淋病奈瑟球菌、脑膜炎奈瑟球菌亦有良好作用,对链球菌属和结核分枝杆菌有微弱的作用,对铜绿假单胞菌、厌氧菌无效。本品与卡那霉素交叉耐药。

· **药代动力学** · 健康成人肌内注射 0.5 g 后 t_{max} 为 0.5 h, C_{max} 为 25 mg/L。可以进入全身各种组织中,给药后 12 h 内经尿液排出 85%～90%。

· **适应证** · 适用于治疗敏感菌所致的呼吸道感染、尿路感染、胆道感染等。

· **用法用量** · 肌内注射。成人每日 1～1.5 g,分 2 次给药;儿童每日 20～30 mg/kg,分 2 次给药。新生儿及婴儿不推荐使用。

· **制剂** · 注射剂:每支 0.2 g、0.5 g、1.0 g。每 1 mg 核糖霉素相当于 1 000 U。

· **注意事项** · ① 对本品及其他氨基糖苷类药物过敏者禁用。② 肾功能不全者应根据肌酐清除率调整用药剂量。③ 因本品可能引起新生儿第八对脑神经损害,故孕妇用药前应充分权衡利弊。

▶ **巴龙霉素**（Paromomycin）

· **药理作用** · 本品抗菌谱与新霉素和卡那霉素基本相同。对 G^+ 和 G^- 菌均有抑制作用,对志贺菌属和金黄色葡萄球菌的作用较显著,对铜绿假单胞菌和厌

氧菌无作用。对阿米巴原虫有较强抑制作用,对利
什曼原虫、隐孢子虫、丝虫等亦有良好作用。

· **药代动力学** · 在胃肠很少被吸收,大部分自粪便
排出。

· **适应证** · 用于急性阿米巴痢疾,对慢性患者多无效,
对肠外阿米巴病无效。

· **用法用量** · ① 成人:治疗阿米巴痢疾及肠道细菌感
染,口服,每次 0.5~0.75 g,每日 4 次,连服 5~10 d。
② 小儿:治疗阿米巴痢疾,每日按 30~50 mg/kg,其
他同成人。

· **制剂** · 片剂:每片 0.1 g、0.25 g。

· **注意事项** · ① 长期应用可引起吸收不良综合征及二
重感染;亦可引起听力损害。② 肾功能不全及对巴
龙霉素过敏者禁用。③ 肝、肾功能不全,肠道溃疡,
孕妇、老年人及听力下降者慎用。

▶ **小诺米星**(Micronomicin)

· **药理作用** · 本品作用机制是通过作用于细菌体内的
核糖体,抑制细菌蛋白质合成,并破坏细菌细胞膜的
完整性,致使细菌细胞膜破坏、细胞死亡。本品对
MSSA、肠杆菌科细菌及铜绿假单胞菌具有良好抗菌
作用,对 MRSA、各组链球菌和肠球菌的作用较差,
对厌氧菌无效。本品对 AAC(6')钝化酶稳定,产该
酶的细菌对本品仍敏感。

· **药代动力学** · 健康成人单剂 120 mg 后 30 min 的血
药浓度为 7.2 mg/L,$t_{1/2}$ 为 2.5 h,给药后 8 h 血药浓
度仍维持在 0.5~1.0 mg/L。单剂静脉滴注 120 mg
后 C_{max} 为 8.8 mg/L,$t_{1/2}$ 为 1.69 h。每 12 h 注射

120 mg，连续 4 次，血液中药物无蓄积倾向。主要经肾脏排泄，8 h 尿液回收率可达 80%；肾功能减退时，尿液中排泄量减少。可通过胎盘循环，羊水和脐带血中药物浓度为母体血药浓度的 1/2；乳汁中药物浓度为母体血药浓度的 15%。

· **适应证** · 主要与其他抗感染药物联用治疗敏感 G⁻ 杆菌以及 MSSA 所致的中、重度感染，如下呼吸道感染、复杂性尿路感染、血流感染、腹腔感染、皮肤及软组织感染等。

· **用法用量** · 肌内注射或静脉滴注。成人，每日 120～240 mg，分 2 次给药。

· **制剂** · 注射剂：30 mg（3 万 U）、60 mg（6 万 U）、80 mg（8 万 U）。

· **注意事项** · ① 本品与哌拉西林、头孢哌酮等 β-内酰胺类药物联用具有协同抗菌作用。② 余参阅庆大霉素。

▶ **大观霉素**（Spectinomycin）

· **药理作用** · 本品主要对淋病奈瑟菌有高度抗菌活性，青霉素敏感菌和产青霉素酶淋病奈瑟菌通常对本品均敏感。其作用机制是干扰细菌核糖体 30S 亚基的作用，抑制细菌合成蛋白质。对本品耐药的菌株往往对链霉素、庆大霉素、妥布霉素等仍敏感。本品对许多肠杆菌科细菌具有中度抗菌活性，普罗威登菌和铜绿假单胞菌对本品通常耐药。对沙眼衣原体无活性，对溶脲脲原体有良好作用，对梅毒螺旋体无效。

· **药代动力学** · 口服不吸收，肌内注射 2 g 后 t_{max} 为

1 h,C_{max}为 100 mg/L,剂量加倍则 C_{max}亦增加 1 倍。与血浆蛋白不结合。血 $t_{1/2}$为 1~3 h,肾功能减退者(肌酐清除率<20 ml/min)可延长至 10~30 h。主要经肾脏排出,一次给药后 48 h 内尿液中以原型排出将近 100%。血液透析可使其血药浓度降低近 50%。

· **适应证**·主要用于青霉素耐药菌株引起的感染。可作为淋病奈瑟菌所致尿道、宫颈和直肠感染的二线用药。播散性淋病奈瑟菌感染的患者对 β-内酰胺类抗生素过敏者亦可选用本品,由于许多淋病患者同时合并沙眼衣原体感染,因此在应用本品治疗后应继以 7 d 疗程的四环素、多西环素或红霉素治疗。

· **用法用量**·肌内注射。轻症,单剂给药 2 g;重症,每次 2 g,每日 2 次。儿童:每日 40 mg/kg,单剂给药。

· **制剂**·粉针剂:每支 2 g(200 万 U)。

· **注意事项**·① 儿童淋病患者对青霉素类或头孢菌素类药物过敏者可应用本品。② 由于本品的稀释剂中含 0.945% 的苯甲醇,可能引起婴儿产生致命性喘息综合征,故婴儿不宜使用。③ 对严重过敏反应可给予肾上腺素、糖皮质激素和(或)抗组胺药物,保持气道通畅,给氧等抢救措施。

（刘　荣　卢洪洲　董　平）

第五章　四环素类

► **四环素**（Tetracycline）

· **药理作用** · 本品为广谱抑菌药,高浓度时具杀菌作用。除常见的 G^+ 与 G^- 需氧菌和厌氧菌外,许多立克次体属、支原体属、衣原体属、非结核性分枝杆菌属、螺旋体、阿米巴原虫和某些疟原虫对四环素也呈敏感。大肠埃希菌、克雷伯菌属、沙门菌属、志贺菌属等肠杆菌属细菌,铜绿假单胞菌以及肠球菌属细菌和耐青霉素的淋病奈瑟菌对本品耐药。

· **药代动力学** · 口服后经胃和小肠吸收,吸收率为 $60\%\sim80\%$。单剂四环素 500 mg 后, t_{max} 约为 2 h, C_{max} 为 $3\sim5$ mg/L。药物能很好地渗透到大多数组织和体液中,易渗入胸腔积液、腹水、胎儿血液循环,但不易透过血脑屏障。 V_d 为 $1.3\sim1.6$ L/kg,血浆蛋白结合率为 $55\%\sim70\%$,肾功能正常者消除 $t_{1/2}$ 为 $6\sim11$ h,无尿患者可达 $57\sim108$ h。主要自肾小球滤过排出体外,给药后 24 h 内可排出给药量的 60%,不吸收部分自粪便中以原型排泄。

· **适应证** · 主要用于立克次体病、布氏菌病、淋巴肉芽肿、支原体肺炎、螺旋体病、衣原体病,也可用于敏感的 G$^+$ 球菌或 G$^-$ 杆菌所引起的轻症感染。

·**用法用量**·口服。成人，每次 0.25～0.5 g，每日 3～4
次。8 岁以上儿童，30～40 mg/kg，分3～4 次服用。

·**制剂**·片剂：每片 0.25 g。每 1 mg 四环素相当于
1 000 U。

·**注意事项**·① 对四环素或四环素类中任何一种药
物有过敏史者禁用。② 8 岁以下小儿、孕妇、哺乳
期妇女禁用；肝、肾功能不全患者慎用。③ 长期应
用可引起二重感染及肝功能损害。④ 宜空腹服药，
切勿与碱性药物（包括制酸药）及钙、镁、铝、铁等化
合物同服。⑤ 本品易与新生的骨和牙齿等组织结
合，在肝、脾和其他生长迅速的组织（如肿瘤）等部
位浓集。

▶ **土霉素**（Oxytetracycline）

·**商品名**·Terramycin。

·**药理作用**·本品对金黄色葡萄球菌、肺炎球菌、化脓
性链球菌、淋球菌、脑膜炎球菌、大肠埃希菌、产气杆
菌、志贺菌属、耶尔森菌、单核细胞李斯特菌等有较
强抗菌活性，对立克次体、支原体、衣原体、螺旋体、
阿米巴原虫和某些疟原虫、放线菌等也有较强作用。
对肠道感染（包括阿米巴痢疾）的疗效略强于四
环素。

·**药代动力学**·口服吸收不完全，吸收量为 30%～
58%，口服 1 g 后 C_{max} 为 3.9 mg/L，肾功能正常者
$t_{1/2}$ 为 6～10 h，无尿者可达 47～66 h。V_d 为 0.9～
1.9 L/kg，血浆蛋白结合率为 20%～35%。主要由
肾小球滤过排出。

- **适应证**·适应证与四环素相同，与四环素有交叉耐药性。
- **用法用量**·口服。成人每次 0.25～0.5 g，每 6 h 1 次；8 岁以上小儿每次 6.25～12.5 mg/kg，每 6 h 1 次。
- **制剂**·片剂：每片 0.125 g、0.25 g。胶囊剂：0.25 g。每 1 mg 相当于 1 000 U。
- **注意事项**·参见四环素。

▶ **多西环素**（Doxycycline）

- **商品名**·强力霉素，脱氧土霉素，福多力。
- **药理作用**·本品具有广谱、长效抑菌作用，作用机制与氨基糖苷类抗菌药物相似，药物经细胞外膜的亲水孔弥散和通过细胞内膜上能量依赖性转移系统进入细胞内，与核糖体 30S 亚基在 A 位上特异性结合，组织氨基酰 tRNA 链接，从而抑制肽链延长和蛋白质合成。对 G^+ 菌的抗菌作用优于 G^- 菌，对许多厌氧菌的作用良好。对立克次体属、支原体属、衣原体属、非结核分枝杆菌属、螺旋体、放线菌属、炭疽杆菌、单核细胞增多性李斯特菌、梭状芽胞杆菌、诺卡菌属、弧菌、布鲁菌属、弯曲杆菌、耶尔森菌等均有抗菌活性，对淋病奈瑟菌具一定抗菌活性。
- **药代动力学**·本品经胃和小肠吸收，吸收率为 93%，进食对本品的吸收影响小。口服 100 mg 后，C_{max} 为 1.8～2.9 mg/L。吸收后广泛分布于全身组织和体液中，多西环素有较高的脂溶性，对组织穿透力较强，在胸导管淋巴液、腹水、肠组织、眼和前列腺组织中均有较高浓度，为血药浓度的 60%～75%，在胆汁中浓度可达同期血药浓度的 10～20 倍，V_d 为

0.7 L/kg。血浆蛋白结合率为 80%～93%，消除 $t_{1/2}$ 为 12～22 h，肾功能减退者延长不明显。多西环素部分在肝内代谢灭活，主要自肾小球滤过排泄，给药 24 h 内可排出给药量的 35%～40%。肾功能损害患者应用本品体内积聚不明显，可安全用于肾功能损害患者。不能被透析清除。

· **适应证** · 用于治疗 G⁺ 球菌和 G⁻ 杆菌引起的轻症感染，如上呼吸道感染、扁桃体炎、胆道感染、淋巴结炎等，也可用于斑疹伤寒、恙虫病、钩体病、衣原体肺炎、霍乱、鼠疫、布氏菌病及巴尔通体病等。对青霉素过敏的梅毒、雅司病、淋病患者可换用本药。

· **用法用量** · 口服。① 成人。治疗细菌性感染，第一日 100 mg，每 12 h 1 次，继以 100～200 mg，每日 1 次，或 50～100 mg，每 12 h 1 次；由沙眼衣原体或解脲脲原体引起的尿道炎以及沙眼衣原体所致的单纯性尿道炎、宫颈炎或直肠感染，均为 100 mg，每日 2 次，疗程 7～10 d。治疗梅毒，100 mg，每 12 h 1 次，早期梅毒疗程 15 d，晚期梅毒 30 d。治疗性病性淋巴肉芽肿，100 mg，每日 2 次，疗程 21 d。② 儿童。体重<45 kg 者，第一日 2.2 mg/kg，每 12 h 1 次，继以 2.2～4.4 mg/kg，每日 1 次；或 2.2 mg/kg，每 12 h 1 次。体重超过 45 kg 的儿童，用量同成人。

· **制剂** · 片剂：每片 0.05 g、0.1 g。胶囊：每粒 0.1 g。胶丸：每粒 0.1 g。干混悬剂：每袋 0.05 g、0.1 g。

· **注意事项** · ① 对本品或其他四环素类药物过敏者，以及 8 岁以下小儿、孕妇、哺乳期妇女禁用。② 原有肝病者慎用。③ 巴比妥类、苯妥英钠或卡马西平等肝药酶诱导药与本品联用，可降低本品的血药浓度。

④ 本品可与食品、牛奶或碳酸饮料同服。⑤ 空腹服用可出现恶心、腐蚀性食管炎、光敏性皮炎。

▶ **米诺环素**（Minocycline）

· **商品名**·美满霉素，二甲胺四环素。

· **药理作用**·本品为半合成的四环素类抗菌药物，具有广谱、长效、抑菌作用。在四环素类中，本品的抗菌作用最强，尤其对葡萄球菌的抗菌活性较其他四环素类强。对葡萄球菌、链球菌、肺炎球菌、脑膜炎双球菌、淋病奈瑟菌、大肠埃希菌、肺炎克雷伯菌、产气肠杆菌、流感嗜血杆菌、梭状芽胞杆菌、炭疽杆菌、克雷伯菌、变形杆菌、志贺菌属、放线菌属等有活性，但对 G^- 杆菌的作用较弱，此外，对衣原体、支原体、立克次体、梅毒螺旋体、脲原体属等病原体也有一定作用。

· **药代动力学**·口服吸收迅速而完全，可吸收给药量的 95%。单剂口服米诺环素 200 mg 后，t_{max} 为 2.1 h，C_{max} 为 3.5 mg/L，进食对米诺环素吸收影响小。单剂米诺环素 200 mg 静脉给药后 C_{max} 为 4.2 mg/L。脂溶性高，能很好地渗透到大多数组织和体液中，且易进入细胞内，在肝胆管、肺、扁桃体和唾液、痰液等达到较高浓度。药物能储存于肝、脾、骨、骨髓、牙质及牙釉质中，并能进入胎儿血液循环及羊水，在乳汁中的浓度相当高。无论脑膜有无炎症，不易透过血脑屏障进入 CSF。血浆蛋白结合率为 55%～75%。尿液排泄率仅 4%～9%，相当部分由粪便排出。米诺环素有相当量在体内代谢，$t_{1/2}$ 为 15.5 h。

· **适应证**·主要用于对其他抗菌药物耐药菌引起的呼

吸系统感染、泌尿系统感染、皮肤软组织感染（寻常痤疮）、淋病、梅毒、腹膜炎等。

· **用法用量** · 口服。① 成人。常用量：首次 200 mg，以后每次 100 mg，每 12 h 1 次口服；沙眼衣原体、解脲脲原体所致的单纯性非淋病奈瑟菌性尿道炎，每次 100 mg，每 12 h 1 次口服，至少用药 7 d。② 8 岁以上儿童。常用首剂量 4 mg/kg，以后 2 mg/kg 口服，每 12 h 1 次。

· **制剂** · 片剂：每片 50 mg、100 mg。胶囊：每粒 50 mg、100 mg。

· **注意事项** · ① 对本品或其他四环素类药物过敏者，以及 8 岁以下小儿、孕妇、哺乳期妇女禁用；肝、肾功能不全患者慎用。② 可引起眩晕、耳鸣、共济失调伴恶心、呕吐等前庭功能紊乱，用药期间禁止从事高空作业、驾车及操作有危险性的机械。③ 四环素类药物可影响凝血酶原活性，与抗凝药物联用时，后者需适当减量。④ 长期应用可引起二重感染及肝功能损害。

▶ **替加环素**（Tigecycline）

· **商品名** · 泰阁（Tygacil）。

· **药理作用** · 本品为甘氨酰环类抗菌药，为抑菌剂。其通过与核糖体 30S 亚基结合、阻止氨酰化 tRNA 分子进入核糖体 A 位而抑制细菌蛋白质合成。对费氏柠檬酸杆菌、产气肠杆菌、阴沟肠杆菌、大肠埃希菌、肺炎克雷伯菌属、摩氏摩根菌、奇异变形杆菌、普通变形杆菌、黏质沙雷菌、铜绿假单胞菌等 G⁻ 菌，金黄色葡萄球菌（包括 MRSA）、链球菌（除肺炎链球菌）、粪链球菌等 G⁺ 菌以及包括脆弱拟杆菌在内的厌氧菌都有抗菌活性。尚未发现本品与其他抗菌药物存在交叉耐药。

- **药代动力学**·静脉给药的 C_{max} 为 0.63～1.45 mg/L，药物浓度波动于 0.1～1 mg/L 时，血浆蛋白结合率为 71%～89%。本药可分布于骨、结肠、胆囊、肺、滑膜液等组织或体液中，静脉给药达稳态时 V_d 为 7～9 L/kg。药物不被广泛代谢。经胆汁和肾的排泄率分别为 59% 和 33%，22% 的药物以原型经肾脏排泄。多剂量静脉给药后，母体化合物的消除 $t_{1/2}$ 为 42.4 h。

- **适应证**·适用于敏感菌所致的复杂性皮肤软组织感染和复杂性腹腔内感染。

- **用法用量**·静脉滴注。首剂 100 mg，随后 1 次 50 mg，每 12 h 1 次，疗程 5～14 d。肾功能不全及轻、中度肝功能不全者无须调整剂量，严重肝功能不全者推荐首剂 100 mg，维持剂量 25 mg，每 12 h 给药 1 次。不推荐用于 18 岁以下患者。

- **制剂**·注射剂：每支 50 mg。

- **注意事项**·① 对本品过敏者禁用，哺乳期妇女使用该药需暂停授乳。② 对四环素过敏者需慎用本品。③ 使用本品可能发生光敏感性、脑膜假瘤、胰腺炎、二重感染以及头晕等不良反应。④ 警告：Ⅲ期和Ⅳ期临床研究发现，与对照药组相比，替加环素组患者全因病死率升高。

（张　倩　卢洪洲　董　平）

第六章　酰胺醇类

▶ **氯霉素**(Chloramphenicol)

· **商品名** · Chlormycetin。

· **药理作用** · 本品主要作用于细菌 70S 核糖体的 50S 亚基,抑制转肽酶,使肽链的伸长受阻,从而抑制菌体蛋白质的合成。具有广谱的抗微生物作用,对需氧 G^- 菌及 G^+ 菌、厌氧菌、立克次体属、螺旋体和衣原体属都有作用。对流感嗜血杆菌、肺炎链球菌和脑膜炎奈瑟菌有杀菌作用,对金黄色葡萄球菌、化脓性链球菌、草绿色链球菌、B 组链球菌、大肠埃希菌、肺炎克雷伯菌、奇异变形杆菌、伤寒/副伤寒沙门菌、志贺菌属、脆弱拟杆菌等厌氧菌有抑制作用。

· **药代动力学** · 口服后吸收迅速且完全,可吸收给药量的 $80\% \sim 90\%$, t_{max} 为 $1 \sim 3\,h$,成人单次口服 $12.5\,mg/kg$, C_{max} 为 $11.2 \sim 18.4\,mg/L$,儿童单次口服或静脉给药 $25\,mg/kg$, C_{max} 为 $19 \sim 28\,mg/L$。吸收后广泛分布于全身组织和体液中,易透过血脑屏障进入 CSF 中,也可透过胎盘进入胎儿血液循环, V_d 为 $0.6 \sim 1\,L/kg$,血浆蛋白结合率为 $50\% \sim 60\%$,成人消除 $t_{1/2}$ 为 $1.5 \sim 3.5\,h$。口服量的 90% 在肝内与

葡萄糖醛酸结合为无活性的氯霉素单葡萄糖醛酸酯。在 24 h 内 5%～10% 以原型由肾小球滤过排出,80% 以无活性的代谢物由肾小管分泌排出。透析对氯霉素的清除无明显影响。

- **适应证** · 可用于治疗伤寒/副伤寒沙门菌、流感嗜血杆菌感染,亦可用于治疗立克次体感染。能透过血脑屏障,可用于细菌性脑膜炎;易渗入房水,亦可用于细菌性眼内感染。

- **用法用量** · ① 口服。成人每日 1.5～3 g,分 3～4 次给药。儿童每日 25～50 mg/kg,分 3～4 次服用。新生儿每日剂量不超过 25 mg/kg,分 4 次服用,需监测血药浓度。② 肌内注射或静脉滴注。成人每次 0.5～1 g,每日 2 次肌内注射或每次 0.5～1.5 g,每日 2 次静脉滴注。儿童每日剂量 30～50 mg/kg,分 2 次肌内注射或静脉滴注。

- **制剂** · 片剂:每片 0.125 g、0.25 g。胶囊剂:每粒 0.25 g。注射剂:每支 0.125 g、0.25 g。

- **注意事项** · ① 对氯霉素或甲砜霉素过敏者禁用。② 胃肠反应较常见,如恶心、呕吐、腹泻等,还可发生骨髓抑制、溶血性贫血等不良反应。③ 早产儿或新生儿使用可发生灰婴综合征。④ 神经精神障碍较多,如球后视神经炎、视神经萎缩、神经炎、感觉异常及精神异常等。⑤ 妊娠期避免使用本品,尤其是妊娠后期及围产期。⑥ 本品可抑制肝微粒体酶的活性。⑦ 空腹服用,且需补充足量的水。

▶ **棕榈氯霉素**(Chloramphenicol Palmitate)
- **药理作用** · 本品为氯霉素的棕榈酸酯,有多种晶型。

其中以 B 晶型吸收最好,C_{max}可为 A 晶型的 8 倍,临床应用 B 晶型制品。药理作用参阅氯霉素。

- **药代动力学** · 口服后在十二指肠经胰脂酶缓慢水解释出氯霉素吸收入体内,所以其吸收过程较氯霉素长,t_{max}较迟,C_{max}亦较低,但血药浓度维持时间则稍长。
- **适应证** · 参阅氯霉素。
- **用法用量** · 口服。以下剂量均按氯霉素计。成人每日 1.5～3.0 g,分 3～4 次服用。儿童每日 25～50 mg/kg,分 3～4 次服用。新生儿每日不超过 25 mg/kg。
- **制剂** · 片剂:每片 50 mg。颗粒:每粒 0.1 g。混悬液:每支 25 mg/ml(注:棕榈氯霉素 1.74 g 相当于氯霉素 1 g。)。
- **注意事项** · 参阅氯霉素。

▶ **琥珀氯霉素**(Chloramphenicol Succinate)
- **药理作用** · 本品为氯霉素的琥珀酸酯,可与碳酸钠配制成无菌粉末,供注射用。药理作用参阅氯霉素。
- **药代动力学** · 琥珀氯霉素注射给药后在体内缓慢水解为氯霉素,肌内注射吸收慢,血药浓度仅为口服同量氯霉素的一半,且约有 1/3 量为无活性的酯化物;静脉注射后平均血药浓度与口服氯霉素相近。
- **适应证** · 参阅氯霉素。
- **用法用量** · 静脉注射或静脉滴注。以下剂量均以氯霉素计。成人每日 1.5～3.0 g,分 3～4 次给药。儿童每日 25～50 mg/kg,按 6～8 h 给药 1 次。新生儿每日不超过 25 mg/kg。

- **制剂**·粉针剂：每支 0.125 g、0.25 g、0.5 g(注：琥珀氯霉素 1.38 g 相当于氯霉素 1 g。)。
- **注意事项**·① 静脉注射给药时不宜过快，每次注射时间至少 1 min 以上；本品亦可肌内注射。② 新生儿用药注意事项及剂量调整参阅氯霉素。③ 其余参阅氯霉素。

▶ **甲砜霉素**(Thiamphenicol)
- **商品名**·硫霉素。
- **药理作用**·本品是氯霉素的同类物，作用机制与氯霉素相同，主要是抑制细菌蛋白质的合成，两者有完全交叉耐药性。较氯霉素易溶于水且更稳定，并且有较强免疫抑制作用，其抗菌谱及抗菌作用基本与氯霉素相似，但是对沙门菌属、大肠埃希菌和肺炎克雷伯菌的作用较氯霉素略差。
- **药代动力学**·口服后吸收迅速完全，健康成人口服 500 mg 后 t_{max} 为 2 h，C_{max} 为 3~6 mg/L。本品不在肝脏内代谢灭活，组织分布较广，以肾、脾、肝、肺等含量较多，可透入 CSF，也可透过胎盘进入胎儿血液循环，尚可进入乳汁，以原型自肾小球滤过和肾小管分泌。$t_{1/2}$ 约为 1.5 h，24 h 内自尿液中排除给药量的 70%，肝、肾功能损害者 $t_{1/2}$ 延长，无尿患者 $t_{1/2}$ 可达 9 h。肾功能正常者 24 h 排出口服量的 70%~90%。
- **适应证**·适应证与氯霉素相同，主要用于伤寒、副伤寒和其他沙门菌感染以及敏感菌所致的呼吸道、胆道、尿路感染，亦可用于慢性支气管炎等肺部继发细菌感染。
- **用法用量**·口服。① 成人：每日 1.5~3 g，分 3~4

次服。② 儿童：每日 25～50 mg/kg，分 4 次服。

· **制剂** · 片剂：每片 0.125 g、0.25 g。胶囊剂：每粒 0.25 g。

· **注意事项** · ① 对本品或氯霉素有过敏史者禁用。② 可抑制红细胞、白细胞和血小板的生成，但程度比氯霉素轻，治疗过程中应定期检查外周血常规。③ 妊娠尤其是妊娠后期妇女及新生儿应避免使用。④ 肾功能不全者体内可有蓄积倾向，应减量应用。⑤ 偶可引起周围神经炎。

（张　莉　卢洪洲　董　平）

第七章　大环内酯类

▶ **红霉素**(Erythromycin)

· **商品名** · 福爱力。

· **药理作用** · 本品为抑菌剂,但在高浓度时对敏感菌也有杀菌作用,可透过细菌细胞膜作用于细菌 50S 核糖体亚基,通过阻断转肽作用和 mRNA 位移而抑制细菌蛋白质合成。本品对 MSSA、表皮葡萄球菌、各组链球菌和 G^+ 杆菌均具强大的抗菌活性,对某些 G^- 菌、厌氧菌及军团菌属、胎儿弯曲菌,以及某些螺旋体、肺炎支原体、立克次体属和衣原体属有良好作用。

· **药代动力学** · 红霉素不同盐类生物利用度为 30%～65%。口服 200～250 mg,t_{max} 为 2～3 h,C_{max} 一般低于 1 mg/L。吸收后除 CSF 和脑组织外,可广泛分布于各种组织和体液中,在脑膜炎时进入 CSF 的浓度可达血浆浓度的 10%～20%。主要经胆汁排出,部分在肠道中重吸收,少量由尿液排出。消除 $t_{1/2}$ 为 1.4～2 h,无尿患者消除 $t_{1/2}$ 可延长至 4.8～6 h,血液透析和腹膜透析后极少量被清除。

· **适应证** · 本品为治疗军团病、弯曲菌感染、白喉带菌者和百日咳患者的首选药物。可用于非典型病原体如肺炎支原体、肺炎衣原体、溶脲支原体等所致感染,也可用于化脓性链球菌、金黄色葡萄球菌青霉素敏感株所致的皮肤及软组织感染,厌氧菌所致的口腔感染。

· **用法用量** · ① 口服。成人每日 1～2 g,儿童每日 20～40 mg/kg,分 3～4 次给药。预防风湿热,250 mg,每日 2 次口服。军团菌病,成人每日2～4 g,分 4 次服。② 静脉注射或静脉滴注。给药需缓慢,成人和儿童均为每日 20～30 mg/kg,分 2 次给药。③ 局部给药:0.5%眼膏,1%软膏,每日数次,用于眼及皮肤感染。

· **制剂** · 肠溶片:每片 0.1 g、0.125 g、0.25 g。粉针剂:每支 0.25 g,0.3 g。眼膏剂:每支 4 g(0.5%)、2 g (0.5%)。软膏剂:1%。每1 mg 红霉素相当于1 000 U。

· **注意事项** · ① 对红霉素及药品中任何成分过敏以及对其他任何大环内酯类药物过敏者禁用。② 本品禁止与特非那定、阿司咪唑、西沙必利、匹莫齐特联用。③ 肝病患者须适当减量,如每日静脉注射红霉素>4 g,可致暂时性可逆性耳鸣或耳聋。④ 哺乳期妇女使用本品需暂停授乳。⑤ 本品可抑制 CYP1A2、CYP3A4,与由这两个酶代谢的药物联用时需加以注意。⑥ 本品与氯霉素以及林可霉素类药物联用,可降低药效。

▶ **依托红霉素**(Erythromycin Estolate)
· **药理作用** · 本品为红霉素丙酸酯的十二烷基硫酸盐,药理作用参阅红霉素。

- **药代动力学**·口服吸收较完全,其药效学参见红霉素。本品的药代动力学特性优于其他红霉素口服制剂,对胃酸稳定,吸收较完全,$t_{1/2}$较长(5.47 h),AUC较大。本品为一种酯化物,在胃肠道吸收,41%酯化物在血中分解为红霉素,口服 250 mg 及 500 mg 后 t_{max}均为 2 h,C_{max}分别为1.2 mg/L 及 4.2 mg/L。血浆蛋白结合率为 90%～99%。
- **适应证**·与红霉素相同。
- **用法用量**·口服。成人每日总量 1～2 g,分3～4 次服用。儿童每日 20～40 mg/kg,分 3～4 次服用。可与食物同服。
- **制剂**·片剂:每片 0.125 g、0.25 g。胶囊剂:每粒 0.05 g、0.125 g。颗粒剂:每袋 75 mg、100 mg、250 mg。注:1.44 g 依托红霉素约相当于 1 g 红霉素。
- **注意事项**·① 对本品及其他大环内酯类过敏者禁用。② 本品禁止与阿司咪唑、西沙比利、匹莫齐特或特非那定同时使用。③ 肝病患者禁用。④ 服用本品后出现 ALT、AST、碱性磷酸酶(AKP)、胆红素等增高者较其他红霉素制剂多见。⑤ 其他参阅红霉素。

▶ **乳糖酸红霉素**(Erythromycin Lactobionate)
- **商品名**·美罗。
- **药理作用**·本品为水溶性的红霉素乳糖醛酸酯,系抑菌剂,但在高浓度时对某些细菌也具杀菌作用。本品可透过细菌细胞膜,与细菌核糖体的 50S 亚基成可逆性结合,抑制细菌蛋白质的合成。红霉素仅对分裂活跃的细菌有效。对葡萄球菌属、各组链球菌和 G⁺ 杆菌均具抗菌活性。奈瑟菌属、流感嗜血杆菌、百日咳鲍特菌等也可对本品呈现敏感。对除脆弱拟杆菌和梭杆菌属以外的各种厌氧菌亦具抗菌活性;对军团菌属、胎儿弯曲菌、某些螺旋体、肺炎支原体、立克次体属和衣原体属也有抑制作用。

- **药代动力学** · 滴注后立即达 C_{max},个体差异较大。乳糖酸红霉素除 CSF 和脑组织外,广泛分布于各组织和体液中,尤以肝、胆汁和脾中的浓度最高,在肾、肺等组织中的浓度可高出血药浓度数倍,在胆汁中的浓度可达血药浓度的 10～40 倍以上。本品有一定量进入前列腺及精囊中,但不易透过血脑屏障,可进入胎血和排入母乳中。V_d 为 0.9 L/kg,血浆蛋白结合率为 70%～90%,在肝脏内代谢,$t_{1/2}$ 为 1.4～2 h,无尿患者的血 $t_{1/2}$ 适当延长。主要在肝脏中浓缩和从胆汁排出,部分经肾小球滤过排除,血液透析或腹膜透析后极少被清除,故透析后无须加用。

- **适应证** · 用于下列感染的治疗:溶血性链球菌、肺炎链球菌等所致的急性扁桃体炎、急性咽炎、鼻窦炎;溶血性链球菌所致的猩红热、蜂窝织炎;白喉及白喉带菌者;气性坏疽、炭疽、破伤风;放线菌病;梅毒;李斯特菌病等。

- **用法用量** · 静脉注射或静脉滴注。成人每次 0.5～1.0 g,每日 2～3 次。治疗军团菌病剂量可增加至每日 3～4 g,分 4 次。成人每日不超过 4 g。小儿每日 20～30 mg/kg,分 2～3 次。

- **制剂** · 注射剂:0.25 g、0.3 g。注:1.5 g 乳糖酸红霉素相当于 1 g 红霉素。

- **注意事项**·① 溶血性链球菌感染用本品治疗时,至少需持续 10 d,以防止急性风湿热的发生。② 肾功能减退患者一般无须减少用量。③ 用药期间定期随访肝功能。肝病患者和严重肾功能损害者红霉素的剂量应适当减少。

▶ **琥乙红霉素**(Erythromycin Ethylsuccinate)
- **商品名**·利君沙,赛能莎。
- **药理作用**·本品可透过细菌细胞膜,在接近供位(P位)与细菌细胞核糖体相结合,阻碍细菌蛋白质的合成。对链球菌、肺炎球菌、金黄色葡萄球菌、白喉杆菌、百日咳杆菌、军团菌、李斯特菌、空肠弯曲菌、支原体、沙眼衣原体、溶组织阿米巴、钩端螺旋体等有抗菌作用。
- **药代动力学**·口服易吸收,生物利用度高,进食可延缓本品吸收。除脑组织和 CSF 外,易分布于全身组织和体液中。空腹口服 800 mg 后 C_{max} 为 2.23 mg/L,t_{max} 较短。从胃肠道吸收后,约 69% 的酯化物水解产生活性红霉素。
- **适应证**·用于敏感菌引起的呼吸道感染,沙眼衣原体引起的新生儿结膜炎,生殖、泌尿系统感染,军团菌病,白喉(辅助治疗)及白喉带菌者,皮肤软组织感染,百日咳;风湿热及心内膜炎的长期预防。也用于空肠弯曲菌肠炎、淋病、梅毒以及痤疮等。
- **用法用量**·口服。空腹或与食物同服均可。① 成人:每日 1.6 g,分 2～4 次服用;军团菌感染宜用较大量,每次 0.4～1 g,每日 4 次;每日用量不宜超过 4 g;预防链球菌感染,每次 400 mg,每日 2 次;衣原体或溶脲脲原体感染,每次 800 mg,每 8 h 1 次,共 7 d,或每次 400 mg,每 6 h 1 次,共 14 d。② 儿童每次 7.5~10 mg/kg,每日 4 次,或每次 15~25 mg/kg,每日 2 次;严重感染时剂量可加倍,分 4 次服用;百日咳患儿每次 10~12.5 mg/kg,每日 4 次,疗程 14 d。

· **制剂** · 片剂:每片 0.1 g、0.125 g、0.25 g。胶囊剂:每粒 0.1 g、0.125 g、0.25 g。颗粒剂:每袋 0.05 g、0.1 g、0.125 g、0.25 g。每 1 mg 相当于 1 000 U。

· **注意事项** · ① 对红霉素及药品中任何成分过敏者或对其他大环内酯类药物过敏者禁用。② 不宜用于肝病患者。③ 哺乳期妇女慎用。④ 高剂量时可出现胃肠道反应。⑤ 偶见过敏反应,表现为药物热、皮疹、嗜酸粒细胞增多。⑥ 本药可能会通过降低三唑仑和咪达唑仑的消除率而增强苯二氮䓬类药物的药理活性,可能提高卡马西平、环孢素、地高辛、他克莫司、苯巴比妥、苯妥因、西沙必利、洛伐他汀、丙戊酸、特非那定和阿司咪唑的血药水平。

▶ **麦迪霉素**(Midecamycin)

· **商品名** · 美地霉素,麦地霉素。

· **药理作用** · 本品抗菌谱与红霉素相仿,抗菌作用略差,但对部分由诱导所致的耐红霉素葡萄球菌、链球菌属仍具抗菌活性。对白喉杆菌、肺炎球菌、百日咳杆菌、支原体等有抗菌作用。

· **药代动力学** · 成人口服 400 mg 后,t_{max} 约为 2 h,C_{max} 约为 1.1 mg/L,静脉给药 1.2 g 后,血药浓度可达 2.3~3.1 mg/L。口服吸收后,广泛分布于腮腺、咽部、扁桃体、皮肤软组织及肺、肝、肾等脏器。组织中浓度比同期血药浓度高,持续时间也长。在胆汁中浓度最高,在痰及支气管分泌液中也有较高的浓度,在尿液中浓度很低,难以透过血脑屏障。大部分药物经胆汁随粪便排出,尿液中排出量很少。健康成人口服给药,$t_{1/2}$ 约为 2.4 h,静脉给药 $t_{1/2}$ 约为 1.98 h。

- **适应证**·可作为红霉素的替代品,主要用于 G^+ 球菌引起的呼吸道、口腔、皮肤软组织、泌尿道、眼、耳、牙龈部位的轻、中度感染。

- **用法用量**·宜空腹口服。成人每日 800～1 200 mg,分 3～4 次给药;儿童每日 30～40 mg/kg,分 3～4 次给药。

- **制剂**·片剂:每片 100 mg、200 mg。胶囊剂:每粒 100 mg、200 mg。干混悬剂:每袋 100 mg。每 1 mg 相当于 1 000 U。

- **注意事项**·① 对本品或其他大环内酯类药物过敏者禁用,发生过敏症状应立即停药。② 肝脏疾病患者、孕妇、新生儿慎用。③ 本品与其他大环内酯类药物有交叉耐药性。④ 与茶碱、卡马西平、环孢素、地高辛、阿司咪唑、特非那定、华法林合用,可能引起联用药物的血药水平升高,药理活性增强。⑤ 与林可霉素类合用,可使合用药物抗菌作用降低。

▶ **螺旋霉素**(Spiramycin)
- **商品名**·伊诺欣、法罗、卓奇。
- **药理作用**·本品为大环内酯类抗生素,作用机制、抗菌谱与红霉素相似,对 G^+ 菌、部分 G^- 菌、立克次体等均有良好作用。特别是对青霉素、链霉素、新霉素、氯霉素、四环素等耐药的细菌都有强抗菌活性。对支原体、衣原体亦有一定的活性。

· **药代动力学** · 空腹口服 450 万 U，t_{max} 为 3.9 h，C_{max} 为 6.8 U/ml，消除相 $t_{1/2}$ 为 33 h，V_d 为 389 L。螺旋霉素的血浆蛋白结合率为 18%，组织中的浓度比血浆中的浓度高且在炎性液中持续时间久。主要以原型经尿液排泄，其余由粪便排泄。

· **适应证** · 适用于敏感菌引起的呼吸道感染、泌尿系统感染、骨髓炎；寄生虫感染如弓形体病、隐孢子虫病等。

· **用法用量** · 常用剂量为每日 6 片（每片 75 万 U），分 2～3 次服用；重症感染患者的剂量可遵医嘱，增加到每日 8 片。

· **制剂** · 片剂：每片 75 万 U。胶囊：每粒 37.5 万 U。

· **注意事项** · ① 对本品、红霉素及其他大环内酯类药物过敏的患者禁用。② 孕妇应用需充分权衡利弊后决定是否应用；哺乳期妇女慎用。③ 6 个月以内小儿患者的疗效及安全性尚未确定。④ 乙酰螺旋霉素与麦角不宜同时服用。

▶ **乙酰螺旋霉素**（Acetylspiramycin）

· **商品名** · 鲁神。

· **药理作用** · 本品属大环内酯类抗菌药物，抗菌谱与红霉素相似，其抗菌活性相近或略低于后者，对金黄色葡萄球菌、表皮葡萄球菌、链球菌属、李斯特菌属、卡他莫拉菌、淋球菌、胎儿弯曲菌、流感嗜血杆菌、百日咳杆菌、类杆菌属、产气荚膜杆菌、痤疮丙酸杆菌、消化球菌和消化链球菌、支原体、衣原体、弓形体、隐孢子虫等均有较强的抑制作用。

- **药代动力学**・口服吸收好,经胃肠道吸收后转变为螺旋霉素而起抗菌作用。单剂口服本品 200 mg 后约 2 h 到达 C_{max},为 1 mg/L。在体内分布广泛,在胆汁、尿液、脓液、支气管分泌物、肺组织及前列腺中的浓度较同期血药浓度高,不能透过血脑屏障。平均消除 $t_{1/2}$ 为 4~8 h。主要经肝胆系统排出,在胆汁中的药物浓度可达血药浓度的 15~40 倍,12 h 尿液中排出给药量的 5%~15%,在体内有蓄积作用。

- **适应证**・适用于甲氧西林敏感葡萄球菌属、链球菌属和肺炎链球菌所致的轻、中度感染,还可用于军团菌病、支原体肺炎、严重弯曲菌属感染、艾滋病患者的隐孢子虫病、弓形体病的治疗。

- **用法用量**・口服。成人每次 200~300 mg,每日 4 次,首剂加倍。儿童每日 20~30 mg/kg,分 4 次服用。

- **制剂**・片剂:每片 100 mg、200 mg、250 mg。胶囊剂:每粒 100 mg、200 mg。

- **注意事项**・① 对本品及其他大环内酯类药物过敏者禁用。② 严重肝功能不全者、心血管疾病患者慎用,轻度肾功能不全者无须调整剂量。③ 不推荐用于 6 个月以内儿童。④ 不良反应主要为胃肠道反应,常发生于大剂量用药时且较红霉素轻微。

▶ **交沙霉素**(Josamycin)

- **商品名**・角沙霉素。

- **药理作用**・本品属大环内酯类抗菌药物,抗菌谱与红霉素相仿,对 MSSA、链球菌属的抗菌作用较红霉素略差,但对诱导性耐红霉素菌株仍具抗菌活性;脑膜炎奈瑟菌、百日咳鲍特菌对其敏感;对消化球菌、消化链球菌、丙酸杆菌及真杆菌等厌氧菌具良好抗菌作用;多数支原体属、衣原体属、军团菌属对其敏感。

· **药代动力学** · 口服 1 g 后,t_{max} 为 0.75～1 h,其 C_{max} 为 2.7～3.2 mg/L,消除 $t_{1/2}$ 为 1.5～1.7 h。在体内分布较广,在胆汁及肺组织中的药物浓度高,在吞噬细胞中的药物浓度是同期血药浓度的 20 倍,不能透过血脑屏障。主要以代谢物从胆汁排出,尿液中排出量少于 10%。

· **适应证** · 适用于化脓性链球菌引起的咽炎及扁桃体炎,敏感菌所致的鼻窦炎、中耳炎、细菌性急性支气管炎,肺炎支原体肺炎;敏感 G^+ 球菌引起的皮肤及软组织感染。

· **用法用量** · 口服。成人每日 800～1 200 mg,较重感染可增至每日 1 600 mg;儿童每日 30 mg/kg,分 3～4 次给药。

· **制剂** · 片剂:每片 50 mg、100 mg、200 mg。颗粒剂:每袋 100 mg。

· **注意事项** · ① 对本品或其他大环内酯类药物过敏者禁用。② 肝功能不全者、12 岁以下儿童以及胆道阻塞者慎用。③ 空腹服用吸收好,宜整片吞服,不宜咀嚼。④ 哺乳期妇女使用应暂停授乳。⑤ 长期用药应监测肝功能。

▶ **阿奇霉素**(Azithromycin)

· **商品名** · 希舒美,阿泽红霉素,舒美特,泰利特,维宏。

- **药理作用**·本品为红霉素衍生物,可系统地阻碍细菌转肽过程,从而抑制细菌蛋白质的合成。对化脓性链球菌、肺炎链球菌及流感嗜血杆菌具杀菌作用,对MSSA 具抑菌作用。对葡萄球菌属、链球菌属等 G^+ 球菌的抗菌作用较红霉素略差,对流感嗜血杆菌及卡他莫拉菌的抗菌作用较红霉素强 4~8 倍及 2~4 倍,对少数大肠埃希菌、沙门菌属、志贺菌属也具抑菌作用。对消化链球菌属等厌氧菌、肺炎支原体及沙眼衣原体等也具良好抗微生物作用。其对肺炎支原体的作用是大环内酯类中最强的。

- **药代动力学**·口服后迅速吸收,生物利用度为 37%。单次口服 500 mg 后,t_{max} 为 2.5~2.6 h,C_{max} 为 0.4~0.45 mg/L。在体内分布广泛,各种组织内药物浓度可达同期血药浓度的 10~100 倍。在巨噬细胞及成纤维细胞内浓度高,巨噬细胞能将阿奇霉素转运至炎症部位。单次给药后 $t_{1/2}$ 为 35~48 h,给药量的 50% 以上以原型经胆道排出。

- **适应证**·适用于化脓性链球菌引起的咽炎、急性扁桃体炎,流感嗜血杆菌、卡他莫拉菌或肺炎链球菌及肺炎支原体引起的社区获得性呼吸道感染,敏感菌所致的皮肤及软组织感染,沙眼。也适用于沙眼衣原体、溶脲支原体所致的泌尿生殖系感染,杜克雷嗜血杆菌所致的软下疳,也可用于单纯性淋病的治疗。对莱姆病的疗效与青霉素 V、多西环素相当,也可与其他药物联合,用于免疫缺陷患者的鸟分枝杆菌复合体感染的预防与治疗。

- **用法用量**·
  (1) 成人。① 口服。每日 500 mg 顿服,连用 3 d;或第一日 500 mg,顿服,后 4 d 每日 250 mg;盆腔感染,每日 500 mg,1～2 d,继以每日口服 250 mg,疗程 7 d;衣原体引起的尿道炎或宫颈炎,杜克雷嗜血杆菌引起的软下疳,均为单剂量 1 g 口服;治疗淋病奈瑟菌性尿道炎及宫颈炎,2 g 单剂口服;治疗鸟分枝杆菌复合体感染,每日 500 mg;预防鸟分枝杆菌复合体感染,每周 1 200 mg 顿服,可与利福布汀合用。② 静脉滴注。治疗 CAP,500 mg,每日 1 次,至少连续用药 2 d 后改为口服每日 500 mg,疗程 7～10 d。
(2) 儿童。15 kg 以下,每日单次口服 100 mg;15～25 kg 儿童,每日单次口服 200 mg;26～35 kg 儿童,每日单次口服 400 mg,疗程 3 d。

· **制剂** · 片剂:每片 0.125 g、0.25 g、0.5 g。胶囊:每粒 0.125 g、0.25 g。颗粒剂:每袋 0.1 g、0.125 g、0.25 g、0.5 g。散剂:每袋 0.25 g。粉混悬剂:每袋 0.1 g、0.2 g、0.25 g、0.5 g。注射剂:每支 0.125 g、0.25 g、0.5 g。

· **注意事项** · ① 对本品、红霉素或其他大环内酯类、酮内酯类抗菌药物过敏者禁用。② 妊娠期妇女使用需暂停授乳,不推荐 6 个月以下儿童口服本品,不推荐 16 岁以下儿童使用本品注射剂。③ 肝、肾功能不全者和 Q-T 间期延长者慎用。④ 避免与含铝或镁的抗酸药同时服用,必须联用时,阿奇霉素应在服用上述药物前 1 h 或后 2 h 给药;与氨茶碱联用时,注意监测后者血药浓度;与华法林联用,注意监测 PT。⑤ 本品需在饭前 1 h 或饭后 2 h 口服。

▶ **克拉霉素**(Clarithromycin)

· **商品名** · 克拉仙,甲红霉素,克红霉素,甲力。

· **药理作用** · 本品对甲氧西林敏感葡萄球菌属和链球菌属的抗菌作用较红霉素略强。其体内代谢产物14-羟克拉霉素与克拉霉素对流感嗜血杆菌具协同抗菌作用,较红霉素强2~4倍。对嗜肺军团菌、沙眼衣原体及溶脲脲原体的作用较红霉素强。对幽门螺杆菌亦具良好抗菌作用,对鸟分枝杆菌及龟分枝杆菌有抑制作用,对麻风分枝杆菌亦有抗菌作用。

· **药代动力学** · 口服吸收好,生物利用度为55%,进食不影响其吸收。单次口服400 mg后t_{max}为2.7 h,C_{max}为2.2 mg/L,每12 h口服250 mg后的稳态血药浓度为1 mg/L。克拉霉素和其主要代谢产物在体内分布广泛,鼻黏膜、扁桃体及肺组织中对药物浓度较同期血药浓度高,血浆蛋白结合率为65%~75%。在肝脏中广泛代谢,代谢产物主要通过胆汁从粪便排泄;10%~15%以代谢产物从尿液排泄。每12 h口服250 mg和500 mg后$t_{1/2}$分别是3~4 h和5~7 h。本品的药代动力学是非线性动力学,随剂量而改变,口服高剂量后由于代谢饱和,母药的C_{max}超比例增加。

· **适应证** · 适用于化脓性链球菌引起的咽炎和扁桃体炎,流感嗜血杆菌、卡他莫拉菌及肺炎链球菌所致的急性鼻窦炎、儿童中耳炎,慢性支气管炎急性细菌感染,流感嗜血杆菌、肺炎链球菌、肺炎支原体或肺炎衣原体所致的肺炎,敏感金黄色葡萄球菌或化脓性链球菌所致的单纯性皮肤及软组织感染;鸟分枝杆菌或胞内分枝杆菌感染的预防与治疗;与其他药物联合用于幽门螺杆菌感染的治疗。

· **用法用量** ·

(1) 口服。① 成人：每次 250～500 mg，每日 2 次，疗程 7～14 d。② 6 个月以上儿童：每次 7.5 mg/kg，每日 2 次。或按照体重 8～11 kg，每次 62.5 mg，每日 2 次；体重 20～29 kg，每次 187.5 mg，每日 2 次；体重 30～40 kg，每次 250 mg，每日 2 次。

(2) 静脉滴注。成人每次 500 mg，每日 2 次，疗程一般 7～14 d。

· **制剂** · 片剂：每片 0.05 g、0.125 g、0.25 g。分散片：每片 0.05 g、0.125 g、0.25 g、0.5 g。胶囊：每粒 0.125 g、0.25 g。颗粒：每袋 0.05 g、0.1 g、0.125 g、0.25 g。干混悬剂：每袋 0.125 g、0.25 g。

· **注意事项** · ① 对本品或其他大环内酯类药物过敏者禁用。② 本品禁止与西沙必利、匹莫齐特、阿司咪唑、特非那定、麦角胺或二氢麦角胺联用；本品与卡马西平或大量氨茶碱联用，需检测联用药物的血药浓度。③ 禁用于孕妇及哺乳期妇女。④ 不推荐用于 6 个月以内的婴儿患者。⑤ 肌酐清除率＜30 ml/min 的患者使用本品需调整剂量；肌酐清除率＜25 ml/min 者，或有急性卟啉症者，不推荐本品与雷尼替丁枸橼酸铋联用。⑥ FDA 新增了心脏病患者增加死亡风险的警告，建议处方医生在此类患者中考虑使用其他抗生素。

▶ **罗红霉素**(Roxithromycin)

· **商品名** · 严迪，罗力得，罗迈新。

· **药理作用** · 抗菌谱及抗菌作用与红霉素相仿，对 G⁺

菌作用较红霉素略差,对嗜肺军团菌的作用略强于红霉素。对肺炎衣原体、肺炎支原体、溶脲脲原体的抗微生物作用与红霉素相仿或略强。

- **药代动力学**·口服生物利用度 50%,但进食可使生物利用度下降 50%。单剂口服 100 mg,t_{max} 为 2 h,C_{max} 为 6.6~7.9 mg/L。在扁桃体、鼻窦、中耳、肺、痰、前列腺及其他泌尿、生殖系统中的药物浓度均可达有效治疗水平。其血浆蛋白结合率约为 96%。经肝脏代谢,以原型及 5 个代谢产物从体内排出,自胆管、肺和尿液中的清除量分别为给药量的 53.4%、13.4% 和 7.4%,$t_{1/2}$ 为 8.4~15.5 h。

- **适应证**·适用于化脓性链球菌引起的咽炎及扁桃体炎,敏感菌所致的鼻窦炎、中耳炎、急性支气管炎、慢性支气管炎急性细菌感染、肺炎支原体或衣原体所致的肺炎;沙眼衣原体引起的尿道炎和宫颈炎;敏感菌引起的皮肤及软组织感染。

- **用法用量**·口服。① 成人:每次 150 mg,每日 2 次;也可每次 300 mg,每日 1 次。② 老年人及轻度肾功能不全者无须调整剂量,严重肾功能不全者每次 150 mg,每日 1 次。③ 严重肝硬化者 $t_{1/2}$ 可延长至正常 2 倍以上,如需使用,每次 150 mg,每日 1 次给药。④ 儿童:每次 2.5~5 mg/kg,每日 2 次。

- **制剂**·片剂:每片 50 mg、75 mg、150 mg。胶囊剂:每粒 50 mg、75 mg、150 mg。颗粒剂:每袋 25 mg、50 mg、75 mg、150 mg。干混悬剂:每袋 25 mg、50 mg、75 mg、100 mg。

- **注意事项**·① 对本品或其他大环内酯类药物过敏者禁用。② 肝功能不全者慎用,孕妇慎用,哺乳期妇女使用本品建议暂停授乳,老年及肾功能减退者无须调整剂量。③ 长期用药注意监测肝功能。④ 本品对 CYP450 同工酶的亲和力远低于红霉素,药物相互作用较少。⑤ 本品需空腹服用。

► **地红霉素**(Dirithromycin)

· **商品名** · 罗可辛。

· **药理作用** · 本品为新的半合成大环内酯类抗菌药物,抗菌谱与红霉素相仿,抗菌活性较红霉素略差。对 MSSA、肺炎链球菌、化脓性链球菌等需氧 G^+ 菌、流感嗜血杆菌、嗜肺军团菌、卡他莫拉菌等需氧 G^- 菌以及肺炎支原体具有抗菌活性。

· **药代动力学** · 口服后吸收迅速,3～5 h 达 C_{max} ,AUC 为 0.9～1.8 mg·h/L,绝对生物利用度为 6%～14%。饭后服药,吸收略有下降,食物中脂肪对生物利用度几乎没有影响。本药的血浆蛋白结合率为 15%～30%,在细胞内、肺组织、巨噬细胞、鼻黏膜、扁桃体、前列腺分布广泛,V_d 为 504～1 041 L。几乎不经肝脏代谢,81%～97% 的药物从胆汁中消除,约 2% 的药物由肾脏消除。肾功能正常者,平均血浆 $t_{1/2}$ 约为 8 h,平均消除 $t_{1/2}$ 约44 h,平均表观清除率约 23 L/h。血液透析后 C_{max} 和 AUC 增加,总清除率降低。

· **适应证** · 适用于敏感菌所致的轻、中度感染,如慢性支气管炎急性发作,急性支气管炎,咽炎和扁桃体炎,单纯性皮肤和软组织感染。

· **用法用量** · 口服。500 mg,每日 1 次,根据病情治疗 5～14 d。轻至中度肝、胆或肾损伤者无须调整剂量。

- **制剂** · 肠溶片：每片 250 mg。肠溶胶囊：每粒 250 mg。
- **注意事项** · ① 对本药或其他大环内酯类抗菌药物过敏者禁用。② 禁用于 12 岁以下儿童。③ 可疑或潜在菌血症患者不宜使用。④ 肝脏疾病患者慎用，哺乳期妇女使用需暂停授乳。⑤ 本品不良反应较少，主要为腹痛、头痛、恶心、腹泻、呕吐、消化不良等。⑥ 肠溶制剂不得嚼碎或掰开服用。

▶ **吉他霉素**（Kitasamycin）

- **商品名** · 田草，咳感敏，吉美。
- **药理作用** · 本品作用机制同红霉素，抗菌谱与红霉素也相近，但对大多数 G⁺ 菌的抗菌活性略差，部分耐红霉素的金黄色葡萄球菌仍可对吉他霉素敏感。本品对白喉棒状杆菌、破伤风杆菌、淋病奈瑟菌、百日咳鲍特菌、立克次体属和沙眼衣原体也有相当活性。
- **药代动力学** · 单剂口服本品 400 mg 后，t_{max} 为 0.5 h，C_{max} 为 0.69 mg/L，血浆 $t_{1/2}$ 为 2 h。在体内分布广泛，肝和胆汁中浓度尤高，在肺、肾、肌肉等组织中的浓度也较同期血药浓度高。本品主要经肝胆系统排泄。
- **适应证** · 主要用于治疗敏感 G⁺ 菌所致的皮肤及软组织感染、呼吸道感染、链球菌咽峡炎、猩红热、白喉、百日咳等，以及淋病、非淋菌性尿道炎、痤疮等。
- **用法用量** · 口服。成人每日 1～1.6 g，儿童每日口服 10～20 mg/kg，均分 3～4 次服用。
- **制剂** · 片剂：每片 0.1 g。含片：每片 4 mg。颗粒剂：每袋 0.1 g。干混悬剂：每袋 0.1 g、0.2 g（均以吉他霉素计）。

·**注意事项**·① 对本品或其他大环内酯类药物过敏者禁用。② 吉他霉素片与红霉素有交叉耐药性。③ 本品可引起一过性血清氨基转移酶增高,用药期间定期随访肝功能。

▶ **麦白霉素**(Meleumycin)

·**商品名**·司奇乐。

·**药理作用**·本品为 16 元环大环内酯类抗生素,对甲氧西林敏感葡萄球菌属、化脓性链球菌、肺炎链球菌的抗菌作用较红霉素略差,但对诱导型耐药菌株仍具抗菌活性,对肺炎支原体具良好抗菌活性。

·**药代动力学**·口服 400 mg 后 t_{max} 为 2.4 h,C_{max} 为 1 mg/L。妊娠妇女口服麦迪霉素后 2 h 脐带血药浓度为同期血药浓度的 37.5%。在组织内药物浓度较高,特别在肺、脾、肾、肝、胆、皮下组织中浓度明显高于血药浓度且持续时间也较长。t_{max} 为 2.4 h。主要以代谢产物从胆汁排出,6 h 内自尿液排出给药量的 2%~3%。

·**适应证**·适用于化脓性链球菌及肺炎链球菌引起的咽炎、扁桃体炎、鼻窦炎、中耳炎、急性支气管炎及轻度肺炎;链球菌属所致的口腔及牙周感染;肺炎支原体所致的肺炎;敏感葡萄球菌属、化脓性链球菌引起的皮肤及软组织感染。

·**用法用量**·口服。成人每日 0.8~1.2 g,儿童每日 30 mg/kg,分 3~4 次口服。

·**制剂**·片剂:每片 0.1 g。胶囊:每粒 0.05 g、0.1 g、0.2 g(每 1 mg 相当于 1 000 U)。

·**注意事项**·① 对本品或其他大环内酯类药物过敏者

禁用,不推荐本品用于早产儿及新生儿患者。② 孕妇使用本品的安全性尚未确立,哺乳期妇女应用时应暂停授乳。③ 本品与环孢素、麦角胺及卡马西平联用时,可引起后者的血药浓度上升,故后者需减量。

▶ **罗他霉素**(Rokitamycin)

· **商品名** · 利克霉克。

· **药理作用** · 本品为半合成 16 元大环内酯类抗生素,抗菌谱与红霉素相似,对需氧的 G^+ 菌如葡萄球菌属、链球菌属、厌氧菌及衣原体、支原体显示有抗菌活性,其作用较交沙霉素强。本品可渗入菌体,杀菌作用强,对红霉素、竹桃霉素诱导的诱导型大环内酯耐药性葡萄球菌亦有抗菌作用,对肺炎杆菌、肺炎支原体的抗菌活性强。

· **药代动力学** · 健康成人口服本品 200 mg, t_{max} 为 30 min, C_{max} 为 0.47 mg/L, $t_{1/2}$ 为 2.11 h。严重肝功能损害的患者血药浓度持续较高,4 h 内尿液中排泄率在 2% 以下。连续给药 21 d,其吸收及排泄方式并不变化,无蓄积性。

· **适应证** · 临床用于葡萄球菌、链球菌属(粪链球菌除外)、消化链球菌属、拟杆菌属、支原体属等敏感菌所致的咽喉炎、扁桃体炎、支气管炎、肺炎、支原体肺炎、牙周炎、副鼻窦炎、皮肤和软组织感染。

· **用法用量** · 口服。成人每日 600 mg,分 3 次服用。儿童每次 10～15 mg/kg,必要时 20～30 mg/kg,每日 3 次。

· **制剂** · 片剂:每片 0.1 g。

- **注意事项** · ① 肝功能不全者慎用。② 孕妇、早产儿、新生儿不宜使用。③ 出现皮疹等过敏症状时须停药。

▶ **泰利霉素**(Telithromycin)

- **商品名** · Ketek。

- **药理作用** · 本品是半合成大环内酯类,属酮内酯类抗生素。作用机制与大环内酯类抗生素相似,主要通过直接与细菌核糖体的 50S 亚基结合,抑制蛋白质的合成,并阻抑其翻译和装配。泰利霉素与大环内酯类抗生素均可与 23S 核糖体 RNA 的 II 和 V 结构区的核苷酸结合,但最大区别在于泰利霉素对野生型核糖休的结合力较红霉素和克拉霉素分别强约 10 倍和 6 倍。对肺炎链球菌、A 组/B 组溶血性链球菌、草绿色链球菌均具高度抗菌活性,包括上述细菌对红霉素耐药者,PRSP 仍对该类药物呈现高度敏感,优于所有大环内酯类、克林霉素和青霉素类药物。

- **药代动力学** · 口服生物利用度约 57%,食物不影响其吸收。剂量为每日 600 mg 或 800 mg 时,约 5 d 即可在扁桃体、肺支气管组织和体液中达最高浓度。用药 3 h 后,扁桃体内浓度是血药浓度的 3 倍,持续用药 24 h 后,则可高达 13 倍。在中耳和鼻旁窦黏膜中的浓度分别是血药浓度的 2.4 倍和 4 倍。口服量的 70% 在肝脏被 CYP3A4 代谢。$t_{1/2}$ 为 9.81 h,肾脏清除率为 12.5 L/h。13% 以原型从尿液中排泄,3% 以原型从粪便排泄,代谢产物有 37% 从肝脏排泄。

- **适应证** · 用于治疗呼吸道感染,包括 CAP、慢性支气管炎急性加剧、急性上颌窦炎、咽炎和扁桃体炎等。

- **用法用量** · 口服。每次 800 mg,每日 1 次,疗程

5～10 d。

·**制剂**·片剂：每片 400 mg。

·**注意事项**·① 对本品或大环内酯类抗生素过敏者禁用。② 先天性 Q-T 间期延长患者禁用。③ 孕妇及哺乳期妇女慎用。④ 本品为强效 CYP3A4 抑制剂，能抑制西沙必利、匹莫齐特的代谢，使血药浓度升高，禁止联用。⑤ 本品与 HMG-CoA 抑制剂联用会增加肌病危险，禁止与辛伐他汀、洛伐他汀、阿托伐他汀联用。⑥ 与地高辛合用可使地高辛 C_{max} 和 C_{min} 分别升高 73% 和 21%，联用时应监测地高辛浓度。

（王　佳　卢洪洲　董　平）

第八章　糖肽类及多肽类

▶ **万古霉素**（Vancomycin）

· **商品名** · 稳可信，来可信，方刻林。

· **药理作用** · 本品作用机制为抑制细菌细胞壁的合成，其作用部位与青霉素类和头孢菌素类药物不同，主要与细胞壁肽聚糖的前体 D-丙氨酰-D-丙氨酸紧密结合，抑制细胞壁肽聚糖的合成，导致细菌细胞溶解；本品也可能改变细菌细胞膜渗透性，并选择性地抑制 RNA 的合成。不与青霉素类药物竞争结合部位。万古霉素对 G^+ 球菌和部分 G^+ 杆菌（如白喉杆菌、梭状芽胞杆菌）具有强大杀菌作用。各种 G^+ 球菌包括葡萄球菌属、链球菌属和肠球菌属均对万古霉素敏感。PRSP 及对多种抗生素耐药的多重耐药肺炎链球菌仍对万古霉素敏感。肠球菌主要包括粪肠球菌与屎肠球菌，梭状芽胞杆菌中的难辨梭状芽胞杆菌对万古霉素敏感。

· **药代动力学** · 口服本品不易吸收，一次静脉给药 0.5 g 及 1 g 以后，C_{max} 分别为 10～30 mg/L 及 25～50 mg/L，有效血药浓度可维持 6 h。本品广泛分布于全身大多数组织和体液内，在血浆、胸膜、心包、腹膜、腹水和滑膜液中可达较高药物浓度,尿液中药物浓度高,少量经胆汁中排泄,不易穿过正常血脑屏障进入 CSF 中,但脑膜有炎症时渗入 CSF 中的药物浓度可达 $3.5 \sim 5$ mg/L。可通过胎盘,V_d 为 $0.43 \sim 1.25$ L/kg。血浆蛋白结合率约为 55%。在体内不代谢。成人 $t_{1/2}$ 为 6 h(4$\sim$11 h),儿童 $t_{1/2}$ 为 2$\sim$3 h,约 90% 药物在 24 h 由肾小球滤过经尿液以原型排泄。肾功能不全者 $t_{1/2}$ 明显延长,血液透析或腹膜透析不能有效清除。连续给药,药物在体内轻度蓄积。

· **适应证** ·本品适用于耐药 G^+ 菌所致的严重感染,特别是 MRSA 及葡萄球菌(MRCNS)、肠球菌属及耐青霉素肺炎链球菌(PRSP)所致的败血症、心内膜炎、脑膜炎、肺炎、骨髓炎等;亦适用于中性粒细胞减少或缺乏症合并 G^+ 菌感染患者;青霉素过敏或者其他抗菌药物治疗无效的严重 G^+ 菌感染患者;口服万古霉素可用于经甲硝唑治疗无效的艰难梭菌所致的假膜炎性肠炎。

· **用法用量** ·

(1)静脉滴注。① 成人:每 6 h 静脉滴注 0.5 g 或 7.5 mg/kg,或每 12 h 静脉滴注 1 g 或 15 mg/kg,肾功能减退者首剂给予 $0.75 \sim 1.0$ g 后,按照肌酐清除率调整剂量。② 儿童:出生 0$\sim$7 d 新生儿,首剂 15 mg/kg,继以 10 mg/kg,每 12 h 1 次;出生 8 d 至 1 个月新生儿,首剂 15 mg/kg,继以 10 mg/kg,每 8 h 1 次;1 个月以上儿童,10 mg/kg,每 6 h 1 次,或 20 mg/kg,每 12 h 1 次。用药时需做血药浓度监测。

(2)口服。用于甲硝唑治疗无效的假膜性肠炎。① 成人每次 $125 \sim 500$ mg,每 6 h 1 次,5$\sim$10 d。

② 儿童每次 10 mg/kg,每 6 h 1 次,5～10 d。必要时可重复给药。

· **制剂** · 注射剂：每支 0.5 g、1 g(每 1 mg 相当于 1 000 U)。

· **注意事项** · ① 对本品或去甲万古霉素过敏者禁用。② 哺乳期妇女使用应暂停授乳；老年患者使用需根据肾功能情况调整剂量。③ 听力减退或耳聋,有肾功能减退者慎用。④ 治疗期间应定期检查尿常规及肾功能,必要时监测听力。⑤ 不能肌内注射,只能用于静脉滴注或中心静脉导管输注。静脉必须轮换使用,并尽量避免药液外漏,每次静脉滴注时间在 1 h 以上。⑥ 治疗过程中监测血药浓度,C_{max} 应为 25～40 mg/L,C_{min} 为 10～15 mg/L。⑦ 不宜与有肾、耳毒性的药物联用,抗组胺药可掩盖耳鸣、头晕、眩晕等耳毒性症状。⑧ 万古霉素与碱性溶液有配伍禁忌,与重金属可发生沉淀,与二甲双胍联用可增加其血药浓度,可增强琥珀胆碱的神经-肌肉阻滞作用,可增加华法林使用者的出血风险。⑨ 有研究表明：本品和万古霉素联用会使儿童急性肾损伤(AKT)的风险显著增加。治疗期间,应严密监测,当有很好的他唑巴坦替代时,应考虑其他广谱 β-内酰胺类抗生素。

▶ **去甲万古霉素**(Norvancomycin)

· **商品名** · 万迅,史比欣。

· **药理作用** · 本品和万古霉素结构相似,作用相近,为国产品。本品对化脓性链球菌、肺炎球菌、金黄色葡萄球菌、表皮葡萄球菌(包括 MRSA 和 MRCNS)等有强力的抗菌作用。厌氧链球菌、难辨梭状芽胞杆菌、炭疽杆菌、放线菌、白喉杆菌对本品也甚敏感。草绿色链球菌、牛链球菌、粪肠球菌等对本品也有一定的敏感性。G⁻杆菌、分枝杆菌、拟杆菌、真菌等对本品不敏感。

- **药代动力学**·本品口服不吸收,静脉给药可广泛分布于全身大多数组织和体液中。单剂静脉滴注 400 mg,滴注完毕即可达 C_{max},约为 25.2 mg/L,有效血药浓度可维持 6～8 h。药物在血浆、胸膜、心包、腹膜、腹水和滑膜液中可达有效抗菌浓度。尿液中药物浓度较高,但胆汁中不能达有效抗菌浓度。本品可透过胎盘屏障,不能透过正常血脑屏障进入 CSF 中,但在脑膜炎时可进入 CSF 并达有效治疗浓度。本品 V_d 为 0.43～1.25 L/kg。血浆蛋白结合率约为 55%。药物可能经肝脏代谢,成人 $t_{1/2}$ 为 6～8 h。24 h 内 80% 以上药物经肾小球滤过以原型随尿液排出,另有少量经胆汁排除。血液透析或腹膜透析不能有效清除本品。

- **适应证**·主要用于对其他抗菌药耐药的 G⁺ 菌所致的感染,如心内膜炎、败血症、假膜性肠炎等。

- **用法用量**·静脉滴注。成人每日 0.8～1.6 g,分 2～3 次给药。儿童每日 16～24 mg/kg,分 2～3 次给药。

- **制剂**·注射剂:每支 0.4 g、0.8 g(每 1 g 相当于 1 000 U)。

- **注意事项**·① 对本品或万古霉素过敏者禁用;肾功能不全、听力损害患者及老年人慎用;本品可透过胎盘,导致胎儿第八对脑神经损害,可分泌入乳汁,孕妇、哺乳期妇女用药应充分权衡利弊。② 不宜与有耳、肾毒性的药物联用,抗组胺药可掩盖耳鸣、头昏、眩晕等耳毒性症状。③ 迅速输注可引起明显的非特异性组胺释放,造成血管神经性水肿、皮肤潮红(红人综合征)或低血压。④ 不可肌内注射,因可致剧烈疼痛。⑤ 可引起口角麻木、刺痛感、皮肤瘙痒、嗜酸粒细胞增多、药物热、感冒样反应及血压剧降、过敏性休克。⑥ 长期用药需定期检查听力,并监测肾功能。⑦ 用药中注意监测血药浓度,C_{max} 不应超过 25～40 mg/L,C_{min} 不应超过 5～10 mg/L。

▶ 替考拉宁(Teicoplanin)

· **商品名** · 他格适,加立信,大贝辛。

· **药理作用** · 本品属多肽类抗菌药物,其分子结构、抗菌谱与抗菌活性均类似万古霉素。对葡萄球菌属(包括 MSSA 和 MRSA)抗菌作用强,与万古霉素相比,对大多数金黄色葡萄球菌和表皮葡萄球菌的体外抗菌作用相仿,而对其他 CNS 尤其是溶血性葡萄球菌的抗菌作用较万古霉素为差,约 1/3 的菌株对本品耐药。替考拉宁对链球菌属、肠球菌属均具有良好抗菌活性。对单核细胞增多性李斯特菌、白喉棒状杆菌、梭杆菌属、消化链球菌属均有一定的抗菌活性。VanB 型万古霉素耐药肠球菌对替考拉宁敏感,VanC 型万古霉素耐药肠球菌对万古霉素低度耐药,但仍可对本品敏感。

· **药代动力学** · 口服吸收差,仅静脉途径给药。健康志愿者静脉注射 3 mg/kg 和 6 mg/kg 后,C_{max} 分别为 53.5 mg/L 和 111.8 mg/L。血浆蛋白结合率约为 90%。$t_{1/2}$ 长达 47 h,故可每日给药 1 次。药物在体内很少代谢,基本上全部以原型经肾脏排出。肾功能不全者 $t_{1/2}$ 显著延长,血液透析和腹膜透析均不能清除本品。静脉滴注 400 mg 后,在腹腔、水疱液、肝、胆、胰及黏膜组织均可达有效药物浓度,但难以透过血脑屏障,对炎性脑膜渗透性也差。

- **适应证** · 适用于甲氧西林耐药的葡萄球菌属、肠球菌属,以及对本品敏感 G^+ 菌所致的中、重度感染,如血流感染、骨髓炎、肺炎及下呼吸道感染、皮肤与软组织感染以及透析相关腹膜炎;也用于青霉素过敏患者的肠球菌属或链球菌属严重感染的治疗;中性粒细胞缺乏症患者的 G^+ 球菌感染。

- **用法用量** · 静脉滴注或肌内注射。① 成人。一般感染,首剂 400 mg 或 6 mg/kg,继以每次 200 mg 或 3 mg/kg,每日 1 次;重症感染者,给予 400 mg 或 6 mg/kg,每 12 h 1 次,共 3 次,继以 400 mg 或 6 mg/kg,每日 1 次。② 2 个月以上儿童。10 mg/kg,每 12 h 1 次,共 3 次,重症感染或中性粒细胞减少患儿感染继以 10 mg/kg,每日 1 次,中度感染,继以 6 mg/kg,每日 1 次。

- **制剂** · 注射剂:每支 200 mg、400 mg。

- **注意事项** · ① 对本品、万古霉素及去甲万古霉素等糖肽类抗菌药物过敏者禁用。② 肾功能减退者使用本品需调整剂量,妊娠期妇女慎用,哺乳期妇女使用应暂停授乳。③ 本品与环丙沙星联用会增加癫痫发作的风险;静脉麻醉药成瘾者对本品的肾清除加快,常需加大剂量。④ 用药期间注意监测耳、肾毒性。⑤ 不良反应有发热、皮肤反应、耳毒性、肾毒性及血小板明显降低,红人综合征发生率较万古霉素低。

▶ **特拉万星**(Telavancin)

· **商品名** · Vibativ。

· **药理作用** · 本品的抗菌作用主要通过两个方面实现：一是通过抑制糖苷转移酶和转肽酶，阻碍肽聚糖合成与交联；二是特拉万星分子在细菌细胞膜表面浓聚，引起该部位胞膜快速去极化，导致胞内 ATP 分子和钾离子外漏。后一种作用机制仅针对细菌细胞膜，不影响哺乳动物细胞膜。特拉万星对常见皮肤软组织感染病原菌以及引起肺炎的 G^+ 菌具有突出的体外抗菌活性。甲氧西林、达托霉素或利奈唑胺耐药病原菌以及万古霉素中介或异质性中介金黄色葡萄球菌(VISA 或 h - VISA)对特拉万星均呈敏感。特拉万星对梭状芽胞杆菌及炭疽芽胞杆菌亦有抗菌作用，与庆大霉素和利福平联合具有协同抗菌作用。

· **药代动力学** · 本品口服吸收差。单次给药 10 mg/kg，静脉滴注时间＞120 min 时，平均消除 $t_{1/2}$ 为 7.5 h，对金黄色葡萄球菌的抗生素后效应为 1～4 h，可每日给药 1 次。血浆蛋白结合率为 93%，但能较好地进入肺泡上皮细胞衬液与肺泡巨噬细胞，在肺泡上皮细胞衬液中的浓度与血药浓度相当，而肺泡巨噬细胞内浓度远高于血药浓度，且肺泡表面活性物质不影响其抗菌活性。主要经肾脏排泄，肾功能损害者药物清除率下降明显。持续静脉血液滤过对药物清除亦有明显影响，需注意调整剂量。肝功能受损对特拉万星药物清除影响不大。

· **适应证** · 适用于治疗成年患者敏感 G^+ 菌引起的皮肤和皮肤软组织感染。

· **用法用量** · 静脉滴注。10 mg/kg，每日 1 次，滴注

60 min,疗程 7〜14 d。

· **制剂** · 注射剂:每支 250 mg、750 mg。

· **注意事项** · ① 用药时应监测患者的肾功能。② 该药可干扰凝血指标,用药前应进行 PT 和活化部分凝血活酶时间(APTT)监测。③ 本品可能引起胎儿危害。④ 正在使用已知能延长 Q - T 间隔的药物时,应避免使用特拉万星。⑤ 最常见不良反应(≥10%)包括:味觉障碍、恶心、呕吐和泡沫尿。

▶ **多黏菌素 B**(Polymyxin B)

· **商品名** · 阿罗多黏(Aerosporin)。

· **药理作用** · 本品主要作用于细菌细胞膜,使细胞内的重要物质外漏,其次影响核质和核糖体功能,为慢效杀菌剂,细菌对本品不易产生耐药性。本品对绝大多数肠道 G^- 杆菌具强大抗菌作用。大肠埃希菌、肠杆菌属、克雷伯菌属以及铜绿假单胞菌对该药呈高度敏感;沙门菌属、志贺菌属、流感嗜血杆菌及百日咳鲍特菌对本品通常敏感;不动杆菌属、嗜肺军团菌及霍乱弧菌也呈敏感,但埃尔托型霍乱弧菌耐药;沙雷菌属通常耐药,所有变形杆菌属及脆弱拟杆菌均对本品耐药,而其他拟杆菌属和真杆菌属则对本品敏感。所有 G^+ 菌对本品耐药。本品与甲氧苄啶(TMP)和(或)磺胺药、利福平联合,对 G^- 菌具协同作用。

· **药代动力学** · 成人肌内注射 50 mg 硫酸多黏菌素 B后,t_{max} 为 2 h,C_{max} 为 1〜8 mg/L,个体差异大,血药浓度下降缓慢,8〜12 h 后仍可测到。药物不易渗透到胸腔、关节腔和感染灶内,也难以进入 CSF 中,血浆蛋白结合率较低。主要经肾脏排泄,给药量的 60%自尿液中排出,不经胆汁排泄。$t_{1/2}$约为6 h,连续给药易在体内蓄积。本品不能被腹膜透析清除,血液透析能部分清除本品。

· **适应证** · 全身用药已较少应用,主要供局部用药。注射剂适用于铜绿假单胞菌感染、其他需氧 G$^-$ 杆菌感染,多重耐药菌如大肠埃希菌、肺炎克雷伯菌等。

· **用法用量** · 肌内注射或静脉滴注。成人与2岁以上儿童,每日 1.5～2.5 mg/kg,分2～4次静脉滴注,或每日 2.5 mg/kg,分4次肌内注射。

· **制剂** · 注射剂:每支 50 mg(每1 mg 相当于1万 U)。

· **注意事项** · ① 对本品或黏菌素过敏者禁用。② 严格掌握使用指征,一般不作为首选用药。③ 肾功能不全者不宜选用,孕妇应避免使用,哺乳期妇女使用需暂停授乳,不推荐用于2岁以下儿童。④ 本品不可静脉推注,也不宜快速静脉滴注。⑤ 不宜与其他肾毒性药物联用。⑥ 与麻醉药、神经-肌肉阻滞药联用,可增强神经-肌肉阻滞作用。⑦ 静脉滴注速度宜慢(1～1.5 h),含局麻药的本品制剂不可静脉给药。

▶ **多黏菌素 E**(Polymyxin E)

· **商品名** · 克利斯汀,黏菌素,抗迪素,可利迈仙。

· **药理作用** · 本品的抗菌谱和体内过程与多黏菌素 B 相同,抗菌活性略低于多黏菌素 B。

· **药代动力学** · 该药口服不吸收。快速静脉注射 1.25～2.5 mg/kg 后,静脉缓滴相同剂量 20 h 或更长时间,血药浓度可维持在 5～6 mg/L。

· **适应证** · 适应证同硫酸多黏菌素 B,此外还可使用多黏菌素 E 口服治疗儿童大肠埃希菌引起的肠炎及其他敏感菌所致肠道感染以及肠道手术前准备。

- **用法用量**·

(1) 口服。① 成人每日 100 万～150 万 U,分 3～4 次空腹口服,重症患者剂量可加倍。② 2 岁以下儿童,每日 2 万～3 万 U/kg,分 3～4 次空腹口服。

(2) 静脉滴注或肌内注射。① 成人每日 100 万～150 万 U,分 2 次给药。② 2 岁以上儿童每日 2 万～3 万 U/kg,分 2 次给药。

- **制剂**·片剂:每片 50 万 U。颗粒剂:每袋 100 万 U。注射剂:每支 50 万 U。

- **注意事项**· ① 对本品或多黏菌素 B 过敏者禁用。② 口服宜空腹给药。③ 孕妇宜避免应用,肾功能不全者慎用。④ 可发生皮疹、瘙痒等过敏症状,胃肠道不良反应有恶心、呕吐、食欲不振、腹泻等反应。⑤ 不宜与氨基糖苷类抗菌药物、肌肉松弛剂联用。

▶ **杆菌肽**(Bacitracin)

- **药理作用**·本品为多肽类抗菌药物,其抗菌机制为特异性地抑制细菌细胞壁合成阶段磷脂的转运和向细胞壁支架输送黏肽,同时与细胞膜结合,影响其渗透性,导致各种离子、氨基酸等重要物质流失。对 G^+ 菌特别对金黄色葡萄球菌和链球菌属具强大的抗菌作用。对淋球菌、脑膜炎双球菌等 G^- 球菌和某些螺旋体、放线菌属、阿米巴原虫也有一定作用。

- **药代动力学**·通常情况下,局部应用并无明显吸收,但用于较大创面时可有微量吸收。

- **适应证**·用于 G^+ 菌引起的细菌性结膜炎、睑腺炎及眼睑炎。

·**用法用量**·外用。涂于下眼睑内,一次适量,每 3～4 h 1 次。

·**制剂**·眼膏剂:每剂 1 g:500 U,2 g:1 000 U。

·**注意事项**·① 对本品过敏者禁用。② 不宜长期连续使用,使用 3～4 d 症状未缓解时,应停药就医。③ 眼部有伤口或破溃时不得使用。④ 本品涂眼后可引起视力模糊,故用药后不可开车、操作机器或者做其他危险工作。⑤ 戴接触镜者要慎用本品,涂药后至少等 15 min 后方可戴上接触镜。⑥ 本品有严重肾毒性,仅供局部用药。

(许　寅　卢洪洲　董　平)

第九章 其他类抗菌药物

▶ **林可霉素**(Lincomycin)

· **商品名** · 丽可胜,洁霉素。

· **药理作用** · 本品作用于细菌核糖体 50S 亚基,通过抑制肽链延长而影响蛋白质合成,并可清除细菌表面的 A 蛋白及绒毛状外衣,使细菌易被吞噬和杀灭。本品最主要的特点为对各种厌氧菌及大多数放线菌属有良好的抗菌活性,对金黄色葡萄球菌(包括产酶株)、表皮葡萄球菌、溶血性链球菌、肺炎球菌和草绿色链球菌均具强大抗菌活性,人型支原体和沙眼衣原体也对本品敏感。

· **药代动力学** · 空腹服用后仅吸收给药量的 20%~30%,进食后服用吸收更少。成人口服 500 mg 后,t_{max} 为 2 h,C_{max} 为 2.6 mg/L。单次肌内注射 600 mg,t_{max} 为 30 min,C_{max} 为 11.6 mg/L,每 8 h 肌内注射 600 mg,血药浓度维持在 5.8~13.2 mg/L。2 h 内静脉滴注 2.1 g 血药浓度可达 37 mg/L,4 h 后降至 12 mg/L。除 CSF 外,广泛分布于各种体液和组织中,在骨组织中的浓度尤高,静脉给药后眼组织中可达有效浓度。可迅速经胎盘进入胎儿血液循环,胎儿血药浓度可达母体同期血药浓度的 25%。血浆蛋白结合率为 77%～82%。主要在肝脏内代谢,儿童中代谢率较成人高,经胆汁和粪便排出。$t_{1/2}$ 为 4～6 h;肾功能减退时,$t_{1/2}$ 可长达 10～20 h;肝功能减退时,$t_{1/2}$ 约为 9 h。

· **适应证** · 适用于敏感需氧菌及厌氧菌所致的呼吸道、关节、妇产科、腹腔、皮肤及软组织感染等。

· **用法用量** ·

(1) 口服:成人每日 1.5～2.0 g,分 3～4 次服;4 周以上的儿童每日 30～60 mg/kg,分 3～4 次服。

(2) 肌内注射:成人一般为每 8～12 h 给 0.6 g;儿童每日 15～30 mg/kg,分 2～3 次注射。

(3) 静脉滴注:成人每次 0.6 g,滴注 1～2 h,每 8～12 h 1 次;儿童每日 10～20 mg/kg,分 2～3 次给药。

· **制剂** · 片剂:每片 0.25 g、0.5 g。胶囊剂:每粒 0.25 g、0.5 g。注射剂:每支 0.2 g、0.6 g、3 g。

· **注意事项** · ① 对本品或本类药物过敏者禁用。② 不推荐 1 个月以下的新生儿和早产儿使用,哺乳期妇女使用应暂停授乳。③ 中度以上肝功能损害者应避免使用,确有指征者应减量,轻、中度肾功能减退者无须减少剂量,严重肾功能减退者剂量减至正常剂量的 25%～30%。④ 有胃肠道疾病、哮喘史或严重过敏史的患者慎用。⑤ 本品是最易引起艰难梭菌毒素介导性腹泻的药物,最严重的病例可出现假膜性结肠炎、中毒性巨结肠。⑥ 本品具神经-肌肉阻断作用,与吸入性麻醉药、阿片类镇痛药、抗胆碱酯酶药等治疗肌无力的药物同用时需引起注意。⑦ 本品与氯霉素、红霉素作用靶位相同,同用可产生拮抗作用。⑧ 不可与新生霉素、卡那霉素同瓶滴注,不得静脉推注。

▶ **克林霉素**(Clindamycin)

- **商品名**·特丽仙,氯洁霉素,氯林霉素,可尔生,克林美,力派。

- **药理作用**·本品为林可霉素的半合成衍生物,抗菌谱与林可霉素相同,细菌对两药呈完全交叉耐药性,但克林霉素的抗菌作用较林可霉素强4~8倍。对肺炎链球菌、其他链球菌属及葡萄球菌属等需氧菌和脆弱拟杆菌等多数厌氧菌具良好抗菌作用。

- **药代动力学**·口服吸收快而完全,不受进食影响,空腹时生物利用度为 90%。成人口服 150 mg、300 mg 和 600 mg 后 C_{max} 分别为 2.5 mg/L、4 mg/L 和 8 mg/L,t_{max} 为 0.75~2 h,血浆蛋白结合率为 85%~94%。除 CSF 外,广泛分布于体液及组织中,在骨组织、胆汁及尿液中可达高浓度,可经胎盘进入胎儿血液循环。主要在肝脏内代谢,经胆汁和粪便排出。成人 $t_{1/2}$ 为 2.4~3 h,儿童 $t_{1/2}$ 为 2.5~3.4 h。肾功能衰竭及严重肝脏损害者 $t_{1/2}$ 略有延长(3~5 h),血液透析及腹腔透析液不能清除。

- **适应证**·参阅林可霉素。主要用于敏感菌所致的严重感染,如脓胸、肺脓肿、骨髓炎、血流感染等。

- **用法用量**·

(1) 口服。① 成人:每次 150~300 mg,每日 4 次口服,较重感染可增至每次 450 mg,每日 4 次。② 4 周及以上儿童:每日 8~16 mg/kg,分 3~4 次口服,较重感染每日可增至 20 mg/kg,分 3~4 次口服。

(2) 肌内注射或静脉滴注。① 成人：常用剂量为每日 0.6～1.2 g，分 2～4 次给药，严重感染者每日 1.2～2.4 g，分 2～4 次给药。② 儿童：常用剂量为每日 15～25 mg/kg，分 3～4 给药，严重感染者每日 25～40 mg/L，分 3～4 次给药。

· **制剂** · 胶囊剂：每粒 0.075 g、0.15 g、0.3 g。注射剂：每支 0.15 g、0.3 g、0.45 g、0.6 g、0.75 g、0.9 g。

· **注意事项** · ① 对本品或本类药物过敏者禁用。② 用药期间密切注意大便次数，关注有无假膜性肠炎发生。③ 新生儿不宜使用，哺乳期妇女用药应暂停授乳。④ 轻、中度肾功能损害患者应用无须调整剂量，重度肾功能损害及无尿患者剂量减少 1/2，中度以上肝功能损害者应避免使用。⑤ 克林霉素可增加骨骼肌松弛药、氨基糖苷类抗菌药物的神经-肌肉阻断作用，应避免联用。⑥ 克林霉素与红霉素同用会产生拮抗作用，应避免联合应用。⑦ 克林霉素与环孢素同用会降低后者生物利用度，可能需要增加环孢素的剂量。⑧ 长期使用应定期检查肝功能和血常规。

▶ **克林霉素磷酸酯**(Clindamycin Phosphate)

· **商品名** · 力派，容大，凯菲那，福德，达林。

· **药理作用** · 本品为化学半合成的克林霉素衍生物，体外无抗菌活性，进入机体迅速水解为克林霉素而显示其药理活性，故抗菌谱、抗菌活性及治疗效果与克林霉素相同，但脂溶性及渗透性优于克林霉素，可口服，也可肌内注射和静脉滴注给药。主要对 G^+ 球菌及厌氧菌有很强的抗菌活性。与林可霉素相比其抗菌作用强 4～8 倍,吸收好、骨浓度高且对厌氧菌感染具有良好的疗效。

· **药代动力学**·本品进入机体后,在血液中碱性磷酸酯酶作用下很快水解为克林霉素。克林霉素磷酸酯 300 mg 肌内注射后 t_{max} 为 2.5 h,C_{max} 为 4.9 mg/L,8 h 后血药浓度仍可达 2.8 mg/L;在 30 min 内静脉滴注克林霉素磷酸酯 300 mg 的 C_{max} 为 14.7 mg/L,静脉滴注后 2 h 及 4 h 的血药浓度分别为 4.9 mg/L 及 3.9 mg/L。给药后,本品主要在肝内代谢并经胆汁和粪便排泄,部分经尿液排泄。每 8 h 肌内注射 1 次或静脉滴注克林霉素磷酸酯后,8 h 内尿液中药物的排出量分别为用药量的 8% 及 28%。

· **适应证**·与克林霉素相同。

· **用法用量**·

(1) 口服。成人每次 0.15～0.3 g,每日 3～4 次;小儿每日 10～20 mg/kg,分 3～4 次服用。

(2) 肌内注射或静脉滴注。成人每日 0.6～1.2 g,分 2～4 次;严重感染者每日可增至 2.4 g,分 2～4 次静脉滴注。1 个月以上儿童每日 15～25 mg/kg,严重感染者增至每日 25～40 mg/kg,分 3～4 次静脉滴注(均按克林霉素计)。

· **制剂**·片剂:每片 0.15 g。胶囊剂:每粒 0.15 g。注射剂:每支 0.15 g、0.25 g、0.3 g、0.4 g、0.5 g、0.6 g、0.78 g、0.9 g、1.2 g(均按克林霉素计)。

· **注意事项**·① 对克林霉素、林可霉素以及本品中的任一成分过敏者禁用。② 服药后血清 ALT 和 AST 可有增高。③ 下列情况应慎用:肠道疾病或有既往史者,特别如溃疡性结肠炎、局限性肠炎或抗生素相关肠炎,肝功能减退和肾功能严重减退者。④ 为防止急性风湿热的发生,用克林霉素治疗溶血性链球菌感染时的疗程至少为10 d。⑤ 肾功能减退者(除重度减退者外),本品用量一般无须减少。患者有严重肾功能和(或)肝功能减退,使用本品时需做血浆药物浓度监测。

▶ **磷霉素**(Fosfomycin)

· **商品名** · 福赐美仙,复美欣,美乐力。

· **药理作用** · 本品为广谱杀菌剂,可竞争地与细菌细胞壁合成酶相结合,通过抑制细菌细胞壁的初期合成从而起到杀菌作用。可破坏细菌的外层结构,使细菌胞壁受损变薄,通透性增加,有利于其他药物进入细胞内,与β-内酰胺类、氨基糖苷类、万古霉素和氟喹诺酮类等抗感染药物联用有协同抗菌作用,并同时减少或延迟细菌耐药性的产生。联合用药的给药顺序或间隔时间对抗菌作用有重大的影响,如先给本药后1 h再给其他抗感染药,可使抗菌效果增强,抗生素后效应时间延长。对多种G$^+$球菌和G$^-$杆菌都有不同程度的抗菌作用,对金黄色葡萄球菌(包括耐药菌株)、肺炎链球菌、大肠埃希菌、淋茵菌、奇异变形杆菌、伤寒杆菌、沙雷菌、沙门菌属、大多数的铜绿假单胞菌、化脓性链球菌、粪链球菌、部分吲哚阳性变形杆菌和克雷伯菌、肠杆菌属细菌等有抗菌活性,与其他抗菌药物无交叉耐药性。

· **药代动力学** · 磷霉素口服吸收差,吸收率为30%～40%,吸收不受食物的影响。空腹口服磷霉素钙盐1 g 或 2 g 口服,血药浓度 t_{max} 为 2 h,C_{max} 分别为

5.98 mg/L 或 8.89 mg/L,约可自胃肠道吸收给药量
的 30%；单剂口服磷霉素氨丁三醇 3 g 后迅速吸收并
在体内转化为磷霉素游离酸,t_{max} 为 2 h,C_{max} 为
26.1 mg/L,口服生物利用度为 37%,进食后服药的
生物利用度下降至 30%。静脉滴注磷霉素钠盐
0.5 g、1.0 g、2.0 g 和 4.0 g 后,C_{max} 分别为 28 mg/L、
46 mg/L、90 mg/L、195 mg/L,1 h 后即下降 50% 左
右；每 6 h 静脉注射 0.5 g,其稳态血药浓度为 36
mg/L；24 h 内静脉滴注 1.2 g,稳态血药浓度可达
60 mg/L 左右。本品血浆蛋白结合率低,在体内广
泛分布于各组织和体液中,V_d 为 2.4 L/kg。组织中
浓度以肾为最高,其次为心、肺、肝等。在胎儿血液
循环和乳汁中的药物浓度分别约为同时期母体血药
浓度的 70% 和 7%。在胆汁、骨髓和脓液中的药物浓
度为血药浓度的 20%、7%～28% 和 11%。该药也可
分布至胸腔积液、腹水、淋巴液、支气管分泌液和房
水中,也可透过血脑屏障进入 CSF 中,炎症时可达血
药浓度的 50% 以上。静脉给药后 24 h 内自尿液中
排出药物原型约 90%,口服给药后自尿液中排出给
药量的 30%～38%。消除 $t_{1/2}$ 2～5 h。血液透析后
70%～80% 的药物可被清除。

· 适应证 · 用于敏感菌所致呼吸道、泌尿系统、皮肤与
软组织、肠道等部位感染。对肺部、脑膜感染和败血
症也可考虑应用,也用于淋病和淋菌性尿道炎。另
可与万古霉素联合治疗 MRSA 感染。

· 用法用量 ·

(1) 口服。磷霉素钙用于尿路感染及轻症感染,成人
每日 2～4 g,儿童为每日 50～100 mg/kg,分 3～4 次

给予。磷霉素氨丁三醇单剂 3 g(以磷霉素酸计)。

(2) 静脉滴注。用于中度或重度感染,成人每日 4～12 g,重症可用到 16～20 g,儿童每日 100～300 mg/kg,分 2～4 次给药。

· **制剂** · 片剂:每片 0.1 g、0.2 g、0.5 g。胶囊剂:每粒 0.1 g、0.125 g、0.2 g、0.25 g、0.5 g。散剂:每包 6 g(相当于磷霉素 3 g)。注射剂:每支 1 g、2 g、4 g。

· **注意事项** · ① 对本品过敏者和 1 月龄以下的新生儿禁用。② 孕妇及哺乳期妇女慎用;心、肝、肾功能不全及高血压患者慎用,必须使用时需注意保持体内钠离子的平衡。③ 磷霉素在体外实验中对腺苷二磷酸介导的血浆血小板凝聚有抑制作用,剂量加大抑制作用更强,临床应用中应注意。④ 口服剂型仅适用于轻症感染,如尿路感染、肠道感染和皮肤感染等。⑤ 不推荐静脉注射给药,现已基本不用肌内注射给药。⑥ 每 4 g 该药宜溶于 250 ml 以上液体中,滴速不宜过快,以减少静脉炎。⑦ 本品与甲氧氯普胺等胃肠动力药同用时,可使口服磷霉素血药浓度降低,因此本品不宜与上述药物同用。

▶ **夫西地酸**(Fusidate)

· **商品名** · 立思丁,褐霉酸钠,梭链孢酸钠,甾酸霉素。

· **药理作用** · 本品通过抑制细菌的蛋白质合成而产生杀菌作用,对一系列 G$^+$ 菌有强大的抗菌作用。葡萄球菌,包括对青霉素、甲氧西林和其他抗菌药耐药的菌株,均对该药高度敏感。本品与其他抗菌药物间无交叉耐药性。

· **药代动力学** · 口服吸收好,一次口服 0.5 g 后,t_{max} 为

$2 \sim 3.5$ h，C_{max} 为 $14.5 \sim 33.3$ mg/L，$t_{1/2}$ 为 $8.9 \sim$ 16.0 h，但个体差异明显。本品在体内清除较慢，重复使用常规剂量体内可有蓄积。口服 500 mg，每日 3 次，血药浓度可见累积现象，第二日 C_{max} 可从 21 mg/L 升至 30 mg/L，第三日为 37 mg/L，第四日为 73 mg/L。进食可减少药物吸收。血浆蛋白结合率较高，为 95%～97%。夫西地酸胶囊口服生物利用度为 46%～69%，其薄膜包衣片可达 91%。静脉滴注夫西地酸 500 mg 后即刻 C_{max} 为 $23.6 \sim 52.4$ mg/L，$t_{1/2}$ 为 $9.8 \sim 14.5$ h。本品可广泛分布于体内各种组织和体液中，包括关节腔液、皮下脂肪、肾脏、支气管分泌物、前列腺、房水等，药物也能通过胎盘进入胎儿体内，可通过乳汁分泌，但难以透过血脑屏障。本品在肝脏代谢并主要经胆汁排泄，在尿液中排泄量极少。

· 适应证 · 主要适用于治疗葡萄球菌属，包括甲氧西林耐药菌株所致的各种感染，如急性或慢性骨髓炎、化脓性关节炎、烧伤、皮肤及软组织感染、下呼吸道感染，但对 MSSA 所致上述感染宜首选耐酶青霉素或头孢菌素类抗菌药物。严重感染一般不作为首选用药。治疗较重病例或采用较长疗程时宜与其他抗感染药物联合应用。

· 用法用量 ·

(1) 口服。成人每次 0.5 g；儿童可用混悬剂，2～5 岁，5 ml；6～12 岁，10 ml；均为每日 3 次。

(2) 静脉滴注。体重＞50 kg 者，每次 500 mg；体重＜50 kg 者，每次 7 mg/kg；每日 3 次，每次静脉滴注时间应为 2～4 h。

（3）口服或静脉滴注。儿童及婴儿：按 20 mg/(kg·d)，分 3 次给药。

· **制剂**·混悬剂：50 ml：2.5 g，90 ml：4.5 g。干混悬剂：每袋 0.25 g。注射剂：每支 0.125 g，0.5 g。

· **注意事项** · ① 对本品及其盐制剂过敏者禁用。② 本品可透过胎盘进入胎儿体内，有指征时孕妇患者可用，但对胎儿的危害不能排除。③ 本品可分泌进入母乳，对乳儿的危害不能排除，哺乳期妇女使用应暂停授乳。④ 当长期大剂量用药或夫西地酸钠联合其他主要经肝胆系统排出的药物时，对肝功能不全或胆道异常的患者应定期检查肝功能。⑤ 2 岁以上儿童患者可应用本品，早产儿和新生儿使用缺乏足够的临床资料。⑥ 本品应输入血流良好、直径较大的静脉或于中心静脉插管输入，以减少静脉痉挛及血栓性静脉炎的发生。⑦ 与辛伐他汀联用，后者的代谢被抑制，出现肌病或横纹肌溶解的风险增加；与阿托伐他汀联用，两药的血药浓度均明显升高，引起肌酸激酶浓度上升，出现肌无力、疼痛等；与利托那韦或沙奎那韦联用，可使彼此的血药浓度明显升高，可导致肝毒性增加。⑧ 不能与其他药物同瓶滴注。

▶ **利奈唑胺**（Linezolid）

· **商品名** · 斯沃。

· **药理作用** · 本品属于新一类的合成抗生素——噁唑烷酮类抗生素，可用于治疗由需氧的 G⁺ 菌引起的感染，其体外抗菌谱还包括一些 G⁻ 菌和厌氧菌。利奈唑胺与细菌核糖体 50S 亚单位结合，抑制 mRNA 与核糖体连结,阻止 70S 起始复合物的形成,从而抑制细菌蛋白质的合成。利奈唑胺与其他抗菌药物作用机制不同,因此与其他类别的抗菌药物间不太可能具有交叉耐药性。时间-杀菌曲线研究结果表明利奈唑胺为肠球菌和葡萄球菌的抑菌剂。利奈唑胺为大多数链球菌菌株的杀菌剂。本品对以下微生物的大多数菌株具有抗菌活性:需氧菌和兼性的 G^+ 致病菌、屎肠球菌(万古霉素敏感或耐药菌株)、金黄色葡萄球菌(甲氧西林敏感或耐药菌株)、凝固酶阴性葡萄球菌(甲氧西林敏感或耐药菌株)、无乳链球菌、肺炎链球菌(包括对多药耐药的菌株)、化脓性链球菌、草绿色链球菌。利奈唑胺对厌氧菌亦具抗菌活性,对艰难梭菌的作用与万古霉素相似,对拟杆菌属和梭杆菌属具有一定抗菌作用。利奈唑胺对 G^- 菌作用差。在兼性厌氧 G^- 菌种,利奈唑胺对卡他莫拉菌、流感嗜血杆菌、淋病奈瑟菌具抗菌作用。对巴斯德菌属和脑膜炎败血伊丽莎白菌有一定抗菌作用。肠杆菌科细菌、假单胞菌属和不动杆菌属等非发酵 G^- 杆菌则对该药耐药。利奈唑胺对支原体属和衣原体属、结核分枝杆菌、鸟分枝杆菌亦有一定抑制作用。

· **药代动力学**·成人单次口服或静脉注射 600 mg 的利奈唑胺后,其 t_{max} 分别为 1.28 h、0.5 h,C_{max} 分别为 12.7 mg/L、12.9 mg/L,$t_{1/2}$ 分别为 4.26 h、4.40 h。口服给药,利奈唑胺吸收快速而完全,给药后 1~2 h 达到 C_{max},绝对生物利用度约为 100%。所以,利奈唑胺口服或静脉给药无须调整剂量。给药无须考虑进食的时间。利奈唑胺能快速地分布于灌注良好的组织。血浆蛋白结合率约为 31% 且为非浓度依赖性。其代谢途径仍没有完全明确,非肾脏清除率约占利奈唑胺总清除率的65%。

· **适应证** · 用于治疗由特定微生物敏感株引起的下列感染。① 由万古霉素耐药的屎肠球菌引起的感染,包括伴发的菌血症。② 由金黄色葡萄球菌(MSSA或MRSA)或肺炎链球菌(包括多药耐药的菌株)引起的院内获得性肺炎。③ 复杂性和非复杂性皮肤和皮肤软组织感染。④ 由肺炎链球菌(包括对多药耐药的菌株)引起的CAP,包括伴发的菌血症或由金黄色葡萄球菌(仅为甲氧西林敏感的菌株)引起的CAP。

· **用法用量** · 口服或静脉滴注。成人及12岁以上青少年每次600 mg,每日2次,疗程10～28 d,具体由医生根据感染部位和严重程度及患者对治疗的反应而制订。当从静脉给药转换成口服给药时无须调整剂量。儿童严重感染者每次10 mg/kg,每8～12 h 1次静脉滴注或口服。

· **制剂** · 注射剂:每支600 mg/300 ml。片剂:每片600 mg。

· **注意事项** · ① 已知对利奈唑胺或本品其他成分过敏者禁用,禁止与单胺氧化酶(MAO)抑制药联用或使用间隔不足2周,禁用于类癌综合征,除非能监测5-羟色胺综合征的体征或症状。② 应用利奈唑胺过程中,应注意乳酸性酸中毒发生的可能。③ 治疗时间超过28 d,有出现周围神经和视神经病变的报道;应用利奈唑胺的患者中有可逆性骨髓抑制的报道。④ 利奈唑胺混悬剂每5 ml含有苯丙氨酸20 mg,有苯丙酮尿症的患者应注意。⑤ 当应用利奈唑胺时,应避免食用含有大量酪氨或酪胺酸的食物或饮料,包括腌制、炮制、烟熏、发酵的食品。⑥ 利奈唑胺与肾上腺素能药物、5-羟色胺类药物、哌替啶、丁螺环酮、抗组胺药有潜在的相互作用,应避免同时应用;本品与利福平合用可使利奈唑胺的 C_{max} 和 AUC 显著下降。

▶ **达托霉素**(Daptomycin)

· **商品名** · 克必信。

· **药理作用** · 本品是新型环脂肽类抗生素,作用机制与其他抗生素不同,它通过扰乱细胞膜对氨基酸的转运,从而阻碍细菌细胞壁肽聚糖的生物合成,改变细胞质膜的性质。另外,它还能通过破坏细菌的细胞膜,使其内容物外泄而达到杀菌的目的。本品仅对 G^+ 敏感,如对糖肽类敏感的葡萄球菌,对甲氧西林耐药的肠球菌,对 MSSA、MRSA、CNS,对苯唑青霉素耐药的金黄色葡萄球菌和表皮葡萄球菌,对 PSSP 或 PRSP、草绿色链球菌、化脓性链球菌、无乳链球菌、C 族和 G 族链球菌、嗜酸性乳酸杆菌、嗜酪蛋白乳酸杆菌鼠李糖亚种、万古霉素敏感和耐药的粪肠球菌。本品对单核细胞增多性李斯特菌的效果相对较差,对于 G^- 病原体基本无效。

· **药代动力学** · 健康志愿者每日分别静脉给药 4 mg/kg、6 mg/kg 和 8 mg/kg,7 d 后,本品的平均 C_{max} 分别是 57.8 mg/L、98.6 mg/L 和 133 mg/L, t_{max} 分别是 0.8 h、0.5 h 和 0.5 h, C_{min} 分别是 5.9 mg/L、9.4 μg/ml 和 14.9 mg/L。与蛋白质可逆性结合,总蛋白结合率为 90%～95%,与药物浓度大小无关。组织穿透性弱,分布体积小,心内膜炎和菌血症患者 V_d 是

0.21 L/kg,健康受试者 V_d 是 0.12 L/kg。可能通过
肾脏代谢而不通过肝脏代谢。给药总量约有 80% 从
肾脏排出,5%～5.7% 从粪便排泄。消除 $t_{1/2}$ 为 7～
11 h,没有剂量依赖性的证据。肾功能损害时,$t_{1/2}$ 延
长。可经血液透析和腹膜透析清除。

· **适应证** · 治疗由 G^+ 敏感菌株引起的并发性皮肤及
皮肤结构感染,如脓肿、手术切口感染和皮肤溃疡,包
括对甲氧西林敏感或耐药的葡萄球菌。用于由金黄
色葡萄球菌引起的感染性心内膜炎;复杂性皮肤与软
组织感染并发的由金黄色葡萄球菌引起的菌血症。

· **用法用量** · 静脉注射。每次 4～6 mg/kg,每日 1 次,
连续用药 7～14 d。肌酐清除率低于 30 ml/min 者
(包括接受血液透析或连续门诊腹膜透析者),每
48 h 应用 6 mg/kg。

· **制剂** · 注射剂:每支 0.5 g。

· **注意事项** · ① 有肌肉骨骼病史者使用本品有恶化的
可能,应慎用。② 使用本品期间,需警惕和监测患者
出现神经病变体征和症状的可能性。③ 本品是否通
过乳汁排泄尚不清楚,哺乳期妇女慎用。④ 本品组织
穿透性弱,可能对深层感染疗效不佳(如心内膜炎、骨
感染),即使高剂量也如此(如 6 mg/kg)。⑤ 与 β-羟
[基]-β-甲[基]戊二酸单酰辅酶 A(HMG-CoA)还
原酶抑制剂联用,可能会增加肌病的风险。

▶ **奎奴普丁-达福普丁**(Quinupristin-Dalfopristin)

· **商品名** · Synercid。

· **药理作用** · 本品为半合成链阳性菌素复方制剂,可与
细菌 70S 核糖体的 50S 亚基不可逆地结合,从而抑制

细菌蛋白质的合成。达福普丁与细菌核糖体结合后引起核糖体构象改变，使奎奴普丁与细菌核糖体的亲和力提高。与达福普丁和奎奴普丁单独作用时具有的抑菌作用相比，本品的杀菌性更能体现出药物的协同作用。主要对 G^+ 菌有抗菌活性。

- **药代动力学** · 本品中奎奴普丁和达福普丁的血浆 C_{max} 分别为 2.56 mg/ml 和 6.91 mg/ml，$t_{1/2}$ 分别为 3 h 和 1 h，可维持有效浓度 9～10 h。两者体内清除率大体相同，主要经肝脏清除，由粪便排泄。

- **适应证** · 本品适用于其他药物治疗无效的 G^+ 菌引起的皮肤及软组织感染，医院获得性肺炎（HAP）及粪肠球菌引起的感染。

- **用法用量** · 静脉滴注。剂量为 7.5 mg/kg，以 5% 葡萄糖注射液输注，时间在 60 min 以上，每 8～12 h 给药 1 次。

- **制剂** · 注射剂：每瓶 500 mg。

- **注意事项** · 肝肾功能不全患者及孕妇禁用本药。

▶ **利福昔明**（Rifaximin）

- **商品名** · 威利宁，欧克双，邦益，萨芬。

- **药理作用** · 本品是广谱肠道抗菌药物。它是利福霉素 SV 的半合成衍生物。利福昔明和其他利福霉素类抗生素一样，通过与细菌 DNA-依赖 RNA 聚合酶的 b-亚基不可逆地结合而抑制细菌 RNA 的合成，最终抑制细菌蛋白质的合成。由于其与酶的结合是不可逆的，所以其活性为对敏感菌的杀菌活性。对利福昔明抗菌活性的研究显示，本品与利福霉素具有同样广泛的抗菌谱，对多数 G^+ 和 G^- 菌，包括需氧菌和厌氧菌的感染具有杀菌作用。本品对 G⁺ 需氧菌中的金黄色酿脓葡萄球菌、表皮葡萄球菌及粪链球菌，对 G⁻ 不规则需氧菌中的沙门菌属、大肠埃希菌、志贺菌属、小肠结肠炎耶尔森菌、球菌，G⁻ 厌氧菌中的拟杆菌属都有高度杀菌活性。

· **药代动力学** · 本品口服不被吸收，在肠道内浓度极高，不存在于其他器官中。健康志愿者进食 9 h 后口服利福昔明 400 mg，在血浆标本中未检出本品。在给药 48 h 内，尿液中可见极少量的原型药物（低于给药剂量的 0.01%）。

· **适应证** · 对利福昔明敏感的病原菌引起的肠道感染，包括急性和慢性肠道感染、腹泻综合征、夏季腹泻、旅行者腹泻和小肠结肠炎等。

· **用法用量** · 口服。成人及 12 岁以上儿童每次 0.2 g，每日 3～4 次。6～12 岁儿童，口服每次 0.1～0.2 g，每日 4 次。2～6 岁儿童，口服每次 0.1 g，每日 4 次。疗程一般不应超过 7 d。

· **制剂** · 片剂：每片 200 mg。口服悬液用散剂：每一调匙（5 ml）含 100 mg。

· **注意事项** · ① 对本品或利福霉素类药物过敏者、肠梗阻者、严重的肠道溃疡性病变者，禁用本品。② 长期大剂量用药或肠黏膜受损时，会有极少量（少于 1%）被吸收，导致尿液呈粉红色。③ 如果产生了对抗生素不敏感的微生物应中断治疗，并采取其他适当治疗措施。④ 妊娠期妇女需权衡利弊后用药。

▶ **莫匹罗星**（Mupirocin）
· **商品名** · 百多邦。

· **药理作用** · 本品对与皮肤感染有关的各种 G⁺ 球菌有很强的抗菌活性,对耐药金黄色葡萄球菌也有效。对某些 G⁻ 菌有一定的抗菌作用,与其他抗菌药物无交叉耐药性。

· **适应证** · G⁺ 球菌引起的皮肤软组织感染,如脓疱疮、疖、毛囊炎等原发性感染,以及湿疹、皮炎、溃疡、外伤等皮肤病的继发感染。

· **用法用量** · 外用。局部涂于患处。必要时,患处可用敷料包扎敷盖每日 3 次,5 d 为 1 个疗程,必要时可重复 1 个疗程。

· **制剂** · 软膏:莫匹罗星含量 2%。

· **注意事项** · ① 如使用一疗程后症状无好转或加重,应立即去医院就医。② 本品仅供皮肤给药,请勿用于眼、鼻、口等黏膜部位。③ 孕妇慎用;哺乳期妇女涂药时应防止药物进入婴儿眼内。④ 误入眼内时用水冲洗即可。

(张 倩 卢洪洲 董 平)

第十章 喹诺酮类

第一节 第一代喹诺酮类

▶ **萘啶酸**(Nalidixic Acid)
- **药理作用**·本品为第一代喹诺酮类抗菌药物,对大肠埃希菌、克雷伯菌属、变形杆菌属、志贺菌属、沙门菌属、肠杆菌属及流感嗜血杆菌的部分菌株具抗菌活性,对淋病奈瑟菌亦具抗菌活性,但对假单胞菌属、不动杆菌属和葡萄球菌属等 G^+ 球菌均无抗菌活性。本品为杀菌剂,尿液 pH 变化对其作用无影响。
- **药代动力学**·口服 1 g 后自胃肠道迅速吸收,2 h 在血浆中的 C_{max} 为 20~50 mg/L,血液消除 $t_{1/2}$ 为 1~2.5 h,血浆蛋白结合率为 93%。本品主要以原型及代谢物经尿液排泄,约 4% 经粪便排泄,也可从乳汁中分泌,可透过胎盘屏障。
- **适应证**·用于敏感 G^- 杆菌所致的尿路感染,以及肠道、胆道感染等。由于目前大肠埃希菌对其耐药者多见,宜根据药物敏感试验结果选用该药。已较少应用。
- **用法用量**·口服。成人剂量为每次 0.5~1 g,每日 3

次,疗程 1～2 周。

- **制剂** · 片剂:每片 0.25 g。
- **注意事项** · ① 对本品过敏及有抽搐病史的患者禁用。② 肝脏疾患、肾功能不全、癫痫及严重脑动脉硬化患者慎用本品。③ 乳母应避免应用本品或于应用时停止哺乳,不宜用于孕妇、18 岁以下青少年及小儿。④ 服用本品时可发生中、重度光敏反应,应避免过度暴露于阳光,如发生光敏反应需停药。

第二节　第二代喹诺酮类

▶ **吡哌酸**(Pipemidic Acid)

- **药理作用** · 本品通过作用于细菌 DNA 螺旋酶,干扰细菌 DNA 的合成,从而导致细菌死亡。对 G^- 杆菌,如大肠埃希菌、肺炎克雷伯菌、产气肠杆菌、奇异变形杆菌、沙雷菌属、伤寒沙门菌、志贺菌属、铜绿假单胞菌等具抗菌作用。
- **药代动力学** · 口服后可部分吸收,单次口服 0.5 g 和 1 g,服药后 1～2 h 血药浓度达峰值,分别为 3.8 mg/L 和 5.4 mg/L。血浆蛋白结合率为 30%,消除 $t_{1/2}$ 为 3～3.5 h。吸收后在除 CSF 以外的组织体液中分布广泛。主要以原型经肾脏排泄,约 20% 自粪便排泄,少量药物在体内代谢。
- **适应证** · 用于敏感菌 G^- 杆菌所致的尿路感染、细菌性肠道感染。
- **用法用量** · 口服。成人每日 2 次。疗程可为 5～7 d。
- **制剂** · 片剂:每片 0.25 g、0.5 g。胶囊:每粒 0.125 g、0.25 g。

· **注意事项** · ① 对本品过敏或对任一种喹诺酮类药物过敏者禁用。② 18 岁以下未成年人、孕妇和哺乳期妇女不宜应用,哺乳期妇女必须应用时应停止授乳。③ 有抽搐或癫痫病史或其他中枢神经系统疾病、肝功能减退、肾功能减退者不宜应用。④ 服药后不要过度暴露于阳光或紫外线下,有发生光敏反应的风险。⑤ 与丙磺舒联用,本品血药浓度升高,$t_{1/2}$ 延长。

第三节　第三代喹诺酮类

▶ **诺氟沙星**(Norfloxacin)

· **商品名** · 氟哌酸,斯林,齐哌利克。

· **药理作用** · 本品为杀菌剂,通过作用于细菌 DNA 螺旋酶的 A 亚基,抑制 DNA 的合成和复制而导致细菌死亡,具广谱抗菌作用,尤其对需氧 G^- 杆菌的抗菌活性高,在体外对肠杆菌科的大部分细菌,包括枸橼酸杆菌属、阴沟肠杆菌、产气肠杆菌等肠杆菌属,以及大肠埃希菌、克雷伯菌属、变形菌属、沙门菌属、志贺菌属、弧菌属、耶尔森菌等具良好抗菌作用,其对多重耐药菌亦具抗菌活性。对青霉素耐药的淋病奈瑟菌、流感嗜血杆菌和卡他莫拉菌亦有良好抗菌作用。

· **药代动力学** · 空腹时口服吸收迅速但不完全,为给药量的 30%~40%;广泛分布于各组织、体液中,但未见于中枢神经系统。本品可通过胎盘,进入胎儿血液循环。血浆蛋白结合率为 10%~15%,消除 $t_{1/2}$ 为 3~4 h。单次口服本品 400 mg 和800 mg,经 1~2 h 血药浓度达峰值,C_{max} 分别为 1.4~1.6 mg/L 和

2.5 mg/L。肾脏和肝胆系统为主要排泄途径。

· **适应证** · 适用于敏感菌所致的尿路感染、淋病、前列腺炎、肠道感染和伤寒及其他沙门菌感染。

· **用法用量** · 口服。每次 300～400 mg,每日 2 次。

· **制剂** · 胶囊:每粒 0.1 g。

· **注意事项** · ① 对本品及氟喹诺酮类药物过敏的患者禁用。② 本品宜空腹服用,为避免结晶尿的发生,宜多饮水,保持 24 h 排尿量在 1 200 ml 以上。③ 应用氟喹诺酮类药物可发生中、重度光敏反应。④ 应用本品时应避免过度暴露于阳光,如发生光敏反应需停药。⑤ 原有中枢神经系统疾病患者,例如癫痫及癫痫病史者应避免应用。⑥ 警惕使用本品后出现视网膜脱离的潜在风险。

▶ **洛美沙星(Lomefloxain)**

· **商品名** · 倍诺,康诺美沙,庆兴,乐福星,科奇,曾立特。

· **药理作用** · 本品为第三代喹诺酮类抗菌药物,通过抑制细菌的 DNA 螺旋酶而起杀菌作用,对肠杆菌科细菌如大肠埃希菌、志贺菌属、克雷伯菌属、变形杆菌属、肠杆菌属等具有高度的抗菌活性;流感杆菌、淋球菌等对本品亦呈现高度敏感;对不动杆菌、铜绿假单胞菌等假单胞菌属、葡萄球菌属和肺炎球菌、溶血性链球菌等亦具有一定的抗菌作用。

· **药代动力学** · 口服吸收快而完全,生物利用度为 90%～98%。单次空腹口服 400 mg 后,t_{max} 为 1～1.5 h,C_{max} 为 3.0～5.2 mg/L。血浆蛋白结合率为 10%,在体内分布广,大多数组织、体液中药物浓度可超过血药浓度。主要自肾脏排泄,给药后 48 h 可自尿液中以原型排出给药量的 60%～80%，$t_{1/2\beta}$ 为 7～8 h，肾功能减退时可延长。

- **适应证** · 适用于敏感菌引起的呼吸道感染，泌尿生殖系统感染，胃肠道细菌感染，腹腔、胆道、肠道、伤寒等感染，骨和关节感染、败血症等全身感染、皮肤软组织感染以及其他如副鼻窦炎、中耳炎、眼睑炎等。

- **用法用量** · 口服。每日 400～600 mg，顿服或分 2 次服用。较重感染可增至每日 800 mg，分 2 次服用。静脉滴注：每次 0.1～0.2 g，每日 2 次。

- **制剂** · 片剂：每片 0.1 g、0.2 g、0.3 g、0.4 g。胶囊：每粒 0.1 g、0.2 g。颗粒：每袋 0.1 g。注射剂：每支 0.1 g、0.2 g、0.4 g。

- **注意事项** · ① 对本品或其他喹诺酮类药物过敏者禁用，孕妇及 18 岁以下患者禁用。乳妇应用时需暂停授乳。② 与环孢素合用，可使环孢素血药浓度升高，不宜同用。③ 肝、肾功能减退者慎用。④ 原有癫痫等中枢神经疾患者，应避免应用氟喹诺酮类药物。⑤ 警惕使用本品后出现视网膜脱离的潜在风险。

► **依诺沙星**(Enoxacin)

- **商品名** · 立洛星，诺佳，福禄马，久诺。

- **药理作用** · 本品为杀菌剂，通过作用于细菌 DNA 螺旋酶的 A 亚基，抑制 DNA 的合成和复制而导致细菌死亡，具广谱抗菌作用，尤其对需氧 G⁻ 杆菌抗菌活性高，对青霉素耐药的淋病奈瑟菌、产酶流感嗜血杆菌和莫拉菌属均具有高度抗菌活性。在体外对肠杆菌科的大部分细菌，包括枸橼酸杆菌属，阴沟、产气肠杆菌等肠杆菌属，大肠埃希菌、克雷伯菌属、变形杆菌属、沙门菌属、志贺菌属、沙眼衣原体、支原体、军团菌等细菌具良好的抗菌作用,对铜绿假单胞菌等假单胞菌属的大多数菌株、多重耐药菌、结核杆菌和非结核性分枝杆菌也具抗菌活性。对厌氧菌的抗菌活性差。

· **药代动力学** · 口服后吸收完全,约可吸收给药量的 90%。单次给药后 t_{max} 为 $1\sim3$ h,口服 0.4 g 后 C_{max} 为 3.7 mg/L,静脉给药 0.2 g 和 0.4 g 后 t_{max} 约为 1 h, C_{max} 约为 2 mg/L 和 $3\sim5$ mg/L。广泛分布至各组织、体液,组织中的浓度常超过血药浓度而达有效水平。本品主要自肾脏排泄,48 h 内给药量的 52%$\sim$60%以原型自尿液中排出,部分在体内代谢,胆汁排泄约 18%, $t_{1/2}$ 为 $3.3\sim5.8$ h。

· **适应证** · 适用于由敏感的 G^- 菌和 G^+ 菌引起的泌尿生殖系统感染、呼吸道感染、胃肠道感染、伤寒、骨和关节感染、皮肤软组织感染、败血症等全身感染。

· **用法用量** · ① 口服。每次 $0.2\sim0.4$ g,每日 2 次。② 静脉滴注。每日 $0.4\sim0.6$ g,分 2 次给药。

· **制剂** · 片剂:每片 0.1 g、0.2 g。胶囊:每粒 0.1 g、0.2 g。注射剂:每支 0.1 g、0.2 g、0.3 g。

· **注意事项** · ① 对本品及氟喹诺酮类药物过敏、葡萄糖-6-磷酸脱氢酶(G-6-PD)缺乏症的患者禁用。② 孕妇禁用。哺乳期妇女应用本品时应暂停授乳。不宜用于 18 岁以下的小儿及青少年。③ 宜空腹服用。④ 尿碱化剂可减低本品在尿液中的溶解度,导致结晶尿和肾毒性。⑤ 应避免与茶碱类、环孢素、华法林、咖啡因、丙磺舒及布洛芬合用。

▶ **氧氟沙星**(Ofloxacin)

- **商品名**·泰利必妥,盖洛仙,培立必妥,奥复星,信利妥。

- **药理作用**·本品为杀菌剂,通过作用于细菌 DNA 螺旋酶的 A 亚单位,抑制 DNA 的合成和复制而导致细菌死亡。本品具广谱抗菌作用,尤其对需氧 G^- 杆菌的抗菌活性高,在体外对下列细菌具良好抗菌作用:肠杆菌科的大部分细菌,包括枸橼酸杆菌属,阴沟、产气肠杆菌等肠杆菌属,大肠埃希菌、克雷伯菌属、变形杆菌属、沙门菌属、志贺菌属、弧菌属等。对青霉素耐药的淋病奈瑟菌、产酶流感杆菌和莫拉菌属均具有高度抗菌活性。对结核杆菌和非结核性分枝杆菌也有抗菌活性。对厌氧菌的抗菌活性差。

- **药代动力学**·口服吸收完全,可吸收给药量的 $95\%\sim100\%$, t_{max} 为 1 h 左右,口服 0.2 g、0.3 g 和 0.4 g 的 C_{max} 分别为 2.47 mg/L、4.37 mg/L 和 5.60 mg/L。给药后分布广泛,全身组织和体液中均可达有效浓度。尚可穿过胎盘进入胎儿体内,也可通过乳汁分泌。血浆蛋白结合率为 $20\%\sim25\%$。本品主要以原型药自肾脏排泄,3% 在肝内代谢。口服后 24 h 内尿液中排出给药量的 $75\%\sim90\%$,$t_{1/2\beta}$ 为 $4.7\sim7.0$ h,肾功能减退时可延长。

- **适应证**·适用于敏感菌引起的泌尿生殖系统感染、呼吸道感染、胃肠道感染、伤寒、骨和关节感染、皮肤软组织感染、败血症等全身感染。

- **用法用量**·口服。成人常用量每次 $0.2\sim0.4$ g,每日 2 次。静脉滴注,剂量同口服给药。

- **制剂**·片剂:每片 0.1 g、0.2 g。注射剂:每支 0.1 g、

0.2 g、0.3 g、0.4 g。

- **注意事项**·① 对氧氟沙星、左氧氟沙星或对喹诺酮类中任何药物过敏者禁用。② 孕妇及 18 岁以下儿童禁用。哺乳期妇女使用本品应停止授乳。③ 使用本品可能导致肌腱炎、肌腱断裂风险增加。可引起糖尿病患者血糖波动。④ 有中枢神经系统疾病的患者使用本品，可能诱发癫痫。⑤ 使用本品后过度暴露于阳光下，有发生光毒性反应的风险。⑥ 警惕使用本品后出现视网膜脱离的潜在风险。⑦ 本品可能与发生肌腱、肌肉、关节、神经和中枢神经系统的致残性永久性副作用相关。

▶ **环丙沙星**(Ciprofloxacin)

- **商品名**·西普乐，悉复欢，特美力，丽珠环丙，赛克星。
- **药理作用**·本品具广谱抗菌作用，尤其对需氧 G^- 杆菌抗菌活性高，包括柠檬酸杆菌属、阴沟肠杆菌、产气肠杆菌、大肠埃希菌、克雷伯菌属、变形杆菌属等。对产酶流感嗜血杆菌和莫拉菌属菌有高度抗菌活性。对铜绿假单胞菌等假单胞菌属的大多数菌株具良好抗菌作用。对 MSSA 具抗菌活性，对肺炎链球菌、溶血性链球菌和粪肠球菌仅具中等抗菌活性。对沙眼衣原体、支原体、军团菌具良好抗微生物作用，对结核分枝杆菌和非结核性分枝杆菌亦有抗菌活性。对厌氧菌的抗菌作用差。
- **药代动力学**·空腹口服后吸收迅速，生物利用度为 49%～70%。口服 0.25 g、0.5 g、0.75 g 后，t_{max} 为 1～2 h，C_{max} 分别为 1.2～1.4 mg/L、2.4～2.6 mg/L、3.4～4.3 mg/L。静脉滴注 0.2 g 和 0.4 g 后，C_{max} 分

别为 2.1 mg/L 和 4.6 mg/L。吸收后广泛分布至全身组织和体液中,组织中的浓度常超过血药浓度,胆汁药物浓度可达同期血药浓度的 10 倍以上,血浆蛋白结合率为 20%～40%。口服给药后 24 h 内以原型经肾脏排出给药量的 40%～50%,静脉给药后排出给药量的 50%～70%。$t_{1/2\beta}$ 为 4 h,肾功能减退时稍延长(6 h)。仅少量环丙沙星可被血液透析和腹膜透析清除。

· 适应证 · 适用于敏感菌所致的泌尿与生殖系统感染、呼吸道感染、胃肠道细菌感染、复杂性腹腔感染、伤寒、骨和关节感染、皮肤及软组织感染、吸入性炭疽、血流感染等全身感染。与其他抗感染药物联用于中性粒细胞减少症发热时的经验性治疗。

· 用法用量 · ① 口服。成人常用量为每日 0.5～1.5 g,分 2～3 次服。② 静脉滴注。成人常用量为每次 0.2 g,每 12 h 用药 1 次;重症感染、铜绿假单胞菌感染或中性粒细胞减少症发热患者的经验治疗每日剂量可增至 0.8～1.2 g,分 2～3 次给药;吸入性炭疽每日给予 0.8 g,分 2 次给药。

· 制剂 · 片剂:每片 0.25 g、0.5 g。胶囊:每粒 0.25 g。注射剂:每支 0.1 g、0.2 g、0.25 g、0.4 g。

· 注意事项 · ① 对本品有过敏史或对其他喹诺酮类药物过敏者禁用。② 禁用于儿童、18 岁以下青少年、孕妇及哺乳期妇女。③ 偶可引起过敏性休克、肌腱炎、横纹肌溶解和 Q - T 间期延长,还可导致光敏反应。④ 碱化尿液的药物可能致结晶尿和肾毒性。⑤ 应避免与含铝或镁的抗酸药、咖啡因、茶碱类、华法林、环孢素、丙磺舒、非甾体抗炎药(NSAID)联用。

▶ **甲磺酸培氟沙星**(Pefoxiacin Mesylate)

· **商品名** · 培洛克, 安药, 辰景, 培氟新, 万辅, 威力克。

· **药理作用** · 本品为杀菌剂, 通过作用于细菌 DNA 螺旋酶的 A 亚基, 抑制细菌 DNA 的合成和复制而导致细菌死亡。具广谱抗菌作用, 对下列细菌具有良好的抗菌作用: 大肠埃希菌、克雷伯菌属、变形杆菌属、志贺菌属、伤寒及沙门菌属、流感嗜血杆菌以及奈瑟菌属等。对铜绿假单胞菌和金黄色葡萄球菌也有一定的抗菌作用。对肺炎球菌、各组链球菌和肠球菌仅具轻度作用。此外对麻风分枝杆菌也有抗菌活性。

· **药代动力学** · 口服吸收迅速而完全, 单剂量口服 0.4 g 后, C_{max} 为 5~6 mg/L, 生物利用度为 90%~100%, AUC 为 63(mg·h)/L。静脉滴注本品 0.4 g 后, 血药浓度为 5.8 mg/L, 血浆蛋白结合率为 20%~30%。本品吸收后体内分布广泛, 在支气管、肺、肝脏、肾脏、肌肉、前列腺等组织和胆汁、胸腔液、腹腔液中均能达到有效浓度, 分布容积 139 L, 对血脑屏障穿透性较高, CSF 中浓度约为血药浓度的 60%。主要在肝内进行代谢, 主要代谢产物为 N-去甲基物和 N-氧化代谢物, 其中 N-去甲基物同培氟沙星具有同样的体外抗菌作用, 20%~40% 自肾脏排泄, 尿液中有效浓度可维持 24 h 以上。$t_{1/2}$ 较长, 为 10~13 h。

· **适应证** · 适用于由敏感菌所致的泌尿与生殖系统感染、呼吸道感染、胃肠道细菌感染、伤寒、骨和关节感染、皮肤及软组织感染。

· **用法用量** · ① 口服。成人常用量, 第一日 400 mg 顿服,第二日起每日 400～800 mg,分 2 次。② 静脉滴注。成人常用量,每次 0.4 g,加入 5% 葡萄糖溶液 250 ml 中缓慢静脉滴入,每 12 h 1 次。③ 肾功能减退患者无须调整剂量;轻至中度肝功能损害者减半量应用。

- **制剂** · 片剂:每片 0.1 g、0.2 g。胶囊:每粒 0.1 g、0.2 g。注射剂:每支 0.2 g、0.4 g。

- **注意事项** · ① 对甲磺酸培氟沙星及氟喹诺酮类药物过敏者禁用,18 岁以下患者、孕妇禁用,哺乳期妇女禁用,G - 6 - PD 缺乏者禁用。② 使用本品可能引发结晶尿,尿碱化剂可加重,宜多饮水,保持 24 h 排尿量在 1 200 ml 以上。③ 可能发生严重光敏反应;原有中枢神经系统疾患者,例如癫痫及癫痫病史者均应避免应用,有指征时需仔细权衡利弊后应用。④ 与咖啡因、茶碱类药物、华法林、环孢素、丙磺舒、NSAID 合用时需引起注意。

▶ **氟罗沙星**(Fleroxacin)

- **商品名** · 麦佳乐杏,护康,千乐安,复诺定,安谱克,扶康。

- **药理作用** · 本品作用机制和近年来细菌耐药性增加情况同环丙沙星。对 G⁻ 菌,包括大肠埃希菌、肺炎克雷伯菌、变形杆菌属、沙门菌属、志贺菌属、阴沟肠杆菌、产气肠杆菌、柠檬酸杆菌属、黏质沙雷菌、铜绿假单胞菌、脑膜炎奈瑟菌、流感嗜血杆菌、卡他莫拉菌、嗜肺军团菌、淋病奈瑟菌等均具有较强的抗菌作用,对甲氧西林敏感葡萄球菌属、溶血性链球菌等 G⁺ 球菌亦具有中等抗菌作用。

- **药代动力学** 口服后吸收迅速而完全,生物利用度约 100%。健康志愿者单次口服 0.1 g、0.2 g 和 0.4 g 后,C_{max} 分别可达 1.6 mg/L、2.9 mg/L 和 5.1 mg/L,消除 $t_{1/2}$ 为 9.9～11.6 h。在体内有少量代谢物。血浆蛋白结合率为 23%,能广泛分布于各组织中。在多数组织中的浓度接近或高于同期血药浓度,但中枢神经系统中浓度很低。给药量的 60%～70% 以原型及代谢物经肾脏排泄。少部分由胆汁排泄,随粪便排出量仅占 3%。

- **适应证** 可用于敏感菌所致的呼吸系统感染、泌尿与生殖系感染、消化系统感染、皮肤及软组织感染、骨与关节感染、腹腔感染及盆腔感染等,后两者需要联用甲硝唑。

- **用法用量** ① 口服。每次 0.2～0.4 g,每日 1 次。② 静脉滴注。每次 0.2～0.4 g,每日 1 次。

- **制剂** 片剂:每片 0.1 g。胶囊:每粒 0.1 g。注射剂:每支 0.1 g、0.2 g、0.4 g。

- **注意事项** ① 对本品或其他喹诺酮类药物过敏者禁用,孕妇、哺乳期妇女及 18 岁以下患者禁用。② 原有中枢神经系统疾患者,包括脑动脉硬化或癫痫病史者均应避免应用,有指征时权衡利弊应用。③ 尿 pH 高易发生结晶尿,故每日饮水量必须充足。④ 本品可引起光敏反应,治疗期间及治疗后数日内应避免过长时间暴露于明亮光照下。⑤ 肝、肾功能减退者慎用,若使用需注意调整剂量和监测肝功能。⑥ 本品不良反应较多见,据报道临床应用后不良反应发生率约 20%,可见有胃肠道反应、中枢神经系统反应、过敏反应等,偶可有癫痫发作、精神异常、烦躁不安、意识混乱、幻觉、震颤等症状。

▶ **托氟沙星**（Tosufloxacin）

· **商品名** · Ozex，昂特。

· **药理作用** · 本品通过抑制细菌 DNA 螺旋酶，阻碍细菌的 DNA 复制，发挥抑菌和杀菌的作用。对 G^+ 菌、G^- 菌、厌氧菌等均有较强的抗菌活性，对 G^- 菌作用在喹诺酮类药物中最强。对大肠埃希菌、肺炎克雷伯菌、伤寒杆菌、流感杆菌和淋球菌的抗菌作用尤强，对铜绿假单胞菌的 *MIC* 为 4 mg/L，对流感杆菌的 *MIC* 为 0.016 mg/L，对肺炎克雷伯菌的 *MIC* 为 0.06 mg/L，对伤寒杆菌的 *MIC* 为 0.016 mg/L。对大部分耐环丙沙星的 G^+ 杆菌仍具良好的抗菌活性。本品抗金黄色葡萄球菌作用为诺氟沙星、环丙沙星和氧氟沙星的 4～8 倍，抗支原体、衣原体和淋球菌的作用为环丙沙星和氧氟沙星的 8～10 倍。

· **药代动力学** · 口服后吸收迅速，吸收率为 90%～99%，且不受食物影响，血药浓度与剂量呈线性关系。健康成人单次口服 150 mg、300 mg 时，t_{max} 为 1.5～3 h，C_{max} 分别为 0.65 mg/L 和 1.08 mg/L，$t_{1/2}$ 为 3.3～3.6 h。服用后在口腔组织、胆汁、胆囊组织、痰、皮肤、耳鼻喉组织、子宫、附件组织、前列腺组织、前列腺液、附睾组织均可达到治疗浓度，且无药物蓄积作用。血浆蛋白结合率为 35.5%～39.9%，24 h 内尿液中回收率为 45.8%，尿液中药物浓度可达 56.0 mg/L。肾功能不全者血浆 $t_{1/2}$ 延长。

· **适应证** · 适用于敏感菌所致呼吸系统感染、泌尿生殖系统感染、胆道感染、肠道感染、皮肤软组织感染。

· **用法用量** · 口服。① 一般感染：每日口服 300～450 mg，分 2～3 次服用。② 骨髓炎、化脓性关节炎：

每日口服 450 mg,分 3 次服用。③ 严重感染：每日
口服 600 mg,分 2～3 次服用。

· **制剂** · 胶囊：每粒 0.15 g。

· **注意事项** · ① 对本品或其成分或其他喹诺酮类药物
过敏者、孕妇、哺乳期妇女、18 岁以下患者禁用。
② 避免与 NSAID、含钙或镁的制酸剂同时服用(可
减弱本品效果)。③ 严重肾功能障碍者、患有癫痫等
疾病患者、高龄老年患者慎用。

▶ **芦氟沙星**(Rufloxacin)

· **商品名** · 卡力,赛孚。

· **药理作用** · 本品为杀菌剂,通过作用于细菌 DNA
螺旋酶的 A 亚基,抑制 DNA 的合成和复制而导致
细菌死亡。抗菌谱广,对大肠埃希菌、伤寒沙门
菌、志贺菌属、流感嗜血杆菌、淋病奈瑟菌等 G^- 菌
具有较强的抗菌活性,对葡萄球菌属、溶血性链球
菌等 G^+ 球菌也有一定的抗菌作用。对铜绿假单
胞菌无效。

· **药代动力学** · 口服吸收迅速而完全,消除 $t_{1/2}$ 长,约
为 35 h。本品吸收后广泛分布至各组织、体液中。
体内代谢产物为 N-去甲基芦氟沙星及硫-氧芦氟沙
星,前者含量约为 2%,后者含量极少,两种代谢产物
均有一定的抗菌活性。本品以原型自肾脏排泄约
50%,胆汁排泄 1%,以代谢物排出量约占 2%,另有
部分经肠管壁的跨上皮分泌液进肠道,再经粪便
排泄。

· **适应证** · 用于敏感菌引起的下呼吸道和泌尿生殖系
统感染。

- **用法用量** · 口服。每次 0.2 g，每日 1 次，首剂加倍为 0.4 g，疗程 5～10 d。对前列腺炎的疗程可达 4 周。
- **制剂** · 片剂：每片 0.1 g，0.2 g。胶囊：每粒 0.1 g。
- **注意事项** · ① 对本品或其他氟喹诺酮类药物过敏的患者禁用。② 孕妇、18 岁以下的小儿及青少年禁用，哺乳期妇女应用时应暂停授乳。③ 本品即使在正常剂量下也会干扰反应能力，因此驾驶员或机器操作者应慎用。④ 使用本品宜多饮水，防止出现结晶尿。⑤ 可能发生严重光敏反应，应引起注意；原有中枢神经系统疾病患者，有指征时需权衡利弊后应用。

▶ **甲磺酸帕珠沙星**（Pazufloxacin）

- **商品名** · Pasil，锋珠新，莱美净，尼赛信，旭原，伏立特。
- **药理作用** · 本品为新型氟喹诺酮类抗菌药物，作用机制同其他同类药物。具有抗菌谱广、抗菌作用强的特点。对 G$^+$ 菌如葡萄球菌、链球菌、肠球菌及 G$^-$ 菌如大肠埃希菌、奇异变形杆菌、克雷伯菌、阴沟肠杆菌、柠檬酸杆菌等均有良好的抗菌活性，对某些厌氧菌如产气荚膜梭状芽胞杆菌、痤疮丙酸杆菌、卟啉单胞菌、部分消化链球菌、脆弱拟杆菌及普雷沃菌属也有良好的抗菌活性。
- **药代动力学** · 健康志愿者单次静脉滴注甲磺酸帕珠沙星 300 mg、500 mg，静脉滴注持续 30 min，C_{max} 分别为 8.99 mg/L 及 11.0 mg/L，消除 $t_{1/2}$ 分别为 1.65 h 及 1.88 h；t_{max} 均为 0.5 h。给药后本药可迅速分布至组织和体液中，24 h 内尿液排泄率为 90%。肾功能障碍时,消除 $t_{1/2}$ 显著延长,AUC 显著升高,尿液中排泄率显著下降。

· **适应证** · 适用于敏感细菌引起的慢性呼吸道疾病伴发感染,肾盂肾炎、复杂性膀胱炎、前列腺炎,烧伤创面感染,外科伤口感染,胆囊炎、胆管炎、肝脓肿,腹腔内脓肿、腹膜炎,生殖器官感染,盆腔炎。

· **用法用量** · 静脉滴注。每次 0.3~0.5 g,每日 2 次,静脉滴注 30~60 min,可根据患者年龄和病情酌情调整剂量。

· **制剂** · 注射剂:每支 0.1 g、0.3 g、0.5 g。

· **注意事项** · ① 对帕珠沙星及喹诺酮类药物有过敏史的患者禁用,18 岁以下青少年、儿童及孕妇禁用,哺乳期妇女应用时应停止授乳。② 有抽搐或癫痫等中枢神经系统疾病和 G - 6 - PD 缺乏的患者慎用。③ 与茶碱、华法林、NSAID、丙磺舒合用时需引起注意。④ 老年患者和肾功能减退者需注意调整剂量。

▶ **巴洛沙星**(Balofloxacin)

· **商品名** · Q - roxin,天统,恒捷。

· **药理作用** · 本品通过干扰细菌 DNA 合成所必需的 DNA 螺旋酶而发挥抗菌作用。对 G⁺ 菌、G⁻ 菌及厌氧菌具广谱抗菌活性,尤其对 G⁺ 菌(包括 MRSA)、肺炎链球菌、肠球菌有良好的抗菌活性。对支原体、衣原体也有较好的抗菌活性。对肠杆菌属、流感嗜血杆菌、脆弱拟杆菌的抗菌活性较低,对铜绿假单胞菌无作用。

· **药代动力学** · 本品口服吸收良好,健康成人口服 100~400 mg,每日 1~2 次,t_{max} 为 1~1.2 h,C_{max} 范

围为 1~3.7 mg/L，V_d 约为 38 L，在体内广泛分布于
痰液、唾液、汗液、泪液、前列腺液等。在肺和肾脏的
药物浓度超过相应血药浓度 6~8 倍，在子宫的药物
浓度和血药浓度相当，在前列腺液中的浓度是血药
浓度的 40%，在前房水和 CSF 中的浓度仅为血药浓
度的 1/10。本品在肝脏代谢很少，主要以原型从肾
脏排泄，消除 $t_{1/2}$ 为 7~8 h。

- **适应证**·用于敏感菌所致的肠道感染、妇科感染、呼
吸道感染以及尿路感染等。
- **用法用量**·口服。成人每次 0.1~0.4 g，每日 2 次。
- **制剂**·片剂：每片 0.1 g。胶囊：每粒 0.1 g。
- **注意事项**·① 对本品或其他喹诺酮类药物过敏者禁
用。② 孕妇、哺乳期妇女、18 岁以下儿童和青少年
禁用，既往有因喹诺酮类药物引起肌腱炎、肌腱断裂
史的患者禁用。③ 本品可能出现癫痫样或其他中枢
神经系统反应，曾有报道发生肌腱炎甚至肌腱断裂
的情况，还有可能引起 Q-T 间期延长。④ 本品不
能与含有金属铝、镁的抗酸剂同时服用；与 NSAID
同时使用可能增加痉挛发作的危险性；本品与茶碱
类药物合用时，可能会增加后者的血药浓度水平。

▶ **左氧氟沙星**（Levofloxacin）
- **商品名**·可乐必妥，左克，利复星，瑞科沙，维沙星，天
力达。
- **药理作用**·本品为氧氟沙星的左旋体，通过抑制细菌
DNA 螺旋酶的 A 亚基，抑制细菌 DNA 合成及复制
而杀菌。其抗菌活性是氧氟沙星的 2 倍，对葡萄球
菌和链球菌的抗菌活性通常是环丙沙星的 2~4 倍，

对厌氧菌的抗菌活性为环丙沙星的 4 倍,对肠杆菌科细菌的抗菌活性与环丙沙星相当。对葡萄球菌、肺炎链球菌、化脓性和溶血性链球菌等 G^+ 菌、大肠埃希菌、克雷伯菌属、沙雷伯菌属、变形杆菌属、志贺菌属、沙门菌属、枸橼酸杆菌、不动杆菌属等 G^- 菌有较强的抗菌活性,对支原体、衣原体及军团菌也有良好的抗菌作用,但对厌氧菌和肠球菌作用较差。

- **药代动力学** · 本品口服吸收完全,生物利用度近 100%。单剂空腹口服 100 mg 和 200 mg 后,约 1 h 达 C_{max},分别为 1.36 mg/L 和 3.06 mg/L。药物吸收后广泛分布于体内,在扁桃体、前列腺组织、痰液、泪液等组织及体液中的药物浓度与血药浓度比值为 $1.1\sim2.1$。在体内代谢甚少,给药后 48 h 内经肾脏以原型从尿液中排出给药量的 80%~86%,肾功能损害者排出减少,2%自粪便排出。$t_{1/2}$ 为 5.1~7.1 h。

- **适应证** · 用于敏感菌所致的慢性支气管炎急性细菌感染、CAP 和 HAP、急性鼻窦炎、急性单纯性下尿路感染、复杂性尿路感染、急性肾盂肾炎、复杂性和非复杂性皮肤及皮肤结构感染等。

- **用法用量** · ① 口服。每日 0.4~0.5 g,分 2 次服或顿服。② 缓慢静脉滴注:每次 0.4~0.5 g,每日 1 次,每 0.2 g 静脉滴注时间不少于 60 min。

- **制剂** · 片剂:每片 0.1 g、0.2 g、0.25 g、0.5 g。注射剂:每支 0.05 g、0.1 g、0.2 g、0.3 g、0.4 g、0.5 g。

- **注意事项** · ① 对本品、氧氟沙星或喹诺酮类中任何药物过敏者禁用,过敏体质患者、高敏状态患者慎用。② 妊娠及哺乳期妇女、18 岁以下患者禁用。③ 本品可引起患者血糖波动。④ 可能引起 Q-T 间期延长,老年人发生 Q - T 间期延长风险增加。
⑤ 有癫痫或其他中枢神经系统基础疾病的患者慎
用。⑥ 用药期间避免过度日光或人工紫外线照射,
若发生光敏反应应立即停药。⑦ 警惕使用本品后出
现视网膜脱离的潜在风险。⑧ 本品可能与发生肌
腱、肌肉、关节、神经和中枢神经系统的致残性永久
性副作用相关。⑨ 严禁本品与其他药物混合同瓶滴
注,注意配伍用药,避免与偏碱性液体、头孢类抗生
素、中药注射剂等配伍使用。

▶ **司帕沙星**(Sparfloxacin)

· **商品名** · Spara,世保扶,巴沙,星特,司巴乐,海正
立特。

· **药理作用** · 本品为广谱氟喹诺酮类抗菌药物,其作用
机制为抑制细菌 DNA 螺旋酶,从而阻碍 DNA 复制,
产生杀菌作用。与其他氟喹诺酮类药物之间已发现
有交叉耐药性,但是某些对其他氟喹诺酮类药物耐
药的微生物对本品仍敏感。对金黄色葡萄球菌、肺
炎链球菌(PSSP、PRSP)、无乳链球菌、化脓链球菌等
G^+ 需氧菌,大肠埃希菌、流感嗜血杆菌、副流感嗜血
杆菌、肺炎克雷伯菌、卡他莫拉菌等 G^- 菌,以及肺炎
衣原体、肺炎支原体等非典型病原体具有抗菌作用。

· **药代动力学** · 口服吸收好,健康成人空腹口服
200 mg 时, t_{max} 为 4 h, C_{max} 为 0.58 mg/L, $t_{1/2}$ 约为
16 h,口服后主要在小肠吸收,进食几乎不影响本药
的吸收。本品体内分布好,主要分布于胆囊(约为血
药浓度的 7 倍);其次为皮肤、前列腺、子宫、卵巢、耳
鼻喉组织、痰液、前列腺液、尿液及乳汁中(约为血药

浓度的 1.5 倍）；再次为唾液、泪液（为血药浓度的
0.7～0.8 倍）；最低为房水及 CSF。血浆蛋白结合率
为 42%～44%。健康成人每次口服 200 mg 后 72 h，
用药量的 12% 以原型和 29% 以葡糖醛酸共轭物从尿
液中排泄，51% 以原型从粪便中排泄。

· **适应证** · 适用于敏感菌所致的呼吸系统感染、肠道感
染、胆道感染、泌尿生殖系统感染、皮肤软组织感染
以及口腔科感染性疾病。

· **用法用量** · 口服。每日 0.1～0.3 g，最多不超过
0.4 g，分 1～2 次服用。

· **制剂** · 片剂：每片 0.1 g、0.15 g、0.2 g。胶囊：每粒
0.1 g。颗粒：每粒 0.1 g。

· **注意事项** · ① 对喹诺酮类药物过敏者、孕妇、哺乳期
妇女及 18 岁以下患者禁用。② 用药期间尽量避免
过度暴露于日光。③ 有中枢神经系统疾病者慎用，
可能引起 Q - T 间期延长；老年患者，肝、肾功能异常
患者应适当降低剂量。④ 与 NSAID 合用，罕有引起
痉挛；与含有铝、镁、铁的抗酸药和硫糖铝合用可减
少吸收。

第四节　第四代喹诺酮类

▶ **莫西沙星**（Moxifloxacin）

· **商品名** · 拜复乐。

· **药理作用** · 本品通过对细菌的拓扑异构酶 Ⅱ（DNA
螺旋酶）和拓扑异构酶 Ⅳ 的抑制作用阻断细菌 DNA
复制而起抗菌作用。本品对肺炎克雷伯菌、阴沟肠
杆菌、沙门菌属等肠杆菌科细菌亦具高度抗菌活性；

对肺炎克雷伯菌、阴沟肠杆菌、幽门螺杆菌、空肠弯曲菌、沙门菌属等肠杆菌科细菌亦具良好抗菌作用，与环丙沙星相仿，但对肠球菌属、铜绿假单胞菌的作用略差。MRSA、洋葱伯克霍尔德菌、艰难梭菌对本品呈现耐药。

· **药代动力学** · 口服后吸收量好，生物利用度约90%。健康志愿者单次口服400 mg后0.5～4 h达C_{max}为(3.1 ± 1.0)mg/L，AUC为(36.1 ± 9.1)(mg·h)/L。单剂量静脉给药400 mg，1 h后C_{max}为(3.9 ± 0.9)mg/L，AUC为(39.3 ± 8.6)(mg·h)/L。每日口服或静脉滴注400 mg，多次给药后至少3 d后达稳态。每日400 mg多次口服后的C_{max}和AUC分别为(4.5 ± 0.5)mg/L和(48.0 ± 2.7)(mg·h)/L，每日400 mg静脉多次给药后的C_{max}和AUC分别为(4.2 ± 0.5)mg/L和(38.0 ± 4.7)(mg·h)/L。血浆蛋白结合率约为50%，表观分布容积为1.7～2.7 L/kg。口服吸收后体内分布广泛。口服或静脉给药后约有45%的药物以原型自尿和粪便中排出，$t_{1/2}$为(12 ± 1.3)h。莫西沙星在肝内通过与葡糖苷酸和硫酸酯结合而代谢，不经细胞色素酶P450系统。老年健康志愿者口服及静脉给药后C_{max}、AUC和$t_{1/2}$与年轻者无显著差异，在轻、中、重度肾功能减退者的药代动力学参数无改变，在轻、中度肝功能减退患者中，本品的AUC和C_{max}较健康志愿者有增加。严重肝功能减退者的药代动力学资料尚缺。

· **适应证** · 适用于敏感菌所致的急性细菌性鼻窦炎、慢性支气管炎急性细菌感染、CAP、单纯性和复杂性皮肤及皮肤结构感染、复杂性腹腔内感染。

- **用法用量**· ① 口服。每次 0.4 g，每日 1 次。② 静脉滴注。每次 0.4 g，每日 1 次。老年患者，轻、中度肝功能损害者以及肾功能减退者无须调整剂量。
- **制剂**· 片剂：每片 0.4 g。注射剂：每支 0.4 g。
- **注意事项**· ① 对本品或任何一种喹诺酮类药物过敏者禁用。② 妊娠期妇女和 18 岁以下患者禁用，哺乳期妇女必须使用本品时需停止授乳。③ 有导致肌腱炎和肌腱断裂的风险，还可使重症肌无力患者的肌无力恶化。④ 避免在原有中枢神经系统疾病的患者中应用。⑤ 用药期间避免过度日光或人工紫外线照射，若发生光敏反应应立即停药。⑥ 警惕使用本品后出现视网膜脱离的潜在风险。⑦ 本品可能与发生肌腱、肌肉、关节、神经和中枢神经系统的致残性永久性副作用相关。

▶ **加替沙星**（Gatifloxacin）

- **商品名**· 天坤，加西，艾尔嘉，海超，佳利克，悦博。
- **药理作用**· 本品通过对细菌 DNA 螺旋酶和拓扑异构酶Ⅳ两个靶位的作用阻断细菌 DNA 的复制。对需氧 G^+ 球菌、厌氧菌及肺炎支原体、肺炎衣原体等非典型病原体的作用较其他氟喹诺酮类抗菌药物增强。对 MSSA 和表皮葡萄球菌、肺炎链球菌（PSSP、PISP、PRSP）、化脓性链球菌等需氧 G^+ 球菌、流感和副流感嗜血杆菌、卡他莫拉菌、奇异变形杆菌均具高度抗菌活性，对肠球菌属、产气肠杆菌、阴沟肠杆菌、聚团肠杆菌、柠檬酸杆菌属、不动杆菌属、铜绿假单胞菌的抗菌活性较环丙沙星略差。约半数大肠埃希菌、MRSA、洋葱伯克霍尔德菌、艰难梭菌对该药呈现耐药。

• **药代动力学** • 口服吸收完全且不受饮食因素影响,绝对生物利用度约为 96%,口服后 t_{max} 为 1～2 h。口服 400 mg 每日 1 次,平均稳态 C_{max} 和 C_{min} 分别为 4.2 mg/L 和 0.4 mg/L,静脉给药者分别为 4.6 mg/L 和 0.4 mg/L。血浆蛋白结合率约为 20%。在体内广泛分布于组织和体液中。在体内很少代谢,无肝酶诱导作用,主要以原型自尿液排出,给药后 48 h 自尿液排出给药量的 70% 以上,消除 $t_{1/2}$ 为 7～14 h。

• **适应证** • 适用于敏感病原所致的慢性支气管炎急性细菌感染、CAP、急性鼻窦炎、单纯性或复杂性的尿路感染。大肠埃希菌感染需参照药敏试验结果给药。

• **用法用量** • ① 口服。每次 0.2～0.4 g,每日 1 次。② 静脉滴注。每次 0.2 g,每日 2 次。老年患者,轻、中度肝损伤患者无须调整剂量。

• **制剂** • 片剂:每片 0.1 g、0.2 g、0.4 g。胶囊:每粒 0.1 g、0.2 g。注射液:每支 0.1 g、0.2 g、0.4 g。

• **注意事项** • ① 对本品或喹诺酮类药物过敏者禁用。② 妊娠期妇女及 18 岁以下患者禁用,哺乳期妇女使用期间应停止授乳。③ 本品可引起血糖异常,故糖尿病患者禁用。④ 原有中枢神经系统疾病患者或存在其他诱发癫痫因素者宜避免使用该药。⑤ 可引起严重过敏反应、肌腱炎和 Q-T 间期延长,还可能引起光敏反应,用药期间避免过度日光或人工紫外线照射。

▶ **吉米沙星**(Gemifloxacin)

• **商品名** • 吉速星。

• **药理作用** • 本品通过细菌 DNA 螺旋酶和拓扑异构

酶Ⅳ两个靶位的作用阻断细菌 DNA 的复制。对肺炎链球菌的抗菌活性显著优于其他喹诺酮类药物；对青霉素中、高度敏感或耐药的肺炎链球菌，以及对红霉素、环丙沙星耐药的肺炎链球菌均存在高度抗菌活性。对 MSSA、CNS 及化脓性链球菌的活性较强，MRSA 对本品耐药。对流感嗜血菌、黏膜炎莫拉菌、大肠埃希菌、肺炎克雷伯菌、部分革兰阳性厌氧菌如产气荚膜杆菌、消化链球菌也具有高度抗菌活性，对不动杆菌属抗菌作用较差。不典型病原体对吉米沙星高度敏感。

- **药代动力学**·口服吸收迅速，且不受饮食因素影响，$0.5 \sim 2$ h 后达到 C_{max}，绝对生物利用度平均为 71%。单独给药时，$20 \sim 80$ mg 剂量时，C_{max} 和 AUC 呈线性增加。本品吸收后广泛分布于全身，血浆蛋白结合率为 $60\% \sim 70\%$。本品通过肝脏代谢，代谢主要产物为 N-乙酰基吉米沙星。本品主要通过粪便和尿液排出，肾清除率随剂量而变化，单独服用 320 mg/d 肾清除率为 $7.7 \sim 15.5$ L/h，$t_{1/2}$ 为 $5 \sim 9$ h。

- **适应证**·适用于敏感菌所致的慢性支气管炎急性发作、CAP、急性鼻窦炎。

- **用法用量**·口服，每次 320 mg，一日一次。

- **制剂**·片剂：每片 320 mg。

- **注意事项**· ① 本品可能引起眩晕；一旦发生，患者应避免开车、操作机器或从事需要精神警醒或协调的活动。 ② 硫糖铝能显著降低本品的生物利用度，建议间隔 2 h 服用。 ③ 丙磺舒能使本品肾清除率减少 50%，$AUC_{(0-t)}$、C_{max} 分别增加 45% 和 8%。 ④ 不推荐妊娠期及哺乳期妇女服用。 ⑤ 服药期间可能会出现轻度胃肠道反应、惊厥、疼痛、压痛或跟腱断裂。
⑥ 本品可能与发生肌腱、肌肉、关节、神经和中枢神经系统的致残性永久性副作用相关。

（王　佳　卢洪洲　董平）

第十一章　磺胺类与甲氧苄啶

▶ **磺胺甲噁唑**(Sulfamethoxazole)

· **商品名** · 磺胺甲基异噁唑，新诺明。

· **药理作用** · 本品属中效磺胺类药物，通过与对氨基苯甲酸(PABA)竞争性作用于细菌体内的二氢叶酸合成酶，阻止 PABA 作为原料合成细菌所需的叶酸，减少具有代谢活性的四氢叶酸的量，而后者则是细菌合成嘌呤、胸腺嘧啶核苷和脱氧核糖核酸(DNA)的必需物质，从而抑制了细菌的生长繁殖。具广谱抗菌作用，对非产酶金黄色葡萄球菌、化脓性链球菌、肺炎链球菌、大肠埃希菌、克雷伯菌属、沙门菌属、志贺菌属等肠杆菌科的部分菌株、淋球菌、脑膜炎球菌、流感嗜血杆菌具有抗菌作用，此外对沙眼衣原体、星形诺卡菌、恶性疟原虫和鼠弓形虫也有抗微生物活性。

· **药代动力学** · 口服吸收完全，约可吸收给药量的90%以上，给药后 2～4 h 血药浓度达高峰，单次口服2 g 后血中游离药物浓度可达 80～100 mg/L。吸收后广泛分布于肝、肾、消化道、脑等组织，在胸膜液、腹膜液和房水等体液中可达较高药物浓度，也可穿透血脑屏障,在 CSF 中达治疗浓度,脑膜无炎症时,可达同时期血药浓度的 50%;本品也易进入胎儿血液循环。本品 V_d 为 0.15 L/kg,血浆蛋白结合率为 60%~70%。由于磺胺类药物与胆红素竞争血红蛋白的结合,可使血中游离胆红素增高,有引起早产儿、新生儿发生核黄疸的可能。严重肾功能损害者本品的血浆蛋白结合率可降低。本品的消除 $t_{1/2}$ 在正常肾功能者约为 10 h,肾功能衰竭者增至 20~50 h。肝功能不全者,药物代谢作用减慢。主要自肾小球滤过排出,部分游离药物可经肾小管重吸收,药物排泄与尿液 pH 有关,在碱性尿液中排泄增多,少量自粪便、乳汁、胆汁等排出。给药后24 h 内自尿液中以原型排出给药量的 20%~40%。腹膜透析不能清除本品,血液透析仅中度清除该药。

· **适应证** · 主要用于:① 治疗敏感菌所致的急性单纯性尿路感染以及治疗星形诺卡菌病。② 与其他抗菌药联用,治疗对其敏感的流感杆菌、肺炎链球菌和其他链球菌所致的中耳炎。③ 与乙胺嘧啶联用,治疗鼠弓形虫引起的弓形虫病。④ 治疗杜克雷嗜血杆菌所致软下疳、预防敏感脑膜炎球菌所致脑膜炎(流行性脑脊髓膜炎)的可选药物。⑤ 治疗沙眼衣原体所致非特异性尿道炎、宫颈炎、尿道炎,新生儿包涵体结膜炎的次选药物。⑥ 作为对氯喹耐药的脑型疟疾(恶性疟疾)治疗的辅助用药。

· **用法用量** · ① 成人常用量:用于治疗一般感染,首剂 2 g,以后每日 2 g,分 2 次服用;较重患者,每日 2 g,分 2 次静脉滴注;疗程视病种而定。② 小儿常用量:用于治疗 2 个月以上婴儿及小儿的一般感染。首剂

50～60 mg/kg(总剂量不超过 2 g),以后每日按 50～60 mg/kg,分 2 次服用。

· **制剂** · 片剂:每片 0.5 g。

· **注意事项** · ① 对本品或磺胺类药物中任何一种药物过敏以及对呋塞米、砜类、噻嗪类利尿药、磺脲类、碳酸酐酶抑制药过敏者禁用。② 哺乳期妇女不宜应用,必须应用时应停止授乳。③ 除作为乙胺嘧啶的辅助用药治疗先天性弓形虫病外,该类药物在新生儿及 2 个月以下婴儿禁用;新生儿使用可能增加胆红素脑病发生的危险性。④ G - 6 - PD 缺乏症、血卟啉症、肾功能损害者慎用;老年患者、AIDS 患者应用本品发生严重不良反应的风险增加。⑤ 磺胺类药物可引起肝脏损害,导致黄疸、肝功能减退,严重者可发生急性重型肝炎;治疗中需注意检查周围血常规、尿常规及肝、肾功能。⑥ 用药期间应多饮水,保持高尿量,以防结晶尿的发生,必要时可服碱性药物。⑦ 磺胺类药物会增强磺脲类药物疗效(随之出现低血糖);增强苯妥英药物疗效(不良反应上升)及增强香豆素抗凝效果;对氨基苯甲酸及其衍生物(如普鲁卡因)可取代细菌摄取磺胺类药物,从而拮抗磺胺类药物的抑菌作用,两者应避免联用。

▶ **复方磺胺甲噁唑**(Sulfamethoxazole Trimethoprim)

· **商品名** · 复方新诺明。

· **药理作用** · 本品为磺胺甲噁唑(SMZ)和甲氧苄啶(TMP)的复方制剂,可协同阻止细菌叶酸代谢的一系列步骤。TMP 阻止二氢叶酸还原为四氢叶酸,SMZ 抑制对氨基苯甲酸转换为二氢叶酸,两者联用有协同抑菌或杀菌作用。

· **药代动力学** · 甲氧苄啶-磺胺甲噁唑(TMP - SMZ)是两种药物按 1∶5 比例组成的复合制剂(80 mg TMP 加 400 mg SMZ 或 160 mg TMP 加 800 mg SMZ)。两种药物口服吸收好,通过尿液排泄,24 h 内 SMZ 及 TMP 分别约有给药量的 50% 自尿液中排泄。在血浆中 $t_{1/2}$ 为 11 h,易渗入组织和体液,包括 CSF。TMP 聚集在前列腺组织。

· **适应证** · 本品可用于敏感的流感嗜血杆菌或肺炎链球菌所致的成人慢性支气管炎急性细菌感染、儿童急性中耳炎;大肠埃希菌、克雷伯菌属、肠杆菌属、奇异变形杆菌、普通变形杆菌和摩氏摩根菌敏感菌株所致细菌性尿路感染;产毒素大肠埃希菌和志贺菌所致腹泻;福氏或宋氏志贺菌敏感菌株所致肠道感染;耶氏肺孢菌病的治疗和预防;诺卡菌病;洋葱伯克霍尔德菌、嗜麦芽窄食单胞菌及耶尔森结肠炎等;也可用于治疗单核细胞增多性李斯特菌感染。

· **用法用量** · 口服。成人常用量:每次服 SMZ 800 mg 及 TMP 160 mg,每 12 h 1 次;治疗肺孢菌病,每次服 SMZ 800 mg 及 TMP 160 mg,每 8 h 1 次 × 21 d。2 个月以上体重 40 kg 以下儿童,SMZ 20～30 mg/kg 及 TMP 4～6 mg/kg,每 12 h 1 次,体重≥40 kg 的儿童剂量同成人;治疗肺孢菌病每次口服 SMZ 18.75～25 mg/kg 及 TMP 3.75～5 mg/kg,每 8 h 1 次 × 21 d。

· **制剂** · 片剂:SMZ 400 mg + TMP 80 mg、SMZ 100 mg + TMP 20 mg。分散片:SMZ 100 mg + TMP 20 mg、SMZ 400 mg + TMP 80 mg。注射剂:每支 SMZ 200 mg + TMP 40 mg、SMZ 400 mg + TMP 80 mg。

· **注意事项** · 参阅磺胺甲噁唑及甲氧苄啶。

▶ **磺胺嘧啶**(Sulfadiazine)

· **商品名** · 烧伤宁,磺胺哒嗪。

· **药理作用** · 本品为磺胺类抗生素,可与 PABA 竞争性地作用于二氢叶酸合成酶,从而抑制以 PABA 为原料合成四氢叶酸,进而抑制细菌蛋白质的合成而起到抗菌的作用。抗菌谱较广,对多数 G^+ 菌、多数 G^- 菌有抗菌作用。在 G^+ 菌中,本品对链球菌、肺炎球菌高度敏感,对葡萄球菌中度敏感,炭疽杆菌、破伤风杆菌及部分李斯特菌对本品较敏感。在 G^- 菌中,脑膜炎球菌、淋球菌、流感杆菌、鼠疫杆菌对本品高度敏感,大肠埃希菌、伤寒杆菌、痢疾杆菌、布鲁杆菌、霍乱弧菌、奇异变形杆菌等对本品中度敏感。对衣原体、放线菌和疟原虫对也较敏感。

· **药代动力学** · 口服后易自胃肠道吸收,约可吸收给药量的 70% 以上,但吸收较缓慢,给药后 3～6 h 达 C_{max},单次口服 2 g 后 C_{max} 为 30～60 mg/L。在体内分布与磺胺异噁唑相仿,可透过血脑屏障,脑膜无炎症时,CSF 中药物浓度约为血药浓度的 50%,有炎症时,可达血药浓度的 50%～80%。血浆蛋白结合率为 38%～48%。$t_{1/2}$ 为 8～13 h,肾功能衰竭者 $t_{1/2}$ 延长,给药后 48～72 h 内以原型自尿液中排出给药量的 60%～85%。药物在尿液中溶解度低,易发生结晶尿。腹膜透析不能清除本品。血液透析仅中等程度清除该药。

· **适应证** · 用于治疗敏感的链球菌、肺炎球菌、葡萄球菌、大肠埃希菌、产气杆菌、奇异变形杆菌等引起的呼吸系统感染,急、慢性尿路感染,肠道感染及局部软组织感染等;由于其对脑膜炎球菌较敏感,且易通过血脑屏障,故可作为普通型流行性脑脊髓膜炎的首选药,也可作为易感者的预防用药。

· **用法用量** ·

(1) 口服。① 常规治疗量。成人首剂 2 g,以后每次 1 g,一般感染每日 2 次,流行性脑脊髓膜炎每日 4 次。治疗 2 个月以上婴儿及小儿的一般感染,首剂按体重 50～60 mg/kg(总量不超过 2 g),以后每次 25～30 mg/kg,每日 2 次,首次剂量加倍(总量不超过 2 g)。② 预防流行性脑脊髓膜炎。成人每次 1 g,每日 2 次,疗程 2 d。2 个月以上婴儿及小儿,每日 0.5 g,疗程 2～3 d。

(2) 静脉注射或静脉滴注,用于治疗严重感染如流行性脑脊髓膜炎。① 成人用量:首剂按体重 50 mg/kg,继以每日按体重 100 mg/kg,分 3～4 次给药。② 治疗 2 个月以上儿童流行性脑脊髓膜炎,首剂 50 mg/kg(最大不超过 2 g),继以每日 100 mg/kg,分 4 次给药。

· **制剂** · 片剂:每片 0.5 g。磺胺嘧啶混悬液:每瓶 10%(g/ml)。

· **注意事项** · 同磺胺甲噁唑。

▶ **磺胺林**(Sulfalene)

· **商品名** · 磺胺甲氧嗪,磺胺甲氧吡嗪。

· **药理作用** · 本品为长效磺胺,具广谱抗菌活性,对非产酶葡萄球菌、化脓性链球菌、肺炎链球菌、大肠埃希菌、克雷伯菌属、沙门菌属、志贺菌属等肠杆菌科细菌、淋病奈瑟菌、脑膜炎奈瑟菌、流感嗜血杆菌均具有抗菌作用,但细菌对该类药物的耐药现象普遍存在,在葡萄球菌属、淋病奈瑟菌、脑膜炎奈瑟菌、肠杆菌科细菌中耐药菌株均有显著增多。

· **药代动力学** · 本品口服后易自胃肠道吸收,吸收完全。血浆蛋白结合率为 $60\% \sim 80\%$。大约给药剂量的 5% 代谢为乙酰化物。本品自尿中缓慢排泄,尿液中乙酰化物约占 70%。$t_{1/2}$ 为 $60 \sim 65$ h。

· **适应证** · 主要用于敏感菌所致的急、慢性尿路感染。

· **用法用量** · 口服。常用量为首剂 1 g,以后每隔 $2 \sim 3$ d 1 次,每次 $0.25 \sim 0.5$ g。

· **制剂** · 片剂:每片 0.25 g。

· **注意事项** · 参阅磺胺甲噁唑。

▶ **磺胺米隆**(Mafenide)

· **商品名** · 甲磺灭脓。

· **药理作用** · 本品抗菌谱广,对多种 G^- 菌及 G^+ 菌都有效,对铜绿假单胞菌有较强作用。能迅速渗入创面及焦痂,因此局部应用于烧伤感染及化脓创面较为适宜。对大肠埃希菌、破伤风杆菌、枯草杆菌、金黄色葡萄球菌、溶血性链球菌、肺炎链球菌等亦有一定作用,但在血液中很快被灭活。其抗菌作用不受脓液、分泌物、坏死组织的影响,也不为对氨基苯甲酸所拮抗。

· **药代动力学** · 本品可自创面部分吸收,体内代谢为无抗菌活性物质自尿液排出,代谢物仍保留其抑制碳酸酐酶的作用。本品对组织的穿透力较强,可迅速穿透坏死组织到达感染部位。

- **适应证** · 可用于预防或治疗二三度烧伤后继发创面感染,包括柠檬酸菌属、阴沟肠杆菌、大肠埃希菌、克雷伯菌属、变形杆菌、不动杆菌属、铜绿假单胞菌等假单胞菌属,葡萄球菌属,肠球菌属,白假丝酵母菌等真菌感染。
- **用法用量** · 外用。以 5%～10% 溶液湿敷或 5%、10% 软膏涂敷,每日 1 次。
- **制剂** · 溶液剂:5%、10%。乳膏剂:5%、10%。
- **注意事项** · ① 对本品有过敏史者及对磺胺类抗菌药物任一药物有过敏史者禁用。② 本品可自局部部分吸收,故应用本品后注意事项参阅磺胺甲噁唑。③ 有呼吸功能或肾功能不全者应避免应用或慎用本品。④ 本品不用于口服和注射,只供局部外用,每次外用量不应超过 5 g。

▶ **磺胺醋酰**(Sulfacetamide)

- **商品名** · 磺胺乙酰。
- **药理作用** · 本品属局部用磺胺,其抗菌作用较弱,水溶性好,可透入眼部晶状体及眼内组织而达较高浓度,制成 15%～30% 溶液可作滴眼用。
- **适应证** · 用于结膜炎、角膜炎、泪囊炎、沙眼及其他敏感菌引起的眼部感染。
- **用法** · 滴眼。每次 1～2 滴,每日 3～5 次。
- **制剂** · 滴眼液:每支 15%。
- **注意事项** · ① 对磺胺类药物过敏者禁用。② 细菌对本品易产生耐药性,尤其当剂量不足、用药不规则时。③ 因脓液与坏死组织含大量对氨基苯甲酸,可减弱磺胺醋酰钠的作用,局部感染用药时应先清创排脓。④ 普鲁卡因等可代谢产生对氨基苯甲酸的药物,可减弱磺胺醋酰钠的作用,不宜同时使用。

▶ **磺胺多辛**(Sulfadoxine)
- **商品名**·磺胺邻二甲氧嘧啶,周效磺胺。
- **药理作用**·本品为长效磺胺,是磺胺类药中在体内维持时间最长者,排泄慢。本品的抗菌作用稍弱于磺胺嘧啶,对金黄色葡萄球菌、链球菌、肺炎球菌、大肠埃希菌、变形杆菌、铜绿假单胞菌、沙门菌属等均有较好的抗菌作用。
- **药代动力学**·本品属长效磺胺,$t_{1/2}$ 为 203 h,故称周效磺胺。口服 1 g 后 4 h 达 C_{max},为82 mg/L。24 h 自尿液中仅排出给药量的 8%,7 d 约排出 30%。自体内消除缓慢。
- **适应证**·本品为长效磺胺类药,用于溶血性链球菌、肺炎球菌及志贺菌属等细菌感染,现已少用。本品与乙胺嘧啶联用可防治耐氯喹的恶性疟原虫所致的疟疾,也可用于疟疾的预防。
- **用法用量**·口服。首次 1～1.5 g,以后每次 0.5～1 g,每 4～7 d 服 1 次。
- **制剂**·片剂:每片 0.5 g。
- **注意事项**·① 缺乏 G-6-PD、肝功能不全、肾功能不全、血卟啉症、失水、艾滋病(AIDS)、休克和老年患者慎用。② 与其他磺胺类药物存在交叉过敏反应。③ 对呋塞米、砜类、噻嗪类利尿药、磺脲类药、碳酸酐酶抑制药呈现过敏的患者,对磺胺药药物亦可过敏。④ 每次服用时应饮用足量水分。⑤ 本品能抑制大肠埃希菌的生长,妨碍 B 族维生素在肠内的合成,故使用超过 1 周以上者,应同时给予维生素 B。⑥ 不可任意加大剂量、增加用药次数或延长疗程,以防蓄积中毒。

▶ **甲氧苄啶**(Trimrthoprim)

· **商品名** · 抗力舒。

· **药理作用** · TMP 的抗菌作用机制是抑制细菌二氢叶酸还原酶,使二氢叶酸不能还原成四氢叶酸,阻止细菌核酸的合成。因此,它与磺胺类药合用,可使细菌的叶酸代谢遭到双重阻断,增强磺胺类药的抗菌作用达数倍至数十倍,甚至出现杀菌作用,而且可减少耐药菌株的产生,对磺胺类药已耐药的菌株也可被抑制。TMP 还可增强多种抗菌药物(如四环素、庆大霉素等)的抗菌作用。

· **药代动力学** · 口服吸收迅速而完全,约可吸收给药量的 90% 以上,t_{max} 为 1～4 h,口服 0.1 g,C_{max} 约为 1 mg/L。吸收后广泛分布至组织和体液中,在肾、肝、脾、肺、肌肉、支气管分泌物、唾液、阴道分泌物、前列腺组织及前列腺液中的药物浓度均超过血药浓度。本品可通过血脑屏障,脑膜无炎症时 CSF 中药物浓度为血药浓度的 30%～50%,有炎症时可达 50%～100%。TMP 亦可穿过血-胎盘屏障,胎儿血液循环中药物浓度接近母体血药浓度。乳汁中药物浓度接近或高于血药浓度。表观分布容积为 1.3～1.8 L/kg,血浆蛋白结合率为 30%～46%。本品主要自肾小球滤过,肾小管分泌排出,10%～20% 在肝脏代谢。给药量的 50%～60% 在 24 h 内从尿液中排出,其中 80%～90% 为原型。在酸性尿液中排泄

增加,碱性尿液中排泄减少。$t_{1/2\beta}$为 8～15 h,无尿时
为 20～50 h。

- **适应证**·该品很少单用,多与磺胺类药联用于治疗呼
  吸道感染、尿路感染、肠道感染和脑膜炎、败血症等。
  对伤寒、副伤寒疗效不低于氨苄西林,也可与长效磺
  胺类药联用于耐药恶性疟的防治。

- **用法用量**·口服。成人每次 100～200 mg,每日 2
  次。儿童每日 2～5 mg/kg,分 2 次给药。

- **制剂**·片剂:每片 100 mg。

- **注意事项**·① 服后可能出现恶心、呕吐、食欲不振、
  血尿、药物过敏、白细胞和血小板减少等,停药后即
  可恢复正常。② 较长期服用(超过 15～20 d)或按较
  大剂量连续用药时,应注意血常规变化。③ 孕妇禁
  用。早产儿、新生儿避免使用。④ 严重肝肾疾病、血
  液病(如白细胞减少、血小板减少、紫癜症等)患者
  禁用。

(孟现民　卢洪洲　董　平)

第十二章 硝基呋喃类

► **呋喃西林**(Nitrofural)
- **商品名** · 丹芙灵,中丹。
- **药理作用** · 本品通过干扰细菌的糖代谢过程和氧化酶系统而发挥抑菌或杀菌作用,主要干扰细菌糖代谢的早期阶段,导致细菌代谢紊乱而死亡。其抗菌谱较广,对多种 G^+ 菌和 G^- 菌有抗菌作用,对厌氧菌也有作用,对铜绿假单胞菌和肺炎双球菌抗菌作用弱,变形杆菌属对其耐药,对真菌、霉菌无效,但对因霉菌引起的细菌感染仍有相当效力。对敏感菌的杀菌浓度为 $13 \sim 20\ \mu g/ml$,抑菌浓度为 $5 \sim 10\ \mu g/ml$。
- **适应证** · 临床仅用作消毒防腐药,用于皮肤及黏膜的感染,如化脓性中耳炎、化脓性皮炎、急(慢)性鼻炎、烧伤、溃疡等。
- **用法用量** · 局部外用。0.01%～0.02%灭菌水溶液湿敷、冲洗创面或灌洗腔道。0.2%～1%软膏涂敷。
- **制剂** · 散剂:每袋 10 g。乳膏剂:每支 10 g。
- **注意事项** · 对呋喃类药物过敏者忌用。

▶ **呋喃妥因**(Nirtofurantoin)

- **商品名** · 呋喃坦啶,硝呋妥因。

- **药理作用** · 本品作用机制尚不十分明确,可能与干扰细菌体内氧化还原酶系统,导致细菌代谢紊乱并损伤其 DNA 有关。体外药物敏感试验结果显示多数大肠埃希菌对本品敏感;克雷伯菌属、产气肠杆菌、志贺菌属等敏感差异较大,大多呈中度耐药;铜绿假单胞菌与变形杆菌属通常对本品耐药。对部分金黄色葡萄球菌、表皮葡萄球菌、腐生葡萄球菌和肠球菌属也具抗菌活性。在酸性环境中,药物抗菌活性增高。

- **药代动力学** · 本品在小肠内吸收迅速而完全,t_{max} 为 1～2 h,生物利用度在空腹时为 87%,进食时为 94%。单剂口服 100 mg 后,C_{max} 仅为 0.72 mg/L。由于迅速排泄,血和组织中药物浓度甚低,达不到有效浓度。本品可透过胎盘,羊水和脐带血中的药物浓度低于母体血药浓度。血浆蛋白结合率为 60%。部分药物在体内被各组织(包括肝脏)迅速代谢灭活,$t_{1/2}$ 为 0.3～1 h。肾小球滤过为主要排泄途径,少量自肾小管分泌和重吸收。30%～40% 迅速以原型自尿液排出。透析可清除本品。肾功能不全者、新生儿和婴儿的药物排泄率低,易产生严重毒性反应。

- **适应证** · 本品适用于治疗敏感菌所致的急性单纯性下尿路感染(但不宜用于肾盂肾炎的治疗)。也可用于尿路感染的预防。

- **用法用量** · 口服。① 成人:每次 50～100 mg,每日 3～4 次;对尿路感染反复发作者,可预防应用,每日 50～100 mg,睡前服。② 1 个月以上儿童:每日 5～

7 mg/kg,分 4 次服用。疗程至少 1 周,或用至尿培养转阴后至少 3 日。

· **制剂** · 片剂：每片 50 mg。肠溶片：每片 50 mg。肠溶胶囊：每粒 50 mg。

· **注意事项** · ① 对呋喃妥因类药物过敏者禁用;无尿、少尿或肾功能明显受损者(内生肌酐清除率＜60 ml/min 或有临床显著的血肌酐值升高)禁用;孕妇(妊娠 38～42 周)及分娩或即将分娩者禁用;新生儿禁用;有呋喃妥因治疗导致胆汁淤积性黄疸或肝功能异常者禁用。② 哺乳期妇女应用时宜停止授乳。③ 该药可导致发热、皮疹、过敏性肺炎,可发生慢性进行性肺间质纤维化。可引起感觉异常,如继续用药,会出现严重感觉性多发性神经病,尤其是肾功能衰竭患者。④ 丙磺舒或磺吡酮等药物可抑制呋喃妥因经肾小管分泌,导致后者的血药浓度增高、毒性增强;在体外与氟喹诺酮类药物的抗菌作用相拮抗,其临床意义不明;与氟康唑联用,肝毒性和肺毒性增加;与肝毒性药物联用,有增加肝毒性的可能;与叶酸联用,可降低叶酸的吸收,使叶酸的血药浓度下降。

▶ **呋喃唑酮**(Furazolidone)

· **商品名** · 痢特灵。

· **药理作用** · 本品对 G^+ 菌及 G^- 菌均有一定抗菌作用,包括沙门菌属、志贺菌属、大肠埃希菌、肺炎克雷伯菌、肠杆菌属、金黄色葡萄球菌、粪肠球菌、化脓性链球菌、霍乱弧菌、弯曲菌属、拟杆菌属等,在一定浓度下对毛滴虫、贾第鞭毛虫也有活性。其作用机制为干扰细菌氧化还原酶从而阻断细菌的正常代谢。

- **药代动力学**·口服仅吸收 5%，成人顿服 1 g，血药浓度为 1.7～3.3 mg/L，但在肠道内药物浓度高。部分吸收药物随尿液排出。

- **适应证**·主要用于敏感菌所致的各种肠道感染，肠炎、霍乱，亦可用于伤寒、副伤寒、贾第鞭毛虫病、滴虫病等。与制酸剂等药物联用治疗幽门螺杆菌所致的胃窦炎（目前已少用）。

- **用法用量**·口服。成人每次 0.1 g，每日 3～4 次；儿童每日 5～7 mg/kg，分 3～4 次服用。肠道感染疗程为 5～7 d，贾第鞭毛虫病疗程为 7～10 d。

- **制剂**·片剂：每片 10 mg、30 mg、100 mg。

- **注意事项**·① 对呋喃类药物过敏者禁用，新生儿、孕妇和哺乳期妇女禁用。② 口服期间饮酒，可引起双硫仑样反应，表现为皮肤潮红、瘙痒、发热、头痛、恶心、腹痛、心动过速、血压升高、胸闷烦躁等，故服药期间和停药后 5 d 内，禁止饮酒及服用含乙醇的饮料。③ 本品可增强左旋多巴及地西泮的作用，与三环类抗抑郁药联用可引起急性中毒性精神病，应予避免。本品与胰岛素联用可增强和延长胰岛素的降血糖作用，与麻黄碱联用时可使血压升高。⑤ 余参阅呋喃妥因。

（王江蓉 卢洪洲 董 平）

第十三章　硝基咪唑类

▶ **甲硝唑**(Metronidazole)

· **商品名** · 灭滴灵，甲硝哒唑，甲硝基羟乙唑，灭滴唑。

· **药理作用** · 本品为硝基咪唑衍生物，对所有专性厌氧菌和某些原虫寄生虫（如阴道毛滴虫、溶组织阿米巴、兰伯贾第虫）具有抗菌活性，但对兼性厌氧菌和需氧菌无抗菌活性。

· **药代动力学** · 口服或直肠给药后能迅速而完全吸收，生物利用度80%以上，血浆蛋白结合率<5%，吸收后广泛分布于各组织和体液中，且能通过血脑屏障，唾液、胎盘、胆汁、乳汁、羊水、精液、尿液、脓液和CSF中均能达到有效药物浓度。健康成人CSF中血药浓度为同期血药浓度的43%。少数脑脓肿患者，每日服用1.2～1.8g后，脓液的药物浓度（34～45 mg/L）高于同期的血药浓度（11～35 mg/L）。耳内感染后其脓液内的药物浓度在8.5 mg/L以上。口服后1～2 h血药浓度达高峰，有效血药浓度能维持12 h。口服0.25 g、0.4 g、0.5 g、2 g后的血药浓度分别为6 mg/L、9 mg/L、12 mg/L、40 mg/L。60%～80%经肾脏排出，10%随粪便排出，14%从皮肤排

泄。单次静脉给药 500 mg 后 C_{max} 为 20 mg/L。血浆蛋白结合率低于 20%，V_d 为 0.6～0.8 L/kg。本品及其代谢产物 60%～80% 经尿液排出，6%～15% 随粪便排泄。肾清除率为 10 ml/min。原型药的 $t_{1/2\beta}$ 为 7～8 h，酒精性肝硬化患者 $t_{1/2}$ 可达 18 h(10～29 h)。本品及其代谢物可很快经血液透析清除，血液透析患者 $t_{1/2}$ 为 2.6 h，腹膜透析不能清除本品。

- **适应证** 适用于各种厌氧菌引起的血流感染、心内膜炎、脓胸、肺脓肿、腹腔感染、盆腔感染、妇科感染、骨和关节感染、脑膜炎、脑脓肿、皮肤及软组织感染，艰难梭菌引起的抗生素相关肠炎，幽门螺杆菌相关胃窦炎或消化性溃疡，牙周感染及加德纳菌阴道炎等。甲硝唑亦可作为某些手术前的预防用药，如结肠、直肠择期手术等。甲硝唑还可用于治疗肠道及肠外阿米巴病(阿米巴肝脓肿等)、阴道滴虫病、小袋虫病、麦地那龙线虫病、贾第虫病。

- **用法用量** 口服或静脉滴注。
  (1) 厌氧菌感染。① 成人常用量：500 mg/次，每 8 h 1 次口服(每日剂量不超过 4 g)，或首剂 15 mg/kg(每次剂量不超过 1 g)，继以 7.5 mg/kg，每 8～12 h 1 次静脉滴注。② 儿童常用量：每日 20～50 mg/kg，分 3 次口服；或按体重计算剂量同成人静脉滴注。
  (2) 肠道感染，包括克罗恩病、抗生素相关性肠炎、幽门螺杆菌相关性胃窦炎及消化性溃疡。500 mg/次，每 6～8 h 1 次口服。
  (3) 与其他抗菌药物联用于清除幽门螺杆菌，0.4 g/次，每日 2 次，餐后服。
  (4) 对原虫及蠕虫感染治疗。① 肠阿米巴病：每次

0.4～0.8 g,每日 3 次,疗程 5～7 d。② 肠外阿米巴病:每次 0.6～0.8 g,每日 3 次,疗程 14～20 d。③ 贾第虫病:每日 12～25 mg/kg,疗程 5～10 d。④ 滴虫病:每次 0.2～0.4 g,每日 3 次,疗程 7 d。⑤ 麦地那龙线虫病:每次 0.2 g,每日 3 次,疗程 9 d。⑥ 小袋虫病:每次 0.2 g,每日 2 次,疗程5 d。⑦ 皮肤利什曼病:每次 0.2 g,每日 3 次,疗程10 d,间隔 10 d 重复一疗程。⑧ 微丝蚴病:每次 0.4 g,每日 3 次,疗程 10 d。

- **制剂** · 片剂:每片 0.1 g、0.2 g、0.25 g。胶囊:每粒 0.2 g。阴道泡腾片:每片 0.2 g。栓剂:每粒 0.25 g、0.5 g、1 g。注射剂:每瓶 0.05 g、0.1 g、0.2 g、0.5 g、1.25 g。

- **注意事项** · ① 对本品或其他硝基咪唑类过敏者禁用。② 妊娠头 3 个月者禁用,哺乳期不建议使用,若必须用药,应停止授乳,并在停药后 24～48 h 方可重新授乳。③ 肾功能衰竭者剂量减半,严重肝功能减退者,需适当减量并监测血药浓度。④ 可有恶心、呕吐、头痛、抽搐、晕厥、其他中枢神经系统反应、外周神经病,以及皮疹、发热、可逆性中性白细胞缺少症等不良反应。还会引起口腔金属味,黑尿。使用本品期间及停药后至少 3 d 内不得饮酒。⑤ 甲硝唑能抑制法华林和其他抗凝药物的代谢,增加其抗凝作用;苯妥英钠、苯巴比妥可加强本品的代谢,西咪替丁可延缓本品的代谢。⑥ 治疗阴道滴虫病时,需同时治疗其性伴侣。

▶ **替硝唑**(Tinidazole)
- **商品名** · 快服净,替你净,乐净,康多利。

- **药理作用** 本品对原虫(溶组织阿米巴、阴道滴虫等)和厌氧菌有良好活性。对阿米巴和蓝氏贾第虫的作用优于甲硝唑。G^+ 厌氧菌(消化球菌、消化链球菌、乳杆菌属),梭状芽胞杆菌属和难辨梭菌等对本品均较敏感;本品对脆弱类杆菌、梭杆菌属和费氏球菌属等 G^- 厌氧菌的作用略胜于甲硝唑,空肠弯曲菌等则对本品中度敏感。放线菌属和丙酸杆菌属等对该品耐药。其作用机制为抑制病原体 DNA 合成并能快速进入细胞内。

- **药代动力学** 口服吸收完全,单剂口服 150 mg 后 3 h 达 C_{max},为 4.91 mg/L;口服 2 g,2 h 后的 C_{max} 为 51 mg/L,24 h 后仍高达 19.0 mg/L,72 h 后降至 1.3 mg/L。与甲硝唑比较,本品吸收快,血药浓度较高,持续时间较长。静脉滴注 800 mg、1 600 mg,10~15 min 后,C_{max} 分别为 15.3 mg/L、32 mg/L,24 h后为 4.3 mg/L 及 8.6 mg/L。体内分布广泛,易于透过血脑屏障,脑膜无炎症时 CSF 浓度为同期血药浓度的 80%,可通过胎盘,胎儿血液循环及胎盘中可达较高药物浓度,胆汁及唾液浓度几与血药浓度相等。血浆蛋白结合率为 12%。本品在肝脏代谢,原型药物及代谢产物主要从尿液排出。$t_{1/2}$ 为11.6~13.3 h,平均 12.6 h。肾功能不全者药代动力学参数不变,血液透析可快速清除本品,血液透析后须重复给药 1 次。

- **适应证** 用于各种厌氧菌感染,如败血症、骨髓炎、腹腔感染、盆腔感染、支气管感染、肺炎、鼻窦炎、皮肤蜂窝织炎、牙周感染及术后伤口感染;用于结直肠手术、妇产科手术及口腔手术等的术前预防用药;用于肠道及肠道外阿米巴病、阴道滴虫病、贾第虫病、加得纳菌阴道炎等的治疗;也可作为甲硝唑的替代药用于幽门螺杆菌所致的胃窦炎及消化性溃疡的治疗。

· **用法用量**·静脉滴注或口服。

(1) 厌氧菌引起的感染:成人每次 0.8 g,每日 1 次,静脉缓慢滴注;或口服 1 g,每日 1 次,口服首剂加倍。一般疗程 5~6 d,或根据病情决定。

(2) 手术前预防用药:总量 1.6 g,分 1 次或 2 次静脉滴注,第一次于手术前 0.5~2 h,第二次于手术期间或术后 12~24 h 内滴注;或术前顿服 2 g。

(3) 与其他抗菌药物联用于清除幽门螺杆菌,每次 0.5 g,每日 2 次,餐后口服。

(4) 原虫感染:① 阴道滴虫病、贾第虫病。单剂量 2 g 顿服,小儿 50 mg/kg 顿服,间隔 3~5 d 可重复 1 次。② 肠阿米巴病。每次 0.5 g,每日 2 次,疗程 5~10 d;或每次 2 g,每日 1 次,疗程 2~3 d;小儿每日 50 mg/kg,顿服 3 d。③ 肠外阿米巴病。每次 2 g,每日 1 次,疗程 3~5 d。

· **制剂**·片剂:每片 0.5 g。胶囊:每粒 0.25 g、0.5 g。阴道泡腾片:每片 0.2 g。栓剂:每粒 0.2 g、0.25 g、1 g。注射剂:每瓶 0.2 g、0.4 g、0.8 g。

· **注意事项**·① 对本品或其他硝基咪唑类药物过敏者禁用。② 妊娠头 3 个月者禁用,哺乳期妇女必须使用时须停止授乳,并在停药 3 d 后方可授乳。③ 用药期间应避免饮用含乙醇的饮料,以免出现双硫仑样反应。④ 其他注意事项参阅甲硝唑。

▶ **奥硝唑**(Ornidazole)

· **商品名** · 泰方,优伦,典典苏,圣诺,圣诺安,妥苏,今达。

· **药理作用** · 本品为第三代硝基咪唑类衍生物,其发挥抗微生物作用的机制可能是：通过其分子中的硝基,在无氧环境中还原成氨基或通过自由基的形成,与细胞成分相互作用,从而导致微生物死亡。

· **药代动力学** · 奥硝唑容易经胃肠道吸收,1.5 g单剂量口服用药在2 h内就达到约30 mg/L的最高血药浓度,24 h后降到9 mg/L,48 h后降到2.5 mg/L。奥硝唑也经由阴道吸收,插入500 mg阴道栓剂后12 h,最高血药浓度约为5 mg/L。消除$t_{1/2}$为14 h,与血浆蛋白结合率小于15%。广泛分布于人体组织和体液中,包括脑脊髓液。奥硝唑在肝脏中代谢,少量在粪便中排泄。已报道单剂量口服于5 d中消除量为85%(其中尿液中排泄63%,粪便中排泄22%)。胆汁排泄在奥硝唑及其代谢物的消除中约占4.1%。

· **适应证** · 主要用于治疗由脆弱拟杆菌、狄氏拟杆菌、卵圆拟杆菌、多形拟杆菌、普通拟杆菌、梭状芽胞杆菌、真杆菌、消化球菌和消化链球菌、幽门螺杆菌、黑色素拟杆菌、梭杆菌、CO_2噬组织维菌、牙龈类杆菌等敏感厌氧菌所引起的多种感染性疾病,包括腹腔感染、盆腔感染、口腔感染、外科感染、脑部感染、败血症、菌血症等,也可用于围术期预防感染以及治疗消化系统严重阿米巴病。

· **用法用量** · ① 防治厌氧菌感染：成人0.5 g/次,每日2次;儿童,每次10 mg/kg,每日2次。② 阿米巴病：

成人 0.5 g/次,每日 2 次;儿童 25 mg/(kg·d),每日 2 次。③ 贾第虫病:成人 1.5 g/次,每日 1 次;儿童 40 mg/(kg·d),每日 1 次。④ 毛滴虫病:成人 1～ 1.5 g/次,每日 1 次;儿童 25 mg/(kg·d),每日 1 次;或遵医嘱。

· **制剂** · 片剂:每片 0.25 g、0.5 g。胶囊:每粒 0.1 g、0.25 g。栓剂:每枚 0.5 g。注射剂:每支 0.5 g。

· **注意事项** · ① 禁用于对本品及其他硝基咪唑类药物过敏的患者。② 禁用于脑和脊髓发生病变的患者以及癫痫患者。③ 禁用于器官硬化症、造血功能低下、慢性酒精中毒患者。④ 妊娠早期(妊娠前 3 个月)和哺乳期妇女慎用。⑤ 使用过程中,如有异常神经症状反应须立即停药,并进一步观察治疗。⑥ 肝功能损伤患者每次用药剂量与正常用量相同,但用药间隔时间要延长 1 倍,以免药物蓄积。⑦ 儿童慎用,建议 3 岁以下儿童不用。

▶ **塞克硝唑**(Secnidazole)

· **商品名** · 力普康,可尼。

· **药理作用** · 本品为 5 - 硝基咪唑类抗微生物药物,其结构及药理作用与甲硝唑相似。塞克硝唑的体外抗原虫谱与甲硝唑相当,包括阴道毛滴虫、牛毛滴虫、痢疾阿米巴、蓝氏贾第虫(十二指肠贾第鞭毛虫、肠贾第鞭毛虫)。

· **药代动力学** · 口服后吸收迅速完全,单次口服 0.5～ 2 g 的绝对生物利用度近 100%(±26%),一般口服 2 h 内血药浓度达峰值,在给药剂量 0.5～2.0 g 范围内血药浓度与给药剂量呈线性关系,C_{max} 为 35.7～

46.3 mg/L,血浆蛋白结合率为 15%,表观分布容积为 49.2 L,有效药物浓度可持续 48 h, $t_{1/2\beta}$ 为 17～29 h,男性约 20 h,女性约 14 h。本品主要在肝脏代谢,以原型随尿液排出,96 h 累积经尿液排泄量约为 50%。

· **适应证** · 主要用于由阴道毛滴虫引起的尿道炎和阴道炎、肠阿米巴病、肝阿米巴病、贾第鞭毛虫病。

· **用法用量** · ① 由阴道毛滴虫引起的尿道炎和阴道炎。成人每次 2 g,单次口服。配偶应同时服用。② 肠阿米巴病。有症状的急性阿米巴病:成人每次 2 g,单次口服;儿童每次 30 mg/kg,单次口服;无症状的急性阿米巴病:成人每次 2 g,每日 1 次,连服 3 d;儿童每次 30 mg/kg,每日 1 次,连服 3 d。③ 肝脏阿米巴病。成人每日 1.5 g,1 次或分次口服,连服 5 d;儿童每次 30 mg/kg,1 次或分次口服,连服 5 d。④ 贾第鞭毛虫病。儿童每次 30 mg/kg,单次服用。

· **制剂** · 胶囊:每粒 0.25 g。片剂:每片 0.25 g、0.5 g。

· **注意事项** · ① 服药期间禁饮酒精(乙醇)类饮料或饮酒。② 妊娠或有可能妊娠的妇女禁用,哺乳期妇女应避免授乳。③ 对华法林的抗凝作用有很强的抑制,故有血常规异常既往史的患者不宜服用。④ 餐前口服。

(王江蓉　卢洪洲　董　平)

第十四章　抗结核药

▶ **异烟肼**(Isoniazid)

· **商品名** · 雷米封。

· **药理作用** · 本品是一种具有杀菌作用的合成抗感染药物。本品只对分枝杆菌,主要是生长繁殖期的病原有效。其作用机制尚未完全阐明,可能系抑制敏感菌分枝菌酸的合成而使细胞壁破裂。属一线抗结核药。

· **药代动力学** · 口服后吸收快且完全(近 100%),如与食物同服,药物的吸收将减少。口服 300 mg 后,t_{max} 为 1~2 h,C_{max} 为 3~7 mg/L,吸收后分布于全身组织和体液中,包括 CSF、胸腔积液、腹水、皮肤、肌肉、乳汁和干酪样组织。可穿过胎盘,进入胎儿血液循环。血浆蛋白结合率为 0~10%。口服 4~6 h 后血药浓度因患者的乙酰化快慢而异,主要在肝脏经乙酰化代谢成无活性代谢产物,其中有的具有肝毒性。乙酰化的速率由遗传决定。$t_{1/2}$ 在快乙酰化者为 0.5~1.6 h,慢乙酰化者为 2~5 h,肝、肾功能损害者可能延长。本品主要经肾脏排泄(约 70%),75%~95% 的口服量在 24 h 内经尿液排出。本品还可从乳汁排除,少量可自唾液、痰液和粪便中排出。本品大部分可经血液透析与腹膜透析清除。

· **适应证** · 本品是治疗结核病的首选药物,适用于各种类型的结核病。异烟肼对新发渗出性病灶的疗效最好,对干酪性病灶也有相当疗效。治疗粟粒性结核及结核性脑膜炎等急性血行播散型病变时需增大剂量和延长疗程,早期静脉内给药,病情稳定后改用口服。预防性治疗是抗结核药单药应用的唯一指征,亦只限于本品。

· **用法用量** ·

(1) 口服。治疗:成人每次 200~400 mg,或按体重每日 5~8 mg/kg,每日 1 次顿服;儿童每日 10~15 mg/kg,每日量不超过 300 mg。预防:成人每日 300 mg,顿服;儿童每日按体重10 mg/kg(每日量不超过 300 mg),顿服。

(2) 静脉注射或静脉滴注:每次 300~600 mg。

· **制剂** · 片剂:每片 100 mg。注射剂:每支 100 mg (2 ml)。

· **注意事项** · ① 对本品过敏者(包括药源性肝病患者)、急性肝病患者禁用,有异烟肼引起的药物热、寒战、关节炎等不良反应史者禁用;避免应用于有精神病、癫痫病史者。② 对乙硫异烟胺、吡嗪酰胺、烟酸或其他化学结构相似药物过敏者也可能对本品过敏。③ 孕妇慎用;本品在乳汁中浓度与血药浓度相近,哺乳期妇女应充分权衡利弊后决定是否用药,用药则应暂停授乳。④ 35 岁以上患者、慢性肝病、注射给药、使用本品的同时每日饮酒者、女性(尤其是黑种人和拉丁裔人)产后期使用本品易引起肝炎风险增大。⑤ 如疗程中出现视神经炎症状,需立即行眼部检查;用药前、疗程中应定期检查肝功能。⑥ 不宜与抗酸药如氢氧化铝联用。⑦ 本品为肝药酶抑制剂,可抑制抗凝药、阿芬太尼、苯妥英钠、氨茶碱以及卡马西平的代谢,可能增加联用药物的血药水平;本品为维生素 B_6 的拮抗药,两者联用时后者需增量;本品可诱导伊曲康唑的代谢,两者联用使后者血药浓度降低,导致抗真菌治疗失败;本品与环丝氨酸合用可增加后者的血药浓度和中枢神经系统不良反应。⑧ 其不良反应有胃肠道反应、血液系统症状(如贫血、白细胞减少、眼底出血等)、肝功能损害、过敏反应、内分泌失调等。

▶ **乙胺丁醇**(Ethambutol)

· **药理作用** · 本品是人工合成抗结核药,对各型分枝杆菌具有高度抗菌活性,抗菌作用机制尚未完全阐明。本品可抑制敏感细菌的代谢、干扰 RNA 的合成而导致细胞死亡,对生长繁殖期细菌有较强活性,对静止期细菌几无作用。

· **药代动力学** · 口服后,75%～80% 可经胃肠道吸收且不受食物影响。单剂口服 25 mg/kg 后 2～4 h 达 C_{max},为 2～5 mg/L,24 h 后血药浓度低于 1 mg/L;剂量加倍时,血药浓度亦成倍上升。$t_{1/2}$ 为 3.3～4 h,肾功能减退时可延长至 8 h。在体内组织分布广泛,可浓集在红细胞、肾脏、肺及唾液中,而在胸腔积液、腹水、脑及 CSF 中则含量极低。血浆蛋白结合率为 10%～30%。主要经肝脏代谢,口服量的 50% 在 24 h 内以原型经尿液排出,20% 随粪便排出。肾功能减退时排出量减少,血药浓度增高,可导致蓄积中毒。

- **适应证**·适用于与其他抗结核药联合治疗结核分枝杆菌所致的各型肺结核及肺外结核,亦可用于非结核分枝杆菌感染的治疗。

- **用法用量**·口服。① 结核初治,成人每日 750～1 000 mg(每日 15～20 mg/kg),儿童每日 15 mg/kg,每日 1 次,顿服;复治病例,每日 25 mg/kg,成人总剂量不超过每日 1 250 mg。13 岁以上儿童用量与成人相同;13 岁以下儿童用量,每日 15 mg/kg。② 非结核分枝杆菌感染,每日 15～25 mg/kg,一次顿服。

- **制剂**·片剂:每片 250 mg、400 mg。

- **注意事项**·① 对本品过敏者禁用。② 孕妇慎用,本品可分泌至乳汁,乳汁中的药物浓度与血药浓度相近,哺乳期妇女需权衡利弊后决定用药与否。③ 痛风、视神经炎、肾功能减退者慎用,肝功能减退者,本品的血药浓度可能增高,半衰期延长,肾功能减退者应用本品需减量。④ 13 岁以下儿童尚缺乏临床资料,不推荐用于 13 岁以下儿童。老年人通常伴有生理性肾功能减退,应按肾功能情况调整用量。⑤ 治疗期间应检查眼部:视野、视力、红绿鉴别力等;定期随访肝、肾功能,血液学检查及血清尿酸。

▶ **吡嗪酰胺**(Pyrazinamide)

- **药理作用**·本品为烟酰胺的衍生物,仅对结核分枝杆菌有效,对其他分枝杆菌及其他微生物无效。对结核分枝杆菌具有抑菌或杀菌作用,取决于药物浓度和细菌敏感度。本品仅在 pH 偏酸时(pH≤5.6)有抗菌活性。作用机制尚不清楚,可能与吡嗪酸有关。对结核分枝杆菌的抗菌活性在体内外有较大差异。体内试验表明,本品能进入细胞内杀灭结核杆菌,与利福平和异烟肼联用,有明显协同作用。对异烟肼、链霉素耐药的结核杆菌也有抗菌效能。单独应用时结核分枝杆菌对其迅速产生耐药性,故与其他抗结核药联用。

- **药代动力学** · 口服后吸收快而完全,t_{max} 为 2 h,口服 1.5 g 和 3 g 后,C_{max} 分别为 33 mg/L 和 59 mg/L。广泛分布于全身组织和体液中,包括肺、CSF、肾、肝及胆汁;CSF 内药物浓度可达同期血药浓度的 87%～105%。血浆蛋白结合率为 10%～20%。主要在肝脏中代谢,水解生成活性代谢产物吡嗪酸,继而羟化成无活性的代谢物。经肾小球滤过排泄,24 h 内用药量的 70% 主要以代谢物从尿液中排出(其中吡嗪酸约 33%),2% 以原型排出。$t_{1/2}$ 为 9～10 h,肝、肾功能减退时可延长。血液透析 4 h 可减低吡嗪酰胺血药浓度的 55%,血液中吡嗪酸减低 50%～60%。

- **适应证** · 与其他抗结核药联用于治疗结核病。

- **用法用量** · 口服。每日 20～30 mg/kg,每日不超过 2 g,分 3～4 次给药。每周 2 次时,每次为 2～3 g。

- **制剂** · 片剂:每片 250 mg、500 mg。

- **注意事项** · ① 对本品过敏者、急性痛风患者以及严重肝功能不全者禁用。② 治疗前查肝功能,每月复查 AST、尿酸。③ 糖尿病患者或有痛风史者慎用。④ 本品有较大毒性,儿童不宜应用。⑤ 哺乳期妇女使用本品对乳儿的危害不能排除。⑥ 与乙硫异烟胺、异烟肼、烟酸或其他化学结构相似的药物可能存在交叉过敏反应。⑦ 避免与其他肝毒性药物合用；本品可增加血尿酸浓度，可能降低抗痛风药的疗效；与环孢素联用，可能使后者血药浓度减低；与齐多夫定联用，可使本品的血药浓度显著降低，有效性降低。

▶ **对氨基水杨酸**（Aminosalicylic Acid）

· **商品名** · 对氨柳酸。

· **药理作用** · 本品仅对结核分枝杆菌具抑菌作用，本品与对氨基苯甲酸（PAPB）的结构类似，通过对叶酸合成的竞争性抑制作用而抑制结核分枝杆菌的生长繁殖，此外还能竞争性抑制分枝杆菌素的合成而产生抑菌作用。

· **药代动力学** · 口服本品后可很快自胃肠道吸收，吸收后迅速分布至肾、肺、肝等组织和各种体液中，在干酪样组织中可达较高浓度，在胸腔积液中也可达到很高浓度，但在 CSF 中的浓度很低。血浆蛋白结合率为 15%。成人每次口服 4 g 后 1.5～2 h 到达 C_{max}，为 75 mg/L，有效浓度持续时间约 4 h。静脉注射后血药浓度比口服者高 10 倍，4～5 h 后已测不到药物浓度。$t_{1/2}$ 为 1 h，肾功能损害时可延长至 23 h。本品在肝脏中代谢，给药量的 85% 在 7～10 h 内通过肾小球滤过及肾小管分泌排出。本品亦可经乳汁分泌。

· **适应证** · 目前是治疗结核病的二线药物，常与其他抗结核药（如链霉素、异烟肼等）联用治疗肺及肺外结核。

· **用法用量** · ① 口服。成人每日 150～250 mg/kg，一般为每日 8～12 g。儿童每日 200 mg/kg，分 3～4 次

给药。② 静脉给药：现已少用，仅适用于病情严重、不能口服者。

·制剂· 片剂：每片 0.5 g。粉针剂：每支 2 g、4 g。

·注意事项· ① 对本品过敏者、肾病终末期患者禁用，避免应用于咯血的患者。② 与其他水杨酸类药物可能存在交叉过敏反应。③ 哺乳期妇女避免使用或使用本品时暂停授乳。④ 充血性心力衰竭、消化性溃疡、G-6-PD 缺乏症、肝功能损害和肾功能损害者慎用。⑤ 患者使用本品超过 1 个月，应考虑补充维生素 B_{12}。⑥ 对氨基苯甲酸与本品有拮抗作用，不宜联用；本品可增强抗凝药物的作用；氨基水杨酸类药物可影响利福平的吸收，服用上述两药时，至少相隔 6 h；与异烟肼联用，异烟肼的血药浓度增加；与地高辛联用，后者血药浓度下降。⑦ 静脉滴注应在避光下 5 h 内滴完，变色后不可再用。

▶ **利福平**（Rifampicin）

·商品名· 维夫欣，舒兰新，复和。

·药理作用· 本品为半合成广谱杀菌药物。与 DNA 依赖性 RNA 多聚酶的 β 亚基牢固结合，防止该酶与 DNA 模板的结合，抑制细菌 RNA 的合成，阻断了转录过程。对结核分枝杆菌具有高度抗菌活性；部分非结核分枝杆菌对利福平敏感。对葡萄球菌包括甲氧西林耐药菌株具有强大的抗菌活性；肺炎链球菌、链球菌属、肠球菌属、炭疽芽胞杆菌、单核细胞增多性李斯特菌对利福平敏感。G^- 菌中脑膜炎奈瑟菌、淋病奈瑟菌对利福平高度敏感；黄杆菌属对利福平敏感，流感嗜血杆菌包括对氨苄西林耐药菌株对利福平通常敏感。利福平对嗜肺军团菌具有强大抗菌作用,对沙眼衣原体、鹦鹉热衣原体、立克次体、伯氏考克斯体均具有良好的抗微生物活性。

- **药代动力学** · 口服吸收良好,成人每次口服 600 mg 后 C_{max} 可达 7～9 mg/L,t_{max} 为 1.5～4 h,进食后服药可使 t_{max} 延迟和 C_{max} 减低。成人于 30 min 内静脉滴注 600 mg 后 C_{max} 可达 17.5 mg/L,吸收后可分布至全身大部分组织和体液中,包括 CSF,当脑膜有炎症时 CSF 内药物浓度增加。血浆蛋白结合率为 80%～91%。$t_{1/2}$ 为 3～5 h,多次给药后缩短为 2～3 h。

- **适应证** · 与其他抗结核药联合用于结核病初治与复治,包括结核性脑膜炎的治疗;亦适用于无症状脑膜炎球菌带菌者,以消除鼻咽部脑膜炎奈瑟菌。不适用于脑膜炎奈瑟菌感染的治疗。本品亦可与其他药物联合用于麻风、非结核分枝杆菌感染的治疗。利福平与万古霉素(静脉)联合可用于 MRSA 所致的严重感染。

- **用法用量** · 口服。① 抗结核:成人,与其他抗结核药合用,每日 0.45～0.6 g,顿服;1 个月以上儿童,每日 10～20 mg/kg,顿服,每日量不超过 0.6 g;老年人,每日 10 mg/kg,顿服。② 脑膜炎奈瑟菌带菌者(无症状):成人 5 mg/kg,每 12 h 1 次,连续 2 d;1 个月以上儿童,每日 10 mg/kg,每 12 h 1 次,连服 4 次;老年人,每日 10 mg/kg,顿服。

- **制剂** · 片剂:每片 0.15 g。胶囊剂:每粒 0.15 g、0.3 g。注射剂:每支 0.45 g。

- **注意事项** · ① 对本品或利福霉素类药物过敏者禁用;有活动性脑膜炎奈瑟菌感染者禁用;严重肝功能

不全、胆管阻塞者禁用。② 本品可由乳汁排泄,虽然在人体未证实有问题,但哺乳期妇女用药应充分权衡利弊后决定是否用药。③ 酒精中毒、肝功能损害者慎用。④ 本品可能引起白细胞和血小板减少,并导致齿龈出血和感染、伤口愈合延迟等。⑤ 本品超量可引起精神迟钝、眼周或面部水肿、全身瘙痒、红人综合征等。⑥ 有原发肝病、嗜酒者或同服其他肝毒性药物者可能引起死亡。⑦ 利福平可诱导肝微粒体酶,可加速肾上腺皮质激素、左旋甲状腺素、抗凝药、蛋白酶抑制剂(洛匹那韦等)、茶碱类、甲氧苄啶、三唑类抗真菌药、氯贝丁酯、环孢素、胺碘酮、美西律、普罗帕酮口服降血糖药、洋地黄苷类、吉非替尼、地西泮、苯妥英、他克莫司、美沙酮等药品的代谢,降低合用药物的药效。利福平禁止与雷诺嗪、洛匹那韦、沙奎那韦、替拉那韦、伏立康唑联用;对氨基水杨酸盐、抗酸药和降低胃肠动力药可减少利福平的吸收,联用时,两药间隔至少 6 h。⑧ 本品口服需空腹。

▶ **利福定**(Rifandin)

· **药理作用** · 本品作用机制与利福平类似,强度是利福平的 3 倍,对作用靶酶的亲和力较利福平强。本品为半合成的利福霉素,在利福平分子哌嗪基上的甲基为异丁基取代,对结核杆菌、麻风分枝杆菌有良好的抗菌活性。此外,对沙眼衣原体也有抑制作用。利福定与利福平有交叉耐药性,也需要与异烟肼、乙胺丁醇等合用,其抗菌作用与耐药机制参见利福平。

· **药代动力学** · 空腹口服吸收良好而完全,血药浓度与剂量呈正比,t_{max} 为 2～4 h。本品在体内分布广,以肝脏和胆汁中浓度最高,在脑组织中含量甚微。大部分在肝脏代谢,血浆 $t_{1/2}$ 为 1.3～5 h,血浆蛋白结合率为 80%。主要由胆汁经粪便排出,少量由尿液中排出。

- **适应证**·与其他抗结核药联合用于结核病初治与复治,包括结核性脑膜炎的治疗;不适用于脑膜炎球菌感染的治疗。亦可与其他药物联合用于麻风、非结核性分枝杆菌感染的治疗。
- **用法用量**·口服。成人每日 150～200 mg,早晨空腹顿服。
- **制剂**·片剂:每片 0.15 g、0.1 g。胶囊剂:每粒 150 mg、75 mg。
- **注意事项**·① 孕妇及哺乳期妇女慎用。② 肝肾功能不全者慎用。③ 与利福平显示交叉耐药性,故不适于利福平治疗无效的病例。

▶ **利福霉素**(Rifamycin)
- **商品名**·力复霉素。
- **药理作用**·本品为半合成利福霉素类中的广谱抗菌药。其作用机制是抑制体内核糖核酸聚合酶的活性,从而影响核糖核酸的合成和蛋白质代谢,导致细菌生长繁殖停止而达到杀菌作用。对金黄色葡萄球菌(包括耐青霉素和耐新霉素株)、结核分枝杆菌有较强的抗菌作用。对常见 G^- 菌作用弱,与其他类抗生素或抗结核药尚未发现交叉耐药。
- **药代动力学**·口服吸收不良,故临床采用肌内注射或静脉注射。注射后分布以肝脏和胆汁为最高,在肾、肺、心、脾也可达治疗浓度。血浆 $t_{1/2}$ 为 3～4 h,主要由胆汁排泄。

- **适应证**·用于不能口服用药的结核病患者和耐药金黄色葡萄球菌引起的胆道、呼吸道、泌尿道等部位感染。

- **用法用量**·肌内注射。成人 250 mg/次,每 8～12 h 1 次。静脉注射(缓慢推注):500 mg/次,每日 2～3 次。

- **制剂**·注射剂:每支 250 mg、500 mg。

- **注意事项**·① 主要不良反应与利福平类似。② 肌内注射可引起局部疼痛,有时可引起硬结、肿块等。③ 静脉注射后可出现巩膜或皮肤黄染。

▶ **利福喷汀**(Rifapentine)

- **商品名**·山江,迪克菲。

- **药理作用**·本品为半合成广谱杀菌药,其作用机制与利福平相同。体外对结核分枝杆菌有很强的抗菌活性,MIC 为 0.12～0.25 mg/L,比利福平强 2～10 倍。麻风分枝杆菌和其他分枝杆菌(如堪萨斯分枝杆菌、蟾分枝杆菌)也对本品敏感,但鸟分枝杆菌对本品耐药。对衣原体属的作用与红霉素、多西环素相仿,较利福平差;对 MRSA 的作用较差,但对其他多数 G^+ 球菌有高度的抗菌活性,其 $MIC < 0.025$ mg/L。对 G^- 菌的作用差。本品和多西环素联合,对淋病奈瑟菌有协同作用;与异烟肼联用,对结核分枝杆菌的作用远远超过利福平与异烟肼联合。体外试验结果,衣原体属、金黄色葡萄球菌和淋病奈瑟菌都会对本品产生耐药性。

- **药代动力学**·健康成人单次口服 4 mg/kg,C_{max} 为 5.13 mg/L,$t_{1/2}$ 为 14.1 h;单次口服 8 mg/kg,C_{max} 为

8.5 mg/L，$t_{1/2}$ 为 19.9 h。血浆蛋白结合率>98%，在体内分布广，尤其肝组织中分部最多，其次为肾脏，其他组织中亦有较高浓度，但不易透过血脑屏障。本品有肝肠循环，本品和代谢产物主要经胆汁随粪便排除，部分由尿液中排出。

· **适应证**·常与其他抗结核药联合用于结核病的初治与复治。$t_{1/2}$ 长为其特点，更适合在直接观察下的短程化疗。不宜用于结核性脑膜炎的治疗；与其他抗麻风药联合用于麻风病的治疗可能有效；亦可用于非结核分枝杆菌感染的治疗。

· **用法用量**·口服。成人每次 0.6 g（体重<55 kg或有不良反应出现者应酌情减量），顿服；1 周服药 1～2 次。需与其他抗结核药联合应用。

· **制剂**·胶囊剂：每粒 0.15 g、0.3 g。

· **注意事项**·① 对本品及利福平、利福布汀过敏者禁用。② 本品对乳汁可能有影响，乳汁可能因服用本品而染色。哺乳期妇女应充分权衡利弊后决定是否用药。③ 酒精中毒、肝功能损害者慎用。④ 肝功能减退的患者，须密切观察肝功能的变化。⑤ 如曾间歇服用利福平因产生循环抗体而发生变态反应，如血压下降或休克、急性溶血性贫血、血小板减少或急性间质性肾小管肾炎者，均不宜再用本品。⑥ 不推荐用于 HIV 感染患者的结核治疗，可能增加复发的风险。

▶ **利福布汀**（Rifabutin）

· **商品名**·明希欣。

· **药理作用**·本品是一种半合成利福霉素类药物，能抑制大肠埃希菌的 DNA 依赖的 RNA 多聚酶，但不能对哺乳动物细胞起作用。目前还不清楚本品是否抑制组成 MAC(鸟-胞内分枝杆菌复合体)的分枝杆菌和鸟-胞内分枝杆菌中 DNA 依赖的 RNA 聚合酶。体外试验证实本品具有抗 MAC 的活性,同时还具有抗结核的活性。耐利福平的结核分枝杆菌可能同时耐利福布汀,但有研究结果表明,耐利福平结核分枝杆菌对本品仍有 31% 的敏感度。

- **药代动力学** · 单次口服 0.3 g,在胃、肠道吸收迅速,绝对生物利用度约为 20%,t_{max} 为 3.3 h,C_{max} 为 375 mg/L。高脂肪食物能减慢本品的吸收速度,但不影响其吸收量。脂溶性高,能广泛地分布于组织细胞中,组织细胞浓度远远高于血药浓度,口服 12 h 后肺组织浓度达血药浓度的 6.5 倍。清除缓慢,$t_{1/2}$ 为 45 h,53% 以代谢物的形式从尿液排出,30% 通过粪便排泄。与健康成人相比,老年人(>70 岁)的稳态血药浓度变异性大,肾功能不全患者服药后 AUC 较其他患者有不同程度的增高,因此对肌酐清除率 <30 ml/min 的患者应减小剂量。

- **适应证** · 适用于与其他抗结核药联合治疗结核分枝杆菌所致的各型结核病,亦可用于非结核分枝杆菌感染的治疗。本品还适用于晚期 HIV 感染患者预防 MAC 的播散。

- **用法用量** · 推荐剂量为 0.3 g,每日 1 次;如有恶心、呕吐等胃肠道不适者,可改为每次 0.15 g,每日 2 次,进食同时服药可减轻胃肠道反应;1 岁以下婴儿每日平均剂量为 18.5 mg/kg,2~10 岁的每日平均剂量为 8.6 mg/kg,14~16 岁的每日平均剂量为 4 mg/kg。

- **制剂** · 胶囊剂:每粒 0.15 g。

· **注意事项** · ① 对本品及利福霉素类药物过敏者禁用。② HIV/AIDS 合并活性结核患者在没有其他抗结核药物联合治疗的情况下,本品不能单药用于预防 MAC 感染,易导致结核分枝杆菌对本品和利福平产生耐药。目前还没有证据说明本品可用于结核病的预防治疗,需要同时预防结核病和鸟-胞内分枝杆菌的患者应同时口服异烟肼和本品。③ 哺乳期妇女使用本品对乳儿的危害不能排除。④ 其不良反应主要包括白细胞减少和皮疹,还有角膜沉积症,但并不影响视力。用药时最好与食物混合。⑤ 合并严重肾功能损害者(肌酐清除率<30 ml/min)剂量应减半,而轻、中度肾功能损害者无须调整剂量。

▶ **硫酸链霉素**(Streptomycin Sulfate)
详见"第四章"。

▶ **硫酸卷曲霉素**(Capreomycin Sulfate)
· **药理作用** · 本品为多肽类复合物,毒性与氨基糖苷类药物相似,对结核分枝杆菌有抑制作用,作用机制尚不明确。
· **药代动力学** · 本品很少经胃肠道吸收,需肌内注射。在尿液中药物浓度甚高,也可穿过胎盘进入,不能渗透进入 CSF。肌内注射 1 g 后 t_{max} 为 1～2 h,C_{max} 为 30 mg/L,$t_{1/2}$ 为 3～6 h,尿液中平均药物浓度 1 680 mg/L。主要经肾小球滤过以原型排出,给药 12 h 内以原型排出 50%～60%;少量可经胆汁排出。肾功能损害患者 t_{max} 延长,血浆中可有卷曲霉素蓄积,可经血液透析清除。

- **适应证**·适用于结核分枝杆菌所致的结核病,对链霉素耐药者仍可试用卷曲霉素,主要对分枝杆菌有效。卷曲霉素单用时细菌可迅速产生耐药性,故本品只能与其他抗感染药联合用于结核病的治疗。
- **用法用量**·肌内注射,成人每日 1 g,用 60～120 d,然后 1 周 2～3 次,每次 1 g。肾功能减退者需调整剂量。
- **制剂**·注射剂:每支 0.5 g、0.75 g、1 g。
- **注意事项**·① 哺乳期妇女应用本品对乳儿的危害不能排除。② 听力减退、重症肌无力或帕金森病以及肾功能不全者剂量应调整。③ 老年人用量宜酌减。④ 本品与阿片类镇痛药联用时,两者的呼吸抑制作用可能相加,必须密切观察。⑤ 与氨基糖苷类药物联用,可能增加耳毒性、肾毒性和神经-肌肉阻滞作用。⑥ 与两性霉素 B、万古霉素、杆菌肽、巴龙霉素、环孢素、卡莫司汀、顺铂、布美他尼、依他尼酸、呋塞米同时或先后应用可增加耳毒性及肾毒性。⑦ 本品与抗胆碱酯酶药联用时可拮抗后者对骨骼肌的作用,因此联用时或联用后,需调整后者的剂量。⑧ 对本品过敏者禁用。

▶ **乙硫异烟胺**(Ethionamide)

- **药理作用**·本品为异烟酸的衍生物,其作用机制不明,可能对肽类合成具有抑制作用。本品是抗结核分枝杆菌的抑菌药。本品仅对分枝杆菌属具有抗菌活性,如堪萨斯分枝杆菌、麻风分枝杆菌及某些鸟胞内分枝杆菌等。本品与丙硫异烟胺片有部分交叉耐药现象。
- **药代动力学**·口服吸收快,t_{max} 为 1.8 h,口服 250 mg 后 C_{max} 为 2 mg/L,生物利用度约为 100%。广泛分

布于全身组织体液中,在各种组织中和 CSF 内浓度与同期血药浓度接近。本品可穿过胎盘屏障。血浆蛋白结合率约为 30%。主要在肝脏内代谢。经肾脏排泄,1% 为原型,5% 为有活性代谢物,其余均为无活性代谢产物。$t_{1/2}$ 约为 2～3 h。

- **适应证**·单独应用少,多用于对其他抗结核药不能耐受者;联合治疗以增强疗效和避免结核分枝杆菌产生耐药性;或用于 AIDS 并发鸟-胞内分枝杆菌播散性感染。
- **用法用量**·口服。成人每日 500～600 mg,分 2～3 次在餐后立即服用;儿童每次按体重 4 mg/kg,每 8 h 1 次。
- **制剂**·片剂:每片 0.1 g。
- **注意事项**·① 对本品或本品中的任一成分过敏者禁用;严重肝功能损害者禁用。② 大剂量可引起直立性低血压。③ 孕妇和 12 岁以下儿童禁用。④ 治疗期间给予复方维生素 B 制剂或维生素 B_6 可减轻不良反应。⑤ 糖尿病患者、肾功能不全者慎用;肝功能不全者宜减量使用。⑥ 与环丝氨酸同服可使中枢神经系统反应发生率增加,尤其是全身抽搐症状。应适当调整剂量,并严密监察中枢神经系统毒性症状。⑦ 本品与异烟肼、吡嗪酰胺和烟酸可能存在交叉过敏反应;与氨硫脲可能存在交叉耐药现象。

▶ **丙硫异烟胺**(Protionamide)

- **药理作用**·本品为异烟酸的衍生物,其作用机制不明,可能对肽类合成具有抑制作用。本品对结核分枝杆菌的作用取决于感染部位的药物浓度,低浓度时仅具有抑菌作用,高浓度具有杀菌作用,可抑制结核分枝杆菌分枝菌酸的合成。本品与乙硫异烟胺有完全交叉耐药现象。

- **药代动力学** · 口服迅速吸收(80%以上),t_{max} 为 1～3 h。广泛分布于全身组织、体液中,在各种组织和 CSF 内的药物浓度与同期血药浓度接近。可穿过胎盘,进入胎儿血液循环。血浆蛋白结合率约为 10%。有效血药浓度可持续 6 h,$t_{1/2}$ 约为 3 h。主要在肝脏内代谢。经肾脏排泄,其中 1% 为原型药物,5% 为活性代谢产物,其余均为失活性代谢产物。
- **适应证** · 与其他抗结核药物联合用于经一线抗结核病药物(如异烟肼、利福平和乙胺丁醇等)治疗无效的结核病患者。本品仅对分枝杆菌有效。
- **用法用量** · 与其他抗结核药联用,成人每日 0.6～1.0 g,分 2～3 次口服或顿服;儿童每次 4～5 mg/kg,每 8 h 1 次口服。
- **制剂** · 片剂:每片 0.1 g。
- **注意事项** · ① 对本品或本品中任一成分过敏者禁用;严重肝功能损害者禁用。② 本品的不良反应比乙硫异烟胺较轻。③ 其他注意事项参照乙硫异烟胺。

▶ **环丝氨酸**(Seromycin)
- **药理作用** · 本品是二线抗结核药物,对结核分枝杆菌和其他分枝杆菌具有活性,但作用相对一线抗结核药较弱且单用可产生耐药性,与其他抗结核药之间无交叉耐药性。其作用机制为通过抑制 D -丙氨酸的消旋酶和合成酶阻碍 N -乙酰胞壁酸五肽的形成,从而抑制细菌细胞壁黏肽的合成。

- **药代动力学**·口服吸收快而完全($70\%\sim90\%$),3～4 h 血液浓度达到高峰,单次口服 250 mg,C_{max} 为 10 mg/L。广泛分布到身体组织和体液之中,CSF 中的药物浓度与血液中近似。能通过胎盘,进入胎儿血液循环,也可经乳汁分泌。大部分以原型从尿液中排出,约 35% 被代谢。肾功能减退者,本品可蓄积。$t_{1/2}$ 为 10 h,肾功能减退者延长。本品可通过血液透析被清除。

- **适应证**·与其他抗结核药联合用于经一线抗结核药物治疗失败的结核病患者。本品还可用于治疗非结核分枝杆菌感染如鸟-胞内复合分枝杆菌病的治疗。

- **用法用量**·口服。成人通常每日 500 mg,分 2 次服用,必要时可根据患者耐受性谨慎加量,最大可加至每 6～8 h 250 mg,每日最大剂量为 1 g;儿童每日 10 mg/kg,分 2～4 次服。

- **制剂**·胶囊剂:每粒 250 mg。

- **注意事项**·① 对本品过敏者禁用;焦虑、抑郁、精神病,或有焦虑、抑郁、精神病史者禁用;癫痫发作或有癫痫发作史者禁用;严重肾功能减退者(Ccr<50 ml/min)禁用;酗酒者禁用。② 本品可进入乳汁,浓度接近或超过母体血药浓度。③ 服用本品每日剂量超过 500 mg 时,应密切观察中枢神经系统毒性症状。④ 治疗期间需监测血红蛋白、血清肌酐和尿素氮,有条件者应监测血药浓度,维持浓度在 25～30 μg/ml。⑤ 不良反应明显,主要为神经系统毒性反应,亦可有胃肠道反应,服药产生胃肠道刺激症状者,可改在饭后服用。

（张仁芳　卢洪洲　董　平）

第十五章 抗真菌药

第一节 多烯类

▶ **制霉菌素**(Nystatindihydrate)

· **商品名**· 米可定, 朗依, 馥康宁, 麦咪康帕, 水青。

· **药理作用**· 本品为多烯类抗真菌药, 可与真菌细胞膜上的甾醇相结合, 致细胞膜通透性的改变, 以致重要细胞内容物漏失而发挥抗真菌作用。具广谱抗真菌作用, 制霉菌素对念珠菌属的抗菌活性高, 新型隐球菌、曲菌、毛霉菌、小孢子菌、荚膜组织胞浆菌、皮炎芽生菌及皮肤癣菌通常对本品敏感。

· **药代动力学**· 口服不吸收, 几乎全部自粪便排出。局部外用亦不被皮肤和黏膜吸收。

· **适应证**· 口服治疗消化道念珠菌病; 局部应用治疗口腔念珠菌感染、皮肤黏膜念珠菌感染和阴道念珠菌病。

· **用法用量**· ① 消化道念珠菌病: 成人每次 50 万～100 万 U, 每日 3 次口服。② 口腔念珠菌病: 以口含片 50 万 U, 每日 3 次含于口中, 直至完全溶解。③ 阴道念珠菌病: 用阴道片或栓剂, 每日 2 次, 每次

1 片或 1 粒。

· **制剂** · 片剂：每片 10 万 U、25 万 U、50 万 U。阴道泡腾片：每片 10 万 U。阴道软膏剂：每支 20 万 U。

· **注意事项** · ① 有制霉菌素过敏史者禁用。② 本品口服除念珠菌肠炎外，不宜用作其他深部真菌病的治疗。③ 哺乳期妇女用药时应停止授乳。④ 5 岁以下儿童不推荐使用。⑤ 口服较大剂量时可发生腹泻、恶心、呕吐和上腹部疼痛。

▶ **两性霉素 B**(Amphotericin B)

· **商品名** · 欧泊。

· **药理作用** · 本品属于多烯类抗真菌药物，通过与真菌细胞膜上的甾醇结合，影响膜的通透性，导致细胞内重要物质如钾离子、核苷酸和氨基酸等外漏，从而破坏细胞的正常代谢而抑制真菌生长。两性霉素 B 几乎对所有真菌均有抗真菌活性，对大多数真菌的 MIC 为 0.02～1 mg/L。通常临床治疗所达到的药物浓度对真菌呈抑菌作用，如药物浓度达到人体可耐受范围的高限时则对真菌呈杀菌作用。主要对念珠菌、隐球菌、组织胞浆菌、马尔尼菲青霉菌、毛霉菌、皮炎芽生菌、球孢子菌、副球孢子菌等有效，部分曲霉菌对本品耐药；皮肤和毛发癣菌则大多数呈现耐药。由于本品对真菌细胞膜通透性的影响，使一些药物如氟胞嘧啶易进入真菌细胞内而发生协同抗菌作用。

· **药代动力学** · 口服该品后自胃肠道吸收少而不稳定。开始每日静脉滴注 1～5 mg，以后逐渐增至每日 0.4～0.6 mg/kg 时的 C_{max} 为 0.5～2 mg/L，C_{ss} 为

0.5 mg/L。本品与组织结合量大，$t_{1/2}$ 约为 24 h，终末 $t_{1/2}$ 为 15 d。血浆蛋白结合率为 91%～95%。体内分布广，有炎症的胸腔积液、腹水、滑膜液和房水中的药物浓度约为同期血药浓度的 2/3，但 CSF 中药物浓度很低，很少超过同期血药浓度的 2.5%。本品在体内经肾脏缓慢排出，每日有给药量的 2%～5% 以药物的活性形式排出，7 d 内自尿液中约排出给药量的 40%，停药后药物自尿液中排泄至少持续 7 周。在碱性尿液中药物排泄增多，不易被透析清除。

· **适应证** · 适用于隐球菌、球孢子菌、组织胞浆菌、芽生菌、孢子丝菌、毛霉菌、念珠菌、曲霉菌等引起的内脏或全身感染。特别适用于敏感真菌所致的深部真菌感染且病情呈进行性发展者，如败血症、心内膜炎、脑膜炎（隐球菌及其他真菌）、腹腔感染（包括与透析相关者）、肺部感染、尿路感染和眼内炎等。

· **用法用量** · ① 静脉用药：开始静脉滴注时先试以 1～5 mg 或每次 0.02～0.1 mg/kg 给药，以后根据患者耐受情况每日或隔日增加 5 mg，当增至每次 0.6～0.7 mg/kg 时即可暂停增加剂量，此为一般治疗量。成人最高每日剂量不超过 1 mg/kg，每日或隔 1～2 日给药 1 次，累积总量 1.5～3.0 g，疗程 1～3 个月，也可长至 6 个月，视病情及疾病种类而定。对敏感真菌感染宜采用较小剂量，即成人每次 20～30 mg，疗程仍宜长。② 鞘内给药：首次 0.05～0.1 mg，以后渐增至每次 0.5 mg，最大量每次不超过 1 mg，每周给药 2～3 次，总量 15 mg 左右。鞘内给药时宜与小剂量地塞米松或琥珀酸氢化可的松同时给予，并需用脑脊液反复稀释药液,边稀释边缓慢注入以减少不良反应。③ 局部用药:气溶吸入时成人每次 5～10 mg,用灭菌注射用水溶解成 0.2%～0.3%溶液应用;超声雾化吸入时本品浓度为 0.01%～0.02%,每日吸入 2～3次,每次吸入5～10 ml;持续膀胱冲洗时每日以两性霉素 B 5 mg 加入 1 000 ml 灭菌注射用水中,按每小时注入 40 ml 速度进行冲洗,共用 5～10 d。④ 儿童静脉及鞘内给药剂量以体重计算均同成人,应用最小有效剂量。

· **制剂** · 粉针剂:每支 5 mg(5 000 U)、25 mg(2.5 万 U)、50 mg(5 万 U)。

· **注意事项** · ① 对本品及其成分有过敏史者禁用。② 本品宜缓慢避光滴注,每剂滴注时间至少6 h。药液静脉滴注时应避免外漏,因其可致局部刺激。中断治疗 7 d 以上者,需重新自小剂量(0.25 mg/kg)开始逐渐增加至所需量。③ 静脉滴注本品前或静脉滴注时可给予小剂量肾上腺皮质激素以减轻不良反应。④ 孕妇如确有使用指征时方可慎用。哺乳期妇女应避免应用或于用药时暂停授乳。⑤ 本品不良反应多见,应严格掌握其适应证。肾功能减退、老年人及肝病患者应慎用。治疗期间定期严密随访血/尿常规、肝/肾功能、血钾、心电图等,如血尿素氮或血肌酐明显升高时,则需减量或暂停治疗,直至肾功能恢复。⑥ 本品可诱发低血钾,可增强潜在的强心苷不良反应,可增强神经-肌肉阻滞作用,避免与可延长 Q-T 间期的药物合用。⑦ 本品与具肾毒性的药物联用时肾毒性增强;骨髓抑制药、放射治疗等均可加重患者贫血。

▶ 两性霉素 B 含脂制剂

· **药理作用** · 本品目前有 3 种,包括两性霉素 B 脂质复合体(amphotericin B lipid complex,ABLC,Abelcet)、两性霉素 B 胶质分散体(amphotericin B colloidal dispersion,ABCD Amphocil,Amphotec)和两性霉素 B 脂质体(liposomal am-photericin B,L-AmB,AmBisome)。与脂质结合的两性霉素 B 易被网状内皮系统摄取,分布更集中于单核-吞噬细胞系统如肝、脾和肺组织,减少了在肾组织的浓度,且更易选择性地转移至真菌细胞而被人体细胞摄取的量减少,从而增加抗真菌活性并降低不良反应。两性霉素 B 含脂制剂抗真菌谱同两性霉素 B,但采用脂质体技术制备,价格较昂贵,临床应用经验尚不足。

· **药代动力学** · 呈非线性动力学,易在肝脏及脾脏中浓集,肾脏中则较少蓄积。

· **适应证** · 主要适用于对两性霉素 B 无效或不能耐受的深部真菌感染病例(大部分为念珠菌和曲霉感染),或疑为真菌感染的粒细胞缺乏伴发热患者的经验治疗。L-AmB 是三种制剂中临床应用经验最多的一种,但病例多集中于粒细胞减少的发热患者的经验性治疗。有限的临床资料显示两性霉素 B 脂质体抗真菌效果与两性霉素 B 相当,但肾毒性明显减少。对药物分布的研究表明 ABLC 在肺组织中的分布浓度要高于传统两性霉素 B 制剂和 L-AmB,提示在肺真菌感染时选择 ABLC 可能更为适合。

· **用法用量** · 成人及儿童推荐剂量:ABLC 为 5 mg/kg;

ABCD 为 3～4 mg/kg,最大可增加至 6 mg/kg；L-
AmB 为 3～5 mg/kg。

- **制剂**·ABCD 注射剂：每支 50 mg、100 mg。ABLC
注射剂：每支 100 mg。L-AmB 注射剂：每支 2 mg、
10 mg、50 mg、100 mg。
- **注意事项**·① 对本品及其中任何组分过敏者禁用。
② 两性霉素 B 含脂制剂肾毒性显著降低,输液反应
也大大减少,但仍需监测肾功能。③ 余注意事项参
阅两性霉素 B。

▶ 两性霉素 B 脂质体 (Liposomalamphotericin B)

- **商品名**·锋克松,安浮特克。
- **药理作用**·同两性霉素 B。本品为两性霉素 B 含脂
质制剂,该制剂具有以下特点：① 抗菌谱与两性霉
素 B 相似,不良反应相似但发生率和严重程度较低。
② 药物易分布于网状内皮组织,如肝、脾和肺组织
中,肾组织浓度减少,低血钾少见,肾毒性均低于常
规制剂。③ 临床可应用较高剂量,一般 3～6 mg/
(kg·d),滴速相对快。本品是内含有两性霉素 B 的
双层脂质体,其胆固醇成分可增强药物的稳定性,使
两性霉素 B 尽可能在疏水层中保留最大的含量,降
低与人体细胞膜中胆固醇的结合而增强对真菌细胞
麦角固醇的结合,从而发挥两性霉素 B 的最大抗菌
能力。对隐球菌、念珠菌、热带念珠菌、酵母菌、曲霉
菌、球孢子菌、组织胞浆菌、皮炎芽生菌、巴西芽生
菌、孢子丝菌等有良好抗菌作用,但皮肤和毛癣菌大
多对本品耐药。
- **药代动力学**·本品的药代动力学为非线性。分布容

积和血浆清除率随剂量增加而增加。在每日 $1.0\sim$ 5 mg/kg 的剂量范围内血药浓度增加比例小于药物剂量的增加。本品每日 $1\sim5$ mg/kg 的首日及达到稳态时 C_{max} 分别为 $7.3\sim57.6$ mg/L 和 $12.2\sim$ 83.0 mg/L,$t_{1/2}$ 分别为 $6.4\sim10.7$ h 和 $[(6.3\sim7.0)\pm$ 2.1]$ h。$t_{1/2}$ 为 $7\sim10$ h,给药 49 d 后,终末 $t_{1/2}$ 为 $100\sim153$ h。给药 4 d 后达稳态血药浓度。在每日 $1\sim5$ mg/kg 剂量范围内,血液中无显著的药物蓄积。本品易被网状内皮系统的巨噬细胞所吞噬而较多地分布在肝、脾、肺、肾、心、脑、甲状腺,在各脏器的分布与普通两性霉素 B 不同,尤其在肾组织内浓度低。

· **适应证** · 对绝大多数深部真菌感染均有效,适用于系统性真菌感染者;病情呈进行性发展或其他抗真菌药治疗无效者,如败血症、心内膜炎、脑膜炎(隐球菌及其他真菌)、腹腔感染(包括与透析相关者)、肺部感染、尿路感染等。尤其是适合因肾功能损伤或药物毒性而不能使用有效剂量的两性霉素 B 的患者。

· **用法用量** · 静脉滴注,每剂滴注时间为 2 h。如患者耐受良好,滴注时间可缩短至 1 h。如患者滴注期间感不适,滴注时间可适当延长。成人及儿童粒细胞缺乏伴发热患者的经验治疗,推荐剂量为每日 3 mg/kg;侵袭性曲霉病、念珠菌病和隐球菌病,推荐剂量为每日 $3\sim5$ mg/kg。治疗免疫功能正常患者的内脏利什曼原虫病,第 $1\sim5$ d,第 14 d,第 21 d,每日 3 mg/kg;治疗免疫功能缺陷患者的内脏利什曼原虫病,第 $1\sim5$ d,第 10 d,第 17 d,第 24 d,第 31 d,第 38 d,每日 4 mg/kg。

· **制剂** · 注射剂:每支 2 mg(2 000 U)、10 mg(1 万 U)、

50 mg(5 万 U)、100 mg(10 万 U)。

- **注意事项**·① 对两性霉素 B 及本品中任何其他组分过敏者禁用。② 同两性霉素 B 相比,两性霉素 B 脂质体的不良反应明显减少。③ 余参阅两性霉素 B。

第二节　咪唑类

▶ **咪康唑**(Miconazole)

- **商品名**·达克宁,倍康,拜尼多,美康唑,澳先宁,威净,清坤。

- **药理作用**·本品是高效、安全、广谱抗真菌药,对致病性真菌几乎都有作用。其机制是抑制真菌细胞膜的固醇合成,影响细胞膜通透性,抑制真菌生长,导致死亡。新型隐球菌、念珠菌和粗球孢子菌对本品均敏感,皮炎芽生菌和组织胞浆菌对本品高度敏感,但曲霉菌较差。

- **药代动力学**·咪康唑口服吸收差,口服 1 g 后 C_{max} 仅为 1 mg/L,分布 $t_{1/2}$ 约为 0.4 h,消除 $t_{1/2}$ 约为 2.1 h,终末 $t_{1/2}$ 为 20～24 h 时,血浆蛋白结合率为 90%。在体内分布广泛,可渗入有炎症的关节、眼球的玻璃体及腹腔中,但在 CSF、痰液、房水中浓度均甚低,对血脑屏障的穿透性亦差。本品主要经肝脏代谢为无活性的代谢物。口服量的 14%～22% 自尿液排出,主要为无活性的代谢物,其中不到 1% 为原型物。口服量的 50% 以原型自粪便排出。

- **适应证**·主要用于皮肤癣菌、念珠菌等引起的皮肤、指甲感染,如头癣、手癣、脚癣、体癣、股癣、花斑癣、甲沟炎;阴道或阴茎龟头真菌感染;眼部曲霉菌或其他真菌感染。本品栓剂广泛用于治疗阴道真菌感染，如念珠菌性阴道炎。局部应用本品对糜烂或光滑皮肤的真菌感染同样有效。本品的稀释溶液（0.2%～0.5%）可安全地用于膀胱、气管内和创面真菌的冲洗。

· **用法用量** · 外用。对体癣、股癣和足癣，宜用气雾散布剂、气雾溶液、乳膏剂、软膏洗剂、散布剂，早晚各 1 次，连续用药至少 4 周。皮肤念珠菌病，宜用乳膏剂早晚各 1 次。花斑癣宜用乳膏，每日 1 次。如皮肤有糜烂面，应首先应用本品洗剂（不用霜剂），每日 2 次，连续 2 周。对阴道或外阴、龟头感染，应用栓剂或霜剂，每晚 1 次，每次霜剂 3～5 g 或栓剂 1 枚，涂于或塞入阴道内，连续 7～14 d。对甲癣，应用乳膏，早晚各 1 次，连续用 6 个月。

· **制剂** · 软膏：每支 1 g，0.2 g（2%）。乳膏：每支 1 g，0.2 g（2%）。洗剂：每瓶 2%。阴道片：每片 100 mg。栓剂：每枚 100 mg、200 mg、400 mg。

· **注意事项** · ① 外用制剂避免接触眼睛和其他黏膜（如口鼻等）。② 1 岁以下儿童不用该品。③ 孕妇及哺乳期妇女慎用。④ 咪康唑与华法林同时使用时，由于咪康唑（包括外用凝胶剂型）会增强华法林的抗凝作用，应密切监测抗凝效应，观察治疗期间是否出现抗凝作用过强的征象，如无法解释的突发性青紫、鼻衄或血尿，必要时减小华法林用量。

▶ **益康唑**（Econazole）
· **商品名** · 派瑞松，益汝，康妇特。
· **药理作用** · 本品有抑制真菌作用，高浓度时也可具杀菌作用。本品可抑制麦角甾醇或其他甾醇类的生物合成,损伤真菌细胞膜和改变其通透性,以致重要的细胞内物质外漏;本品也可抑制真菌的三酰甘油和磷脂的生物合成,抑制氧化酶和过氧化酶的活性,引起细胞内过氧化氢积聚,导致细胞亚微结构的变性和细胞坏死。对白假丝酵母菌则可抑制其自芽孢转变为具侵袭性的菌丝形式的过程。局部应用后仅微量吸收。

· **适应证** · 局部用于皮肤念珠菌病的治疗,体癣、股癣、足癣、花斑癣等的治疗。

· **用法用量** · 局部涂用。皮肤念珠菌病及癣,每日早晚各 1 次。花斑癣,每日 1 次。为避免复发,皮肤念珠菌病及各种癣病的疗程至少 2 周,足癣则至少 1 个月。

· **制剂** · 霜剂:1%。酊剂:1%。栓剂:50 mg、150 mg。乳膏剂:每支 15 g。

· **注意事项** · ① 外用制剂避免接触眼睛和其他黏膜(如口鼻等)。② 为避免复发,皮肤念珠菌病及各种癣病的疗程至少 2 周,足癣则至少 4 周。③ 有些制剂中含有激素,因此,此类制剂对于皮肤结核、梅毒、病毒感染、对咪唑类抗真菌药物过敏者或对皮质类固醇类药物过敏者禁用。④ 孕妇禁用。

▶ **酮康唑**(Ketoconazole)

· **商品名** · 皮康王,采乐,必亮,保龙慷,康特,可欣。

· **药理作用** · 本品为咪唑类抗真菌药,其作用机制为抑制真菌细胞膜麦角甾醇的生物合成,影响细胞膜的通透性,抑制其生长。

- **适应证**·用于由皮肤真菌和(或)酵母菌引起的皮肤、毛发和指(趾)的感染(皮真菌病、甲癣、念珠菌性甲周炎、花斑癣、头皮糠疹、癣性毛囊炎及慢性皮肤黏膜念珠菌病等)。
- **用法用量**·局部外用。涂于患处,每日 1～2 次,用药后虽可很快见效,但为减少复发,体癣、股癣、花斑癣以及皮肤念珠菌病应连续治疗 2～4 周,手足癣连续使用 4～6 周。
- **制剂**·霜剂:2%。乳膏(2%):10 g(200 mg)、13 g(260 mg)、15 g(300 mg)、20 g(400 mg)。
- **注意事项**·① 外用制剂避免接触眼睛和其他黏膜。② 不得用于皮肤破损处。

▶ **特康唑**(Terconazole)
- **商品名**·贝蕾。
- **药理作用**·本品属三唑类抗真菌药,作用机制同酮康唑,本品体外对念珠菌、表皮癣菌和其他真菌有抗菌作用,对某些细菌也有抗菌作用,但对阴道微生物如乳酸杆菌等无活性。
- **药代动力学**·阴道内给药,有 5%～16% 的本品被吸收,被吸收的药物经肝脏代谢,由粪便、尿液排出体外。
- **适应证**·主要用于治疗阴道念珠菌病。
- **用法用量**·含 80 mg 的阴道栓剂,睡前应用,连续 3 d;或 0.4% 的阴道霜剂 5 g,睡前应用,连续 7 d。
- **制剂**·栓剂:每粒 40 mg、80 mg。霜剂:40 mg/5 g。
- **注意事项**·① 禁用于对特康唑、十六烷醇、丙二醇或 2(3)-叔丁基-4-甲氧基苯酚过敏者。② 阴道给药局部有灼烧感和痒感,阴道栓剂量>80 mg后,某些患者可出现流感样综合征。

▶ **克霉唑**(Clotrimazole)

· **商品名**· 友南,凯妮汀。

· **药理作用**· 本品对红色毛癣菌、石膏样毛癣菌、新型隐球菌、曲霉菌、藻菌、白假丝酵母菌等均有显著抑制作用。其作用机制主要为高度选择性干扰真菌的细胞色素 P450 的活性,从而抑制真菌细胞膜上麦角固醇的生物合成。

· **适应证**· 用于念珠菌性外阴阴道病。

· **用法用量**· 阴道给药。每晚 1 次,每次 1 枚/片。

· **制剂**· 栓剂:每枚 0.15 g。阴道片:每片 0.5 g。

· **注意事项**· ① 孕妇、哺乳期妇女及无性生活史的女性应在医师指导下使用。② 使用本品时应避开月经期。③ 用药部位如有烧灼感、红肿等情况应停药。④ 本品不得与其他抗真菌药同用,如制霉菌素等。

第三节　三唑类

▶ **氟康唑**(Fluconazole)

· **商品名**· 大扶康,三维康,帅克风,罗瑞,弘旭光,氟康力,维可衡,依利康。

· **药理作用**· 本品属三唑类抗真菌药,抗真菌谱广,对白假丝酵母菌、近平滑假丝酵母菌、热带假丝酵母菌等假丝酵母菌具有良好抗菌作用,但克柔假丝酵母菌的大多数菌株对本品呈现耐药,本品对光滑假丝酵母菌的作用亦较差,抑菌率约 60%。本品对隐球菌属亦具良好作用,曲霉属对本品多数耐药。本品对球孢子菌、皮炎芽生菌、荚膜组织胞浆菌亦具抗菌作用。本品的体外抗菌活性低于酮康唑,但其体内抗菌活性明显高于体外。

- **药代动力学**·口服吸收良好,且不受食物、抗酸药、H_2受体阻滞药的影响。空腹口服约可吸收给药量的90%。单次口服 100 mg,平均 C_{max} 为 4.5~8 mg/L。V_d 接近于体内水分总量。血浆蛋白结合率低(11%~12%),在体内广泛分布于皮肤及各种组织体液中,尿液及皮肤中药物浓度约为血药浓度的 10倍;唾液、痰、水疱液、指甲中与血药浓度接近;脑膜炎症时,CSF 中的浓度可达血药浓度的 54%~85%。少量在肝脏代谢,主要自肾脏排泄,以原型自尿液中排出给药量的 80% 以上。血浆消除 $t_{1/2}$ 为 27~37 h,肾功能减退时明显延长。血液透析或腹膜透析可部分清除。

- **适应证**·可用于以下疾病的治疗。① 念珠菌病:口咽部和食管念珠菌感染;播散性念珠菌病,包括腹膜炎、肺炎、尿路感染等;念珠菌外阴阴道炎。② 隐球菌病:治疗脑膜炎以外的隐球菌病或治疗隐球菌脑膜炎时,作为两性霉素 B 联合氟胞嘧啶初治后的维持治疗药物。③ 皮肤真菌病包括体癣、手癣、足癣、花斑癣、头癣、指(趾)甲癣等皮肤真菌感染。④ 球孢子菌病。⑤ 接受化疗、放疗和免疫抑制治疗患者(包括 AIDS 患者)的预防用药。⑥ 可替代伊曲康唑用于芽生菌病和组织胞浆菌病的治疗。

- **用法用量**·口服或静脉滴注。① 播散性念珠菌病:首次剂量 0.4 g,以后每次 0.2 g,每日 1 次,持续 4 周,症状缓解后至少持续 2 周。② 食管念珠菌病：首次剂量 0.2 g，以后每次 0.1 g，每日 1 次，持续至少 3 周，症状缓解后至少持续 2 周。根据治疗反应，也可加大剂量至每次 0.4 g，每日 1 次。③ 口咽部念珠菌病：首次剂量 0.2 g，以后每次 0.1 g，每日 1 次，疗程至少 2 周。④ 念珠菌外阴阴道炎：单剂量 0.15 g。⑤ 隐球菌脑膜炎：每次 0.4 g，每日 1 次，直至病情明显好转，然后每次 0.2～0.4 g，每日 1 次，用至 CSF 病原培养转阴后至少 10～12 周；或每次 0.4 g，每日 2 次，连续 2 d，然后每次 0.4 g，每日 1 次，疗程同前述。

- **制剂** · 片剂：每片 50 mg、100 mg、150 mg。胶囊：每粒 50 mg、100 mg、150 mg。注射液：每支 0.025 g、0.05 g、0.1 g、0.2 g、0.4 g。

- **注意事项** · ① 对氟康唑或其他吡咯类药有过敏史者和孕妇禁用。② 需定期监测肝、肾功能，肝、肾功能减退者需减量应用。③ 长期预防用药可致耐药菌产生，应避免无指征预防用药。④ 不推荐用于 6 个月以下的婴儿；老年患者须根据肌酐清除率调整剂量。⑤ 本品可分泌至乳汁中，不推荐用于哺乳期妇女，必须使用时应停止授乳。⑥ 本品抑制 CYP3A4 和 CYP2C19，与由这两个酶代谢的药物存在相互作用。

▶ **伊曲康唑**(Itraconazole)

- **商品名** · 斯皮仁诺，易启康，美扶，伊康唑。

- **药理作用** · 本品系通过干扰细胞色素 P450 的活性，从而抑制真菌的细胞膜主要成分麦角固醇的合成，从而损伤真菌细胞膜和改变其通透性，至细胞内重要物质外漏而使真菌死亡。本品在体外对皮炎芽生菌、荚膜组织胞浆菌、曲霉菌、白假丝酵母菌和新型隐球酵母菌均具抗菌活性。对申克孢子丝菌、毛发癣菌属、克柔假丝酵母菌和其他非白假丝酵母菌的抗菌活性差异大。动物实验显示本品对皮炎芽生菌、杜氏组织胞浆菌、烟曲霉、粗球孢子菌、新型隐球菌、巴西副球孢子菌、申克孢子丝菌和毛发癣菌的感染具有抑制作用。

· **药代动力学** · 本品胶囊剂口服吸收甚差,在酸性环境中吸收增加;与食物同时服用,吸收量增多。单次空腹或餐后口服 100 mg 后,C_{max} 分别为 0.038 mg/L 和 0.13 mg/L。单次给药后本品的 $t_{1/2}$ 为 15~20 h,多次给药后可延长至 30~40 h。伊曲康唑口服液的吸收较胶囊剂有所改善,绝对生物利用度为 55%。空腹服用可达最高血药浓度,餐后服用吸收减少,因此口服液不宜与食物同服。健康志愿者口服该药溶液(空腹)或胶囊(进食)200 mg 的平均 C_{max} 分别为(0.142 ± 0.065)mg/L 和(0.239 ± 0.085)mg/L。健康志愿者空腹口服该药口服液每日 200 mg,每日 2 次,15 d 后达稳态血药浓度时 C_{max} 为(2.282 ± 0.514)mg/L。多次给药后 $t_{1/2}$ 为(39.7 ± 13)h。伊曲康唑注射液在 HIV 感染患者静脉滴注 200 mg,每日 2 次,共 2 d,然后 200 mg,每日 1 次,在第四剂量时到达稳态血药浓度,C_{max} 为(2.86 ± 0.87)mg/L。本品血浆蛋白结合率为 99.8%,在肺脏、肾脏、肝脏、骨骼、胃、脾脏和肌肉中的浓度为血药浓度的2~3 倍,在 CSF 中浓度甚低。在体内主要通过肝脏 CYP3A4 酶代谢为多种代谢物,主要为羟基伊曲康唑,其抗真菌活性与伊曲康唑相似。本品以原型自粪便中排泄给药量的

3%～18%,小于0.03%的给药量以药物原型自尿液排出,给药量的40%自尿液中以无活性的代谢物形式排出。伊曲康唑静脉注射液中含赋形剂羟丙基-β-环糊精,80%～90%的羟丙基-β-环糊精自肾脏清除。肌酐清除率<30 mg/min的患者不可使用伊曲康唑注射液,但可用口服制剂。肝硬化患者应用本品胶囊剂100 mg后,平均C_{max}较健康者下降47%,消除$t_{1/2}$增加2倍。血液透析和腹膜透析对本品药代动力学影响不明显。

- **适应证**·① 胶囊剂。适用于治疗肺部及肺外芽生菌病;组织胞浆菌病;以及不能耐受两性霉素 B 或两性霉素 B 治疗无效的肺部及肺外曲霉病;皮肤真菌所致的足趾和(或)手指甲癣。② 口服液。适用于中性粒细胞缺乏伴发热患者经广谱抗生素治疗无效,高度怀疑真菌感染的经验治疗,应先用注射液滴注后继以口服液治疗;口咽部和食管念珠菌病的治疗。③ 注射剂。适用于中性粒细胞缺乏伴发热患者经广谱抗生素治疗无效,高度怀疑真菌感染的经验治疗;肺部及肺外芽生菌病;组织胞浆菌病以及不能耐受两性霉素 B 或两性霉素 B 治疗无效的肺部及肺外曲霉病。

- **用法用量**·① 胶囊剂:成人每日200～400 mg口服,剂量超过 200 mg 时分 2 次给药。② 口服液:每日100～200 mg口服。③ 注射剂:每次200 mg,每日2次,2 d后减为每日 200 mg,静脉滴注。静脉用药后可改为口服液序贯治疗,胶囊剂和口服液不可互换使用。

- **制剂**·片剂:每片0.1 g。胶囊:每粒0.1 g。颗粒剂:

每袋 0.1 g。口服液：每瓶 150 ml：1.5 g。注射液：每支 0.25 g。

· **注意事项** · ① 对本品中任一成分过敏者禁用。② 对有充血性心力衰竭或有充血性心力衰竭病史的患者禁用。钙通道阻滞剂具有负性肌力作用，合并使用时需加以注意。③ 伊曲康唑注射液只能用随包装提供的 0.9%氯化钠注射液稀释。④ 孕妇禁用，哺乳期妇女使用时应停止授乳；儿童的临床资料有限，不用于儿童患者；用于老年人时需权衡利弊。⑤ 本品可干扰 CYP3A4 的代谢，禁止与西沙必利、多非利特、特非那定、阿司咪唑、奎尼丁、匹莫齐特、阿普唑仑、醋酸美沙多、麦角碱、麦角胺、咪达唑仑、洛伐他汀、辛伐他汀等联用。⑥ 肝功能异常患者慎用；对肾功能不全患者，肌酐清除率<30 ml/min 时，不得使用静脉给药。⑦ 本品与 Q-T 间期延长的药物合用可能使 Q-T 间期延长的作用相加。⑧ 警惕伊曲康唑可能会引起间质性肺炎的不良反应。

▶ **伏立康唑**（Voriconazole）

· **商品名** · 威凡，汇德立康，莱立康，匹纳普，迪尔达宁。

· **药理作用** · 本品通过抑制细胞色素 P450 依赖的 14-α-脱甲基酶阻止羊毛甾醇转化为麦角固醇，从而抑制真菌细胞膜上麦角固醇的生物合成。体外试验表明伏立康唑具有广谱抗真菌作用。本药对假丝酵母菌的抗菌谱较氟康唑广。本品对念珠菌属（包括耐氟康唑的克柔假丝酵母菌、光滑假丝酵母菌和白假丝酵母菌耐药株）具有抗菌作用，对所有检测的曲霉属真菌有杀菌作用。此外，伏立康唑在体外对其他致病性真菌亦有杀菌作用,包括对现有抗真菌药敏感性较低的菌属,例如足放线病菌属和镰刀菌属。

- **药代动力学** · 口服后迅速吸收,血浆 t_{max} 为1～2 h,生物利用度高达 96%。食物可影响药物的吸收,在餐前或高脂餐后 1 h 服药,C_{max} 和 AUC 分别下降34%和 24%。应进食后 1～2 h 服药。以非线性动力学方式清除,其终末 $t_{1/2}$ 为 6 h;负荷剂量用药使达稳态血药浓度的时间减少为 3 d;V_d 为 2 L/kg,体液分布广;主要通过 CYP2C19 及 CYP2C9 而代谢清除,主要代谢物为活性很低的 N-氧化物,然后由尿液排泄,原型药从尿液中排泄<2%。

- **适应证** · 主要用于治疗患有进展性、可能威胁生命的真菌感染患者。常用于治疗侵袭性曲霉病、非中性粒细胞减少患者的念珠菌血症、对氟康唑耐药的念珠菌引起的严重侵袭性感染(包括克柔假丝酵母菌)、由足放线菌属和镰刀菌属引起的严重感染。

- **用法用量** · ① 成人:无论是静脉滴注或口服给药,首次给药时第一日均应给予负荷剂量。口服:负荷剂量(适用于第 1 个 24 h):患者体重≥40 kg,每 12 h 给药 1 次,每次 400 mg;患者体重<40 kg,每 12 h 给药 1 次,每次 200 mg。维持剂量(开始用药24 h 以后):患者体重≥40 kg,每日给药 2 次,每次 200 mg;患者体重<40 kg,每日给药 2 次,每次 100 mg。静脉滴注:负荷剂量(适用于第 1 个24 h):每 12 h 给药 1 次,每次 6 mg/kg;维持剂量(开始用药24 h 以后):每日给药 2 次,每次 4 mg/kg。疗程视患者用药后的临床和微生物学反应而定。静脉用药的疗程不宜超过 6 个月。② 本品在 12 岁以下儿童的安全

性和有效性尚未建立。根据一项在 35 名免疫功能减退的儿童中进行的群体药代动力学研究结果,推荐本品在 2~12 岁儿童中的维持剂量为 4 mg/kg,每 12 h 1 次静脉滴注。

- **制剂**·片剂:每片 50 mg、200 mg。胶囊:每粒 50 mg。干混悬剂:每袋 3 g。注射液:每支 0.05 g、0.1 g、0.2 g。
- **注意事项**·① 对本品中任一成分过敏者禁用,有其他吡咯类过敏史者慎用。② 极少数使用者发生了尖端扭转性室性心动过速,伴有心律失常危险因素的患者需慎用;伴有严重基础疾病(主要为恶性血液病)的患者可发生肝毒性反应。③ 本品通过 CYP2C19、CYP2C9 和 CYP3A4 代谢,这些同工酶的抑制药或诱导药可影响本品的血药浓度;禁止与 CYP3A4 底物如特非那定、阿司咪唑、西沙必利、匹莫齐特或奎尼丁合用;禁止与利福平、利福布汀、利托那韦、卡马西平和长效巴比妥类合用,禁止与麦角生物碱类药物、西罗莫司合用。④ 片剂应在餐后或餐前至少 1 h 服用,其中含有乳糖成分,先天性的半乳糖不能耐受者、Lapp 乳糖酶缺乏或葡萄糖-半乳糖吸收障碍者不宜应用片剂。⑤ 在用药期间怀孕,应告知患者本品对胎儿的潜在危险;哺乳期妇女和儿童患者应慎用,如果使用应停止授乳。⑥ 不推荐 12 岁以下儿童使用本品。⑦ 治疗前或治疗期间应监测血电解质,如有电解质紊乱应及时纠正。

▶ **泊沙康唑**(Posaconazole)
- **商品名**·Noxafil。
- **药理作用**·本品伊曲康唑的衍生物,是第二代三唑类抗真菌药物。抗菌谱广,对于假丝酵母菌属、荚膜组织胞浆菌、赛多孢菌、接合菌、镰刀菌、酵母菌,包括耐氟康唑的非白假丝酵母菌株、新型隐球菌和曲霉菌都有强大的抑制活性;尤其是对较为少见的威胁生命的真菌疾病(接合菌病、镰刀菌病和球孢子菌病等)也有效。

· **药代动力学** · 本品难溶于水,目前只有口服悬液剂,空腹或餐后口服,分别在 3~4 h 和 4~10 h 达到 C_{max}。血浆蛋白结合率高达 98.2%,主要与白蛋白结合,高脂肪或高营养饮食后口服,可增加吸收 3.4 倍。V_d 平均高达 1 744 L,具有高度组织穿透力。可透过胎盘屏障,在乳汁中有分泌。平均消除 $t_{1/2}$ 为 35 h(20~66 h),主要从粪便中排出。

· **适应证** · 本品适用于对两性霉素 B 不能耐受或难治性成人侵袭性真菌感染的治疗;对高危患者预防用药,用于 13 岁以上、免疫功能低下的患者,特别是患有移植物抗宿主病的造血干细胞移植者、白血病患者和由于化疗而长期白细胞减少的患者。本品比氟康唑和伊曲康唑,能更有效预防侵袭性曲霉菌感染,并可降低侵袭性真菌感染相关的病死率。

· **用法用量** · 口服。① 口咽念珠菌病:第一日 100 mg。每日 2 次,第二日 100 mg,每日 1 次,连用 13 d。② 伊曲康唑或氟康唑耐药者真菌感染:400 mg,每日 2 次,口服。③ 预防 13 岁以上严重免疫抑制者侵袭性曲菌和念珠菌感染:200 mg,每日 3 次。

· **制剂** · 混悬剂:40 mg/ml。片剂:每片 200 mg。

· **注意事项** · ① 本品具有良好的安全性和耐受性,最常见的不良反应有胆红素血症、氨基转移酶升高、肝细胞损害以及恶心、呕吐,使用期间注意监测肝功能。② 以下患者应慎用:对其他三唑类药物过敏者;有潜在心律失常者;恶性血液病患者;肝功能不全者。③ 孕妇和哺乳期妇女不宜使用。

第四节 棘白菌素类

► **卡泊芬净**(Caspofungin)

· **商品名** · 科赛斯。

· **药理作用** · 本品为棘白菌素类的第一个品种,通过非竞争性抑制 β-(1,3)- D-葡聚糖苷合成酶,从而破坏真菌细胞壁糖苷的合成。哺乳动物无类似的细胞壁合成过程,因此药物毒性减少。本品在体外具有广谱抗真菌活性。本品对烟曲霉、黄曲霉、土曲霉和黑曲霉具良好抗菌活性,对假丝酵母菌属具有杀菌作用,对白假丝酵母菌、光滑假丝酵母菌、吉列蒙假丝酵母菌、克柔假丝酵母菌、近平滑假丝酵母菌和热带假丝酵母菌具高度抗真菌活性,明显优于氟康唑及氟胞嘧啶,与两性霉素 B 相仿。此外,本品对镰孢菌属、丝状真菌和一些双向真菌如顶孢霉属、拟青霉属等具有抗菌活性,其作用优于两性霉素 B。对组织胞浆菌和肺孢菌也有一定的作用。新型隐球菌对本品天然耐药。本品对镰孢霉属、根霉属、丝孢酵母属等作用差。本品与其他抗真菌药物之间没有交叉耐药现象。

· **药代动力学** · 健康成人单剂静脉滴注本品 70 mg 1 h,滴注结束时即刻 C_{max} 为 12.04 μg/ml,其血药浓度下降呈多相性,本品 $t_{1/2}$ 为 9～11 h。首日70 mg,

继以每日 50 mg，每日 1 次，静脉滴注，第一日静脉滴注结束后血药浓度为 12.09 mg/L，第十四日为 9.94 mg/L。血浆蛋白结合率为 97%。小肠、肺和脾的药物浓度与血浆相似，而心、脑的浓度低于血药浓度。本品通过水解和 N-乙酰化缓慢代谢，有少量卡泊芬净以原型药形式从尿液中排出（大约为给药剂量的 1.4%）。原型药的肾脏清除率低。65 岁以上老年患者使用本品血药浓度有轻度增加，但无须调整剂量。本品应用于轻度至终末期肾功能不全或轻度肝功能不全患者，无须调整剂量，中度肝功能不全者应适当减少剂量。血液透析不能清除本品。

· **适应证** · 适用于治疗：念珠菌属血流感染、腹腔脓肿、腹膜炎和胸腔感染；食管念珠菌病；经验性治疗中性粒细胞减少伴发热患者的可疑侵袭性真菌感染；用于对其他治疗无效或不能耐受的侵袭性曲霉菌病。

· **用法用量** · 静脉滴注。① 念珠菌血流感染及其他念珠菌感染：成人剂量为首日负荷剂量 70 mg，继以每日 50 mg。疗程为血培养阴性后 14 d。中性粒细胞缺乏患者的疗程宜持续至中性粒细胞恢复正常。② 食管念珠菌病：每日 50 mg，缓慢静脉滴注 1 h。③ 侵袭性曲霉菌病：第一日给予单次 70 mg 负荷剂量，随后每日给予 50 mg 的剂量。疗程取决于患者疾病的严重程度、被抑制的免疫功能恢复情况以及对治疗的临床反应。虽然尚无证据证明使用更大的剂量能提高疗效，但是现有的安全性资料提示，对于治疗无临床反应而对本品耐受性良好的患者可以考虑将每日剂量增加至 70 mg。④ 肾功能损害及轻度肝功能损害患者无须调整剂量;中度肝功能损害患者,首日负荷剂量为 70 mg,继以每日 35 mg;严重肝功能损害者无资料。

· **制剂** · 粉针剂(以醋酸卡泊芬净计):每支50 mg、70 mg。

· **注意事项** · ① 不建议将本品与环孢霉素同时使用;本品可致他克莫司血药浓度减低,两者联用时需监测后者的血药浓度并调整其剂量;与利福平、奈韦拉平、依非韦伦、苯妥英钠、地塞米松、卡马西平等肝药酶诱导剂联用时,卡泊芬净的剂量需增至 70 mg/d。② 哺乳期妇女应用本品时应停止授乳;不推荐 18 岁以下的患者使用本品;老年患者(65 岁或以上)无须调整药物剂量。③ 对本品或其任何成分过敏者禁用。④ 本品可能会产生中毒性表皮坏死松解症(TEN)和眼-黏膜-皮肤综合征(Stevens - Johnson 综合征)。

▶ **米卡芬净**(Micafungin)

· **商品名** · 米开民。

· **药理作用** · 本品为棘白菌素类广谱抗真菌药,对念珠菌属、曲霉菌属具有广泛抗真菌作用,对耐氟康唑与依曲康唑的念珠菌亦有作用。通过抑制真菌细胞壁的 β - D -葡聚糖的合成发挥抗真菌作用。对临床分离的多种假丝酵母及曲霉有较强的杀灭作用,但对新型隐球菌无效。本品对念珠菌属和曲霉菌属的抗菌谱较宽,各种真菌对本品的敏感性顺序为:白假丝酵母>平滑假丝酵母>热带假丝酵母>葡萄牙假丝酵母>克柔假丝酵母>近平滑假丝酵母。

- **药代动力学**·口服吸收差（约 3%），仅能静脉给药。每日给药 50 mg、100 mg 和 150 mg 时血药峰浓度分别为 5.1 mg/L、10.0 mg/L 和 16.4 mg/L，分布容积为 (0.39 ± 0.11) L/kg。血浆蛋白结合率高达 99%。CSF 内药物浓度低。$t_{1/2}$ 为 14.0～17.2 h。本品主要经肝脏代谢，给药后 28 d 经粪便和尿液共排出给药量的 82.5%，其中 71% 经粪便排出，主要为代谢物。

- **适应证**·用于曲霉菌和念珠菌引起的下列感染：真菌血症、呼吸道真菌病、胃肠道真菌病，尤其适用于对其他抗真菌药不能耐受或已产生耐药菌的真菌感染患者以及预防造血干细胞移植患者的真菌感染。

- **用法用量**·① 曲霉病：成人一般每日单次剂量为 50～150 mg，每日 1 次静脉滴注。对于严重或者难治性曲霉病患者，根据患者情况剂量可增加至 300 mg/d。② 念珠菌病：成人一般每日单次剂量为 50 mg，每日 1 次静脉输注。对于严重或者难治性念珠菌病患者，根据患者情况剂量可增加至 300 mg/d。

- **制剂**·注射剂：每支 50 mg。

- **注意事项**·① 哺乳期妇女应用本品时需停止授乳；孕妇慎用。② 进行性肾功能异常患者在使用本品期间应密切监测肾功能。③ 静脉输注时，应将其溶于生理盐水、葡萄糖注射液或者补充液，剂量为 75 mg 以下时输注时间不少于 30 min，剂量为 75 mg 以上时输注时间不少于 1 h。切勿使用注射用水溶解本品。本品不能静脉注射。④ 每日剂量增加至 300 mg 用于治疗严重或难治性真菌感染的安全性尚未完全确立，故在此用量时必须谨慎并密切观察患者的病情。体重为 50 kg 或以下的患者,剂量不应该超过每日 6 mg/kg。⑤ 对本品中任一成分或其他棘白素类药物过敏者禁用。⑥ 本品不推荐用于儿科患者,在老年患者的安全性和有效性与年轻患者无差别。⑦ 本品与西罗莫司、硝苯地平或伊曲康唑联用时,需监测后三者的毒性,必要时减少后三者的给药剂量。

▶ **阿尼芬净**(Anidulafungin)

· **商品名** · Eraxis。

· **药理作用** · 本品为半合成的棘白菌素类药物,能抑制真菌的葡聚糖合成酶,从而抑制真菌的主要成分 1,3 - β - D 葡聚糖的合成。体外抗菌试验显示,本品具有抗白假丝酵母菌、光滑假丝酵母菌和热带假丝酵母菌活性。

· **药代动力学** · 在棘白菌素类药物中,阿尼芬净很独特,其通过一系列生物转化,在血浆中缓慢降解,而非代谢。超过 90% 的阿尼芬净在血液中缓慢化学降解,被非特异性肽酶作用形成开环产物。阿尼芬净 $t_{1/2}$ 约为 24 h,而其降解产物 $t_{1/2}$ 约为 4 d。阿尼芬净降解不经细胞色素 P450 酶系统代谢,在尿液中极少出现药物或降解产物。阿尼芬净降解产物则经胆汁由粪便排泄。对于任何程度肝损伤的患者及肾功能不全的患者,使用阿尼芬净都无须调整剂量。

· **适应证** · 适用于念珠菌血症及其他类型的念珠菌感染(腹腔脓肿、腹膜炎),食管念珠菌病等。

· **用法用量** · 静脉注射或静脉滴注。① 念珠菌血症和其他念珠菌感染:第一日负荷剂量为 200 mg,此后

维持剂量为 100 mg，每日 1 次。② 食道念珠菌病患
者：第一日负荷剂量为 100 mg，此后维持剂量为
50 mg，每日 1 次。

- **制剂** · 冻干粉针剂：每支 50 mg、100 mg。
- **注意事项** · ① 本品常见与输液相关的不良事件包括
  血压过低、氨基转移酶升高以及恶心、呼吸困难、面
  部潮红、头晕。② 对本品或其他棘白菌素类过敏者
  禁用。③ 应用时应对患者的肝功能进行监测，并评
  估继续治疗的风险和效益。

第五节　其他类抗真菌药

▶ **氟胞嘧啶**（Flucytosine）

- **商品名** · 安确治。
- **药理作用** · 本品作用机制在于通过真菌细胞的渗透
  酶系统进入细胞内，转化为氟尿嘧啶，替代尿嘧啶进
  入真菌的核糖核酸中，从而阻断核酸的合成。本品
  对隐球菌属和念珠菌属等具有较高抗菌活性，对着
  色真菌、少数曲霉属有一定抗菌活性，对其他真菌的
  抗菌作用均差。本品为抑菌剂，高浓度时具杀菌作
  用。由于对氟胞嘧啶原发耐药或继发耐药很普遍，
  因此，临床上氟胞嘧啶通常与其他抗真菌药联用（常
  与两性霉素 B 合用）。
- **药代动力学** · 该药为水溶性核苷酸类似物，口服吸收
  良好，3～4 h 血药浓度达到高峰，血中 $t_{1/2}$ 为 8～
  12 h，肾功能不全患者可明显延长，无尿患者 $t_{1/2}$ 可
  达 85 h。本品可进入感染的腹腔、关节腔及房水中，
  可透过血脑屏障。药物广泛分布于肝、肾、心、脾、肺

组织中,其浓度大于或等于同期血药浓度,炎性 CSF 中药物浓度可达同期血药浓度的 50%～100%。本品经肾小球滤过排泄,约 90% 以上的药物以原型自尿液中排出。本品可经血液透析排出体外。

- **适应证** · 用于念珠菌心内膜炎、隐球菌脑膜炎以及念珠菌或隐球菌所致败血症、肺部感染和尿路感染。氟胞嘧啶与两性霉素 B 联合应用主要用于治疗隐球菌病,但已证明对某些播散性假丝酵母菌病、其他酵母菌感染和严重的侵袭性曲霉病均有效。

- **用法用量** · 口服或静脉滴注。成人每日按体重 0.1～0.15 g/kg,分 4 次口服,或分 2～3 次静脉滴注。为避免或减少恶心、呕吐,每次服药时间持续 15 min,滴注速度 4～10 ml/min。

- **制剂** · 片剂:每片 0.25 g、0.5 g。注射剂:每支 250 ml：2.5 g。

- **注意事项** · ① 单用氟胞嘧啶在短期内可诱导真菌对本品耐药,治疗播散性真菌病时通常与两性霉素 B 联合应用。② 下列情况应慎用:骨髓抑制、血液系统疾病或同时接受骨髓抑制药物时;肝功能损害;肾功能损害;老年人需减量。③ 定期进行血液透析治疗的患者,每次透析后应补给 37.5 mg/kg 的剂量。腹膜透析者每日补给 0.5～1.0 g。④ 孕妇使用需权衡利弊,哺乳期妇女于使用时停止哺乳。儿童不宜使用。⑤ 对本品有过敏史者禁用。⑥ 禁止与左醋美沙朵合用,阿糖胞苷可通过竞争性抑制作用使本品的抗真菌作用失活。⑦ 肾功能损害患者的药物消除半衰期明显延长,因此宜减少剂量,延长给药间期,并监测血药浓度。

▶ **阿莫罗芬**（Amorolfine）

· **商品名**· 罗每乐。

· **药理作用**· 本品是局部外用抗真菌药，其活性成分为吗啉衍生物——阿莫罗芬。阿莫罗芬的抑菌作用主要是通过改变构成真菌细胞膜的脂类生物合成来实现的。使麦角固醇含量减少，非典型脂类的累积导致真菌细胞膜和细胞器的形态改变，从而实现抑菌作用。阿莫罗芬为广谱高效抗真菌药，它的抗菌谱为：白色念珠菌及其他念珠菌种、红色毛癣菌、指（趾）间毛癣菌、须发毛癣菌及其他毛癣菌种、小孢子菌、帚霉菌、链格孢菌、分枝孢子菌等。

· **药代动力学**· 盐酸阿莫罗芬搽剂可渗透甲板并在其中弥散，根除甲板内及甲板下的真菌。盐酸阿莫罗芬搽剂局部外用所致的全身吸收很少，即便连续用药 1 年以上，血浆中的药物浓度仍然低于检测水平。

· **适应证**· 用于治疗敏感真菌引起的指（趾）甲感染。

· **用法用量**· 外用。锉光病甲后将搽剂均匀涂抹于患处，每周 1～2 次。指甲感染一般连续用药 6 个月，趾甲感染需持续 9～12 个月，每 3 个月观察治疗进展，在医生指导下用药。

· **制剂**· 乳膏剂：含量 0.25%。搽剂：2.5 ml∶0.125 g。

· **注意事项**· ① 本品应禁用于怀孕妇女、可能怀孕的妇女及哺乳期妇女。② 每次使用前，如有必要，锉光受感染的指（趾）甲，并用药签除去残留的搽剂。③ 若药液不慎涂在皮肤上，请用酒精（乙醇）棉球擦除，如不慎将搽剂误入眼内或耳内，立即用水冲洗。

▶ **特比萘芬**(Terbinafine)

· **商品名** · 兰美抒,倍佳,彼孚特,采特,丁克,康宁,疗霉舒,顺风康宁。

· **药理作用** · 本品是一种具有广谱抗真菌活性的丙烯胺类药物,对于皮肤、发和甲的致病性真菌包括皮肤癣菌,如毛癣菌(红色毛癣菌、须癣毛癣菌、疣状毛癣菌、断发毛癣菌、紫色毛癣菌)、小孢子菌(如犬小孢子菌)、絮状表皮癣菌以及念珠菌属(如白假丝酵母菌)和糠秕癣菌属的酵母菌均有广泛的抗真菌活性。对于酵母菌,根据菌种的不同而具有杀菌效应或抑菌效应。本品可特异地干扰真菌固醇生物合成的早期步骤,由此引起麦角固醇的缺乏以及角鲨烯在细胞内的积聚,从而导致真菌细胞死亡。

· **药代动力学** · 口服单剂量 250 mg 后 2 h 内达到血浆峰值,食物对特比萘芬的生物利用度有中度影响,但并不需要因此而调整剂量。特比萘芬与血浆蛋白结合率为 99%,它迅速经真皮弥散,聚集于亲脂性的角质层。特比萘芬也能经皮脂腺排泄,这样在毛囊、毛发和富含皮脂的皮肤达到高浓度。特比萘芬经过至少 7 种 CYP 异构酶迅速和广泛地代谢。生物转化后的代谢产物无抗真菌活性,主要经尿液排出。终末清除 $t_{1/2}$ 是 17 h。对有肝脏疾病的患者,特比萘芬的清除率降低约 50%。

· **适应证** · ① 由毛癣菌(红色毛癣菌、须癣毛癣菌、疣状毛癣菌、断发癣菌和紫色毛癣菌等)、犬小孢子菌和絮状表皮癣菌等引起的皮肤、头发和甲的感染。② 各种癣病(体癣、股癣、手足癣和头癣等)以及由念珠菌(白色念珠菌等)引起的皮肤酵母菌感染。③ 由发霉菌引起的甲癣(甲真菌感染)。

- **用法用量**·① 口服。成人每次 0.25 g,每日 1 次,疗程视感染程度而定。青少年体重＞40 kg(通常年龄＞12 岁):0.25 g,每日 1 次。儿童体重 20～40 kg(通常年龄 5～12 岁):0.125 g,每日 1 次。② 乳膏剂外用。每日 2 次,涂患处并轻揉片刻。

- **制剂**·片剂。每片 0.125 g、0.25 g。胶囊:每粒 0.25 g。乳膏剂:每支 5 g∶0.05 g、10 g∶0.1 g、20 g∶0.2 g。

- **注意事项**·① 肝或肾功能不全者,特比萘芬剂量应减少 50%。② 原则上孕妇不应使用;特比萘芬可经乳汁排泄,故接受特比萘芬口服治疗的母亲不应授乳。③ 口服盐酸特比萘芬片对花斑癣无效。④ 不被推荐用于小于 2 岁的儿童。

(沈银忠 卢洪洲 董 平)

第十六章　抗病毒药

第一节　抗肝炎病毒药

▶ **重组人干扰素 α 1b**（Recombinant Human Interferon α1b）

· **商品名**· 运德素，赛若金。

· **药理作用**· 本品具有广谱的抗病毒、抗肿瘤及免疫调节功能，干扰素与细胞表面受体结合，诱导细胞产生多种抗病毒蛋白，从而抑制病毒在细胞内的复制；可通过调节免疫功能增强巨噬细胞、淋巴细胞对靶细胞的特异细胞毒作用，有效地抑制病毒侵袭和感染的发生，增强自然杀伤细胞活性，抑制肿瘤细胞生长，清除早期恶变细胞等。

· **药代动力学**· 单次皮下注射 60 μg，注射后 3.99 h 达 C_{max}，吸收 $t_{1/2}$ 为 1.86 h，清除相 $t_{1/2}$ 为 4.53 h，吸收后分布于各脏器。注射局部含量最高，其次为肾、脾、肺、肝、心脏、脑及脂肪组织，然后在体内降解。尿液、粪便、胆汁中排泄较少。

· **适应证**· 适用于治疗病毒性疾病和某些恶性肿瘤。主要适用于治疗慢性乙型肝炎、慢性丙型肝炎和多毛细胞白血病等。对尖锐湿疣、慢性宫颈炎、疱疹性角膜炎、带状疱疹、流行性出血热和小儿呼吸道合胞病毒性肺炎等病毒性疾病均有效。对其他病毒性疾病和恶性肿瘤如慢性粒细胞白血病、黑色素瘤、淋巴瘤等也有良好疗效。

- **用法用量** · 皮下注射或肌内注射。① 慢性乙型肝炎：30～50 μg/次，每日 1 次，连用 4 周后改为隔日 1 次，疗程 4～6 个月，可根据病情延长疗程至 1 年。② 慢性丙型肝炎：30～50 μg/次，每日 1 次，连用 4 周后改为隔日 1 次，治疗 4～6 个月，无效者停用，有效者可继续治疗至 12 个月，根据病情需要，可延长至 18 个月。疗程结束后随访 6～12 个月，急性丙型肝炎应早期使用本品治疗，可减少慢性化。③ 慢性粒细胞性白血病：本品 30～50 μg/次，每日 1 次，连续用药 6 个月以上，可根据病情适当调整，缓解后可改为隔日注射。④ 尖锐湿疣：本品 10～30 μg/次，皮下注射或肌内注射，或每次 10 μg，疣体下局部注射，隔日 1 次，连续 3 周为 1 个疗程，可根据病情延长或重复疗程。⑤ 肿瘤：视病情可延长疗程。如患者未出现病情迅速恶化或严重不良反应，应当在适当剂量下继续用药。

- **制剂** · 注射剂：每支 10 μg、20 μg、30 μg、50 μg（每 1 μg 为 1 万 U）。

- **注意事项** · ① 对干扰素制品过敏者，有心绞痛、心肌梗死病史以及其他严重心血管病史者禁用，癫痫和其他中枢神经系统功能紊乱者禁用，有其他严重疾病不能耐受本品的副作用者禁用。② 在使用过程中如发生过敏反应应立即停药，并给予相应治疗。

③ 使用本品时应慎用安眠药及镇静药。④ 本品在孕妇及哺乳期妇女中使用不多,应慎用。⑤ 常在用药初期出现发热、疲劳等反应,多为一过性反应。⑥ 本品治疗儿童病毒性疾病是可行的,但目前经验有限,使用时应在儿科医师严密观察下,适当控制剂量。

▶ **重组人干扰素 α 2a**(Recombinant Human Interferon α2a)

· **商品名**·罗荛愫,因特芬,福康泰,万复洛,因特芬,奥平。

· **药理作用**·本品具有广谱抗病毒、抗肿瘤以及免疫调节功能。提高免疫功能包括增强巨噬细胞的吞噬作用,增强淋巴细胞对靶细胞的细胞毒性和天然杀伤性细胞的功能。

· **药代动力学**·肌内注射或皮下注射该药后的吸收剂量>80%,肌内注射 3 600 万 U 后,平均 t_{max} 为3.8 h,平均 C_{max} 为 2.02 mg/L。皮下注射 3 600 万 U 后,平均 t_{max} 为 7.3 h,平均 C_{max} 为 1.73 mg/L。健康成人中静脉滴注本品 3 600 万 IU 后,平均稳态分布量为 0.4 L/kg,平均消除 $t_{1/2}$ 为 5.1 h。主要经肾脏分解代谢,其次是胆汁分泌与肝脏代谢的清除。

· **适应证**·① 伴有 HBV－DNA、DNA 多聚酶阳性或乙型肝炎 e 抗原(HBeAg)阳性等病毒复制标志的成年慢性活动性乙型肝炎患者。② 伴有 HCV 抗体阳性和 ALT 增高,但不伴有肝功能代偿失调的成年慢性丙型(非甲型肝炎或非乙型肝炎)肝炎患者。③ 尖锐湿疣、带状疱疹、小儿病毒性肺炎和上呼吸道感染、慢性宫颈炎、丁型肝炎等。④ 某些恶性肿瘤,如多毛细胞白血病、多发性骨髓瘤、非霍奇金淋巴瘤、慢性白血病以及卡波西肉瘤、肾癌、喉乳头状瘤、黑色素瘤、蕈样肉芽肿、膀胱癌、基底细胞癌等。

· **用法用量** · 皮下注射或肌内注射。① 慢性活动性乙型肝炎：推荐剂量通常以 500 万 U，每周 3 次，皮下注射，共用 6 个月。如用药 1 个月后病毒复制标志或 HBeAg 无下降，则可逐渐加大剂量并可进一步将剂量调整至患者能够耐受的水平，如治疗3～4 个月后没有改善，则应考虑停止治疗。② 急、慢性丙型肝炎：每次 300 万～500 万 U，每日 1 次，皮下注射或肌内注射，连用 4 周后改为隔日 1 次，治疗6～12 个月，根据病情需要，可延长至 18 个月。疗程结束后随访 6～12 个月。急性丙型肝炎应早期使用本品治疗，可减少慢性化。③ 多毛细胞白血病：每次 300 万 U，每日 1 次，连续用药 6 个月以上。④ 多发性骨髓瘤：300 万 U，每周 3 次。⑤ 慢性髓性白血病：逐渐增加剂量至 300 万～900 万 U，皮下注射或肌内注射8～12 周。⑥ 尖锐湿疣：100 万～300 万 U，每周 3 次，皮下注射或肌内注射，共1～2 个月，或于患处基底部隔日注射 100 万 U，连续 3 周。⑦ 宫颈糜烂，非月经期睡前将 1 枚栓剂放入阴道贴近子宫颈处，隔日 1 次，9 次为 1 个疗程。⑧ 低度恶性非霍奇金淋巴瘤：在常规化疗结束后，每周 3 次，每次 300 万 U，至少维持 12 周。

· **制剂** · 注射剂：每支 100 万 U、300 万 U、500 万 U、600 万 U。栓剂：每枚 6 万 U、50 万 U。

· **注意事项** · ① 对本品或该制剂的任何成分有过敏史者禁用；患有严重心脏疾病或有心脏病史者禁用；严重的肝、肾或骨髓功能不正常者禁用；癫痫及中枢神经系统功能损伤者禁用;伴有晚期失代偿性肝病或肝硬化的肝炎患者禁用;正在接受或近期内接受免疫抑制剂治疗的慢性肝炎患者禁用;即将接受同种异体骨髓移植的 HLA 抗体识别相关的慢性髓性白血病患者禁用。② 动物实验提示本品有导致畸胎作用,尚不能排除其对人类胚胎的伤害性;尚不明确本品能否分泌于人乳中。③ 对有心脏病的老年患者或老年癌症晚期患者,在接受本制剂治疗前及治疗期间应做心电图检查,根据需要做剂量调整或停止用药。④ 不推荐儿童使用。⑤ 用本品栓剂治疗期间避免性交;月经期间应停止治疗;妊娠期不宜阴道局部用药。⑥ 本品可能会降低 CYP450 酶的活性,在与其他药物合并使用时,必须考虑这一因素。

▶ **重组人干扰素** α 2b(Recombinant Human Interferon α2b)

· **商品名** · 安福隆,远策素,安达芬,捷抚,凯因益生,辛化诺,利分能。

· **药理作用** · 本品具有广谱抗病毒、抗肿瘤、抑制细胞增殖以及提高免疫功能等作用。干扰素与细胞表面受体结合,诱导细胞产生多种抗病毒蛋白,抑制病毒在细胞内繁殖;干扰素对肿瘤细胞具有直接抑制作用,能够调节宿主抗肿瘤免疫反应并通过抑制、分解肿瘤细胞生长所需因子等作用改变宿主与肿瘤细胞的关系;干扰素提高免疫功能包括增强巨噬细胞的吞噬功能,增强淋巴细胞对靶细胞的细胞毒性和天然杀伤性细胞的功能。

· **药代动力学** · 通过肌内注射或皮下注射,血药浓度

t_{max} 为 3.5～8 h，$t_{1/2}$ 为 4～12 h。肾脏分解代谢为干
扰素主要消除途径，而胆汁分泌与肝脏代谢的消除是
重要途径。肌内注射或皮下注射的吸收超过 80%。

· **适应证** · 用于急慢性病毒性肝炎（乙型、丙型等）、带
状疱疹、尖锐湿疣等病毒性疾病的治疗；还用于某些
肿瘤，如多毛细胞白血病、慢性髓性白血病、多发性
骨髓瘤、非霍奇金淋巴瘤、恶性黑色素瘤、肾细胞癌、
喉乳头状瘤、卡波西肉瘤、卵巢癌、基底细胞癌、表面
膀胱癌等。

· **用法用量** · 肌内注射、皮下注射或病灶局部注射。具
体用法用量参阅"重组人干扰素 α2a"。

· **制剂** · 注射剂：每支 100 万 U、300 万 U、500 万 U、
600 万 U。栓剂：每粒 50 万 U。喷雾剂：每瓶 100
万 U、200 万 U。

· **注意事项** · ① 对本品或其中的任何成分有过敏史者
禁用；患有严重心脏疾病者禁用；严重的肝、肾或骨
髓功能不正常者禁用；癫痫及中枢神经系统功能损
伤者禁用；有其他严重疾病对本品不能耐受者禁用。
② 孕妇、儿童使用应权衡利弊；老年心脏病、老年晚
期癌症患者，在接受本品治疗前及治疗期中都应做
心电图检查，根据需要做剂量调整或停止使用本品。
③ 本品可降低细胞色素 P450 的活性，因此与西咪替
丁、华法林、茶碱、地西泮、普萘洛尔等合用会产生相
互作用，应引起注意。

▶ **聚乙二醇干扰素 α2a**(Peginterferon alfa 2a)
· **商品名** · 派罗欣。
· **药理作用** · 本品是聚乙二醇（PEG）与重组干扰素

α2a 结合形成的长效干扰素。干扰素与细胞表面的特异性受体结合,触发细胞内复杂的信号传递途径并迅速激活基因转录,调节多种生物效应,包括抑制感染细胞内的病毒复制,抑制细胞增殖,并具有免疫调节作用。

· **药代动力学** · 健康成人单次皮下注射 180 μg 后,血药浓度可在 3～6 h 内检测到。在 24 h 内可达 C_{max} 的 80%。注射后 72～96 h 可测到 C_{max} 为 14±2.5 mg/L。绝对生物利用度为 61%～84%,与普通干扰素 α2a 相似。注射后的稳态 V_d 为 8～14 L。主要在肝脏中代谢,代谢物主要通过肾脏排出体外。静脉给药后,终末 $t_{1/2}$ 是 60～80 h。皮下注射给药后,其终末 $t_{1/2}$ 更长(50～130 h)。

· **适应证** · ① 治疗成人慢性乙型肝炎。② 治疗之前未接受过治疗的成人慢性丙型肝炎,治疗时本品最好与利巴韦林联合使用。

· **用法用量** · 皮下注射。① 治疗慢性乙型肝炎患者本品的推荐剂量为每次 135～180 μg,每周 1 次,共 48 周,腹部或大腿皮下注射。② 本品单药或与利巴韦林联合应用时的推荐剂量为每次 135～180 μg,每周 1 次,腹部或大腿皮下注射。与本品联合治疗的利巴韦林剂量和疗程取决于病毒的基因型。

· **制剂** · 针剂:每支 135 μg、180 μg。

· **注意事项** · ① 对活性成分、干扰素 α 或本品的任何赋形剂过敏者禁用。② 自身免疫性慢性肝炎患者禁用;严重肝功能障碍或失代偿性肝硬化患者禁用;有严重心脏病史,包括 6 个月内有不稳定或未控制的心脏病患者禁用;有严重的精神疾病或严重的精神病史者（主要是抑郁）禁用。③ 新生儿和 3 岁以下儿童禁用；妊娠和哺乳期妇女禁用。④ 本品的血液学不良反应较普通干扰素 α2a 更常见。⑤ 皮下注射部位限于腹部和大腿。

▶ **聚乙二醇干扰素 α2b**（Peginterferon alfa 2b）

·**商品名**·佩乐能。

·**药理作用**·本品是重组人干扰素 α2b 与单甲氧基聚乙二醇的一种共价结合物，通过与细胞表面特异性细胞膜受体结合而发挥其作用。干扰素一旦与细胞膜结合后，可启动一系列复杂的细胞内过程，包括诱导某些酶的表达。这一过程至少部分是细胞对干扰素发生反应的原因，包括在感染了病毒的细胞内抑制病毒复制、抑制细胞增殖以及增强巨噬细胞吞噬活动、增加淋巴细胞对靶细胞的特异性细胞毒性等一系列免疫调控活动。任何一个或所有这些反应都与干扰素的治疗作用有关。

·**药代动力学**·皮下给药之后，C_{max} 出现在用药后 15～44 h，并可维持达 48～72 h。其 C_{max} 和 AUC 呈剂量相关性增加。平均 V_d 为 0.99 L/kg。多次用药后可出现有免疫反应性的干扰素积累。平均消除 $t_{1/2}$ 约为 40 h。本品的肾清除率为 30%。仅适用于年龄≥18 岁的慢性丙型肝炎患者及慢性乙型肝炎的治疗。

·**适应证**·本品适用于以下疾病的治疗。① 慢性丙型肝炎：患者年龄≥18 岁，患有代偿性肝脏疾病。现认为慢性丙型肝炎的理想治疗是本品和利巴韦林合用。当本品和利巴韦林联用时，请同时参见利巴韦林的产品信息。② 慢性乙型肝炎：也可用于治疗

HBeAg 阳性的慢性乙型肝炎。患者年龄≥18 岁,患有代偿性肝脏疾病。

· **用法用量** · 皮下注射,每周 1 次。① 慢性丙型肝炎:体重 65 kg 以下者,每次 40 μg;体重 65 kg 以上者,每次 50 μg;同时口服利巴韦林。疗程:用药 6 个月后,如病毒负荷仍高,建议停止用药。② 慢性乙型肝炎推荐剂量为 1.0 μg/kg。疗程:24 周。

· **制剂** · 针剂:每支 50 μg、80 μg、100 μg。

· **注意事项** · ① 对聚乙二醇干扰素 α2b 或任何一种干扰素或某一赋形剂过敏者禁用。② 孕妇禁用,配偶妊娠的男性患者不能应用本品与利巴韦林的联合治疗。③ 自身免疫性肝炎或有自身免疫性疾病病史者、肝功能失代偿者禁用;联合用药时,严重的肾功能不全患者(Ccr<50 ml/min)禁用。④ 在本品联合用药治疗期间罕有发生严重的中枢神经系统不良反应,尤其是抑郁症、行凶意念、自杀构想、自杀和自杀企图。⑤ 对有充血性心力衰竭史、心肌梗死和(或)既往或目前有心律失常者,应用本品治疗时需要密切监测。⑥ 若用本品期间出现急性过敏反应,要立即停药并进行适当的药物治疗。⑦ 在治疗期间,如果患者出现甲状腺功能紊乱的症状,需测定促甲状腺素(TSH)水平,只有 TSH 保持在正常范围内时,才可以继续使用本品;另外用药期间需进行血常规、血液生化及甲状腺功能检查。

▶ **拉米夫定**(Lamivudine)

· **商品名** · 贺普丁,贺甘定。

· **药理作用** · 拉米夫定(3TC)对乙型肝炎病毒和 HIV

有明显的抑制作用。口服吸收后,3TC 可在 HBV 感染细胞和正常细胞内代谢生成 3TC 三磷酸盐,它是 3TC 的活性形式。后者通过竞争抑制作用,终止 DNA 链的延长,从而抑制 HIV 和 HBV 的反转录酶和 HBV 聚合酶,阻止 HIV 和 HBV 的 DNA 合成和病毒复制。体外实验中与齐多夫定联合,对 HIV 病毒有协同作用。

· **药代动力学** · 本品口服后吸收良好。成人口服的拉米夫定 100 mg 约 1 h 达 C_{max},为 1.1~1.5 mg/L。生物利用度为 80%~85%,与食物同服时可使血药浓度达峰时间延迟 0.25~2.5 h,C_{max} 下降 10%~40%,但生物利用度不变。静脉给药平均 V_d 为 1.3 L/kg,70% 经肾脏清除,清除 $t_{1/2}$ 为 5~7 h。在治疗剂量范围内,药物代谢动力学呈线性关系,血浆蛋白结合率低,可通过血脑屏障进入 CSF。本品主要以原型药物经肾脏排泄,肾脏排泄约占总清除的 70% 左右。患者肾功能不全会影响拉米夫定的排泄,对肌酐清除率<30 ml/min 的患者,不建议使用本品。

· **适应证** · 用于慢性乙型肝炎患者的抗病毒治疗;亦可用于失代偿期肝硬化患者改善肝功能,延长生存期;与其他抗反转录病毒药物联合用于 HIV 感染患者的抗病毒治疗。

· **用法用量** · 口服。慢性乙型肝炎:100 mg,每日 1 次。HIV 感染:每次 150 mg,每日 2 次,或 300 mg,每日 1 次。

· **制剂** · 片剂:每片 300 mg、100 mg、50 mg。

· **注意事项** · ① 肾功能不全者应适当调整剂量。② 用药期间定期做肝、肾功能检查及全血细胞计数。

③ 注意出现乳酸酸中毒的可能。④ 对本品过敏者禁用。⑤ 本品与扎西他滨可相互影响两者在细胞内的磷酸化,故两者不宜联合应用。⑥ 哺乳期患者用药期间应停止授乳,3 个月以下婴儿暂不推荐应用。

▶ **阿德福韦酯**(Adefovir Dipivoxil)

· **商品名**·名正,亿来芬,久乐,代丁,优贺丁,阿甘定。

· **药理作用**·本品是阿德福韦的前药,口服后迅速水解为阿德福韦而被细胞激酶磷酸化为有活性的阿德福韦二磷酸盐,可选择性抑制乙型肝炎病毒 DNA 聚合酶,许多国家将其列为治疗慢性乙型肝炎的一线药物。HBeAg 阳性慢性乙型肝炎患者口服阿德福韦酯可明显抑制乙型肝炎病毒 DNA 复制、促进 ALT 复常、改善肝组织炎症坏死和纤维化。本品较少出现耐药,与拉米夫定无交叉耐药现象。与拉米夫定联合应用,对于拉米夫定耐药的慢性乙型肝炎能有效抑制乙型肝炎病毒 DNA 复制、促进 ALT 复常,且联合用药者对本品的耐药发生率更低。

· **药代动力学**·健康志愿者与慢性乙型肝炎患者服用本品的药代动力学相似。慢性乙型肝炎患者单剂口服 10 mg 后 t_{max} 为 1.75 h,C_{max} 中位数为 16.7 mg/ L,生物利用度为 59%。消除 $t_{1/2}$ 为 7.48 h。血浆蛋白结合率 $\leqslant$4%。主要通过肾小球滤过和肾小管主动分泌经肾脏排泄。口服本品 10 mg,24 h 从尿液中回收 45% 的阿德福韦。轻度肾损害对本品的代谢影响不大。中度和重度肾损害患者或肾病末期患者需进行血液透析和调整服药间隔。食物不影响阿德福韦的药代动力学。

- **适应证**·12 岁及以上患者慢性乙型肝炎的抗病毒治疗。
- **用法用量**·口服。10 mg,每日 1 次。
- **制剂**·片剂:每片 10 mg。胶囊剂:每粒 10 mg。
- **注意事项**·① 肾功能不全者应适当调整剂量并严密监测肾功能。② 治疗慢性乙型炎患者停药后可致严重的病情反跳。③ 单用核苷类似物或合用抗反转录病毒药物会导致乳酸性酸中毒和严重的伴有肝脏脂肪变性的肝大,包括致命事件。④ 对阿德福韦、阿德福韦酯或阿德福韦酯片剂中任何辅料过敏者禁用。

▶ **恩替卡韦**(Entecavir)
- **商品名**·博路定,润众,恩甘定。
- **药理作用**·本品是鸟嘌呤核苷类似物,通过与乙型肝炎病毒聚合酶的天然基质三磷酸脱氧鸟嘌呤核苷竞争来发挥抑制乙型肝炎病毒 DNA 聚合酶(反转录酶)的作用,阻断乙型肝炎病毒在体内复制。拉米夫定治疗失败患者使用恩替卡韦每日 1 mg 亦能抑制乙型肝炎病毒 DNA 复制、改善生化指标,但疗效较初治者降低,且病毒学突破发生率明显增高。恩替卡韦的安全性与拉米夫定类似且耐药性很低。
- **药代动力学**·口服后吸收迅速,t_{max} 为 0.5～1.5 h 达 C_{max},进食标准高脂餐或低脂餐的同时口服会导致药物吸收的轻微延迟,因此,本品应空腹服用。本品吸收后广泛分布于各组织。本品与人血浆蛋白结合率为 13%。主要以原型通过肾脏清除,清除率为给药量的 62%～73%。$t_{1/2}$ 为 128～149 h。本品可部分由血液透析清除。

- **适应证** · 慢性乙型肝炎患者的抗病毒治疗。
- **用法用量** · 口服。0.5 mg,每日 1 次。拉米夫定耐药突变患者,1 mg,每日 1 次。
- **制剂** · 片剂:每片 0.5 mg、1 mg。
- **注意事项** · ① 肾功能不全者应适当调整剂量。② 停药时可出现严重的急性乙型肝炎恶化,应加强监测。③ 用药期间严密监测乳酸酸中毒发生情况。④ 哺乳期妇女使用本品对乳儿的风险不能排除;本品在 16 岁以下儿童患者中使用的安全性和有效性尚未确定。⑤ 对本品或制剂中任何成分过敏者禁用。

▶ **替比夫定**(Telbivudine)

- **商品名** · 素比伏。
- **药理作用** · 本品为天然胸腺嘧啶脱氧核苷的自然 L-对映体,是人工合成的胸腺嘧啶脱氧核苷类抗乙型肝炎病毒 DNA 多聚酶药物。本品在细胞激酶的作用下被磷酸化为有活性的代谢产物——腺苷,腺苷的细胞内 $t_{1/2}$ 为 14 h。替比夫定 5′-腺苷通过与乙型肝炎病毒中自然底物胸腺嘧啶 5′-腺苷竞争,从而抑制乙型肝炎病毒 DNA 多聚酶的活性;通过整合到乙型肝炎病毒 DNA 中造成乙型肝炎病毒 DNA 链延长终止,从而抑制乙型肝炎病毒的复制。
- **药代动力学** · 健康志愿者与慢性乙型肝炎患者服用替比夫定的药代动力学相似。在服用 $1\sim4$ h 后,C_{max} 为 3.69 ± 1.25 mg/L,血药 C_{min} 为 $0.2\sim0.3$ mg/L。每日 1 次 600 mg,连续给药 $5\sim7$ d 后达到稳态浓度,药物 $t_{1/2}$ 为 15 h。单剂 600 mg 服用时,食物不影响替比夫定的药代动力学。与人血浆蛋白结合率为

3.3%，口服后，替比夫定在血液中被血浆和血细胞分开，并迅速在周围组织中分布。替比夫定通过被动扩散的方式以原药的形式通过肾脏排出，因为肾脏分泌是替比夫定清除的最主要途径，所以中重度肾功能不全者或正进行血液透析应相应调整剂量和服用方法。

· **适应证** · 适用于治疗有乙型肝炎病毒活动复制证据，并伴有 ALT 或 AST 持续升高或肝脏组织学活动性病变的肝功能代偿的成年慢性乙型肝炎患者。

· **用法用量** · 口服。成人和青少年（≥16 岁）使用本品治疗慢性乙型肝炎的推荐剂量为 600 mg，每日 1 次，口服，不受进食影响。

· **制剂** · 片剂：每片 600 mg。

· **注意事项** · ① 对本品或其中任何辅料过敏者禁用。② 老年患者用药期间应该监测肾功能并按照肾功能进行剂量调整。③ 替比夫定与其他经肾小管分泌的药物或改变肾小管分泌功能的药物联用可以增加替比夫定或联用药物的血药浓度。④ 本品可能发生乳酸酸中毒、横纹肌溶解症等严重不良反应，建议患者在出现无法解释的肌无力、触痛或疼痛时及时报告给医生。⑤ 哺乳期妇女使用本品应避免授乳；尚未在 16 岁以下儿童中进行本品的研究，目前尚不推荐在儿童和青少年中广泛使用。⑥ 肝功能受损的患者无须调整剂量，肾功能减退的患者使用本品需适当调整剂量。⑦ 避免与干扰素同时使用。

▶ **特拉匹韦**(Telaprevir)

· **商品名** · Incivek。

- **药理作用** · 本品是第一代 HCV 蛋白酶抑制剂,其能够可逆性地抑制 HCV NS3/NS4A 蛋白酶,通过直接攻击 HCV 阻断其复制。
- **药代动力学** · 健康志愿者分别口服特拉匹韦 450 mg、750 mg 和 1 250 mg,每日 3 次,连续 5 d。测得的 C_{max} 分别为 1.92 mg/L、1.72 mg/L 和 2.15 mg/L,*AUC* 分别为 9.28 mg·h/L、9.48 mg·h/L 和 13.9 mg·h/L;$t_{1/2}$ 为 2~6 h。
- **适应证** · 与干扰素和利巴韦林联合用于治疗成人慢性丙型肝炎,可用于未接受过干扰素类药物治疗或对之前的药物治疗无效的患者。
- **用法用量** · 口服。推荐剂量为 750 mg,与食物(非低脂饮食)同服,每日 3 次(每 7~9 h 1 次);与聚乙二醇干扰素(PEG‐INF)α 和利巴韦林联用 12 周,之后另进行 12~36 周的 PEG‐INFα 和利巴韦林治疗。
- **制剂** · 片剂:每片 375 mg。
- **注意事项** · ① 对本品或其中任何组分过敏者禁用。② 本品需与利巴韦林和 PEG‐INFα 联用,而利巴韦林可引起新生儿缺陷和胎儿死亡,故妊娠妇女禁用。③ 本品最常见的不良反应包括皮疹、贫血、恶心、痔疮、腹泻、肛直肠刺激感、味觉障碍、疲乏、呕吐和肛门瘙痒,可致严重皮肤反应,如药物性皮疹、嗜酸粒细胞增多、Stevens‐Johnson 综合征等。

▶ **达卡他韦**(Daclatasvir)
- **商品名** · Daklinza。
- **药理作用** · 本品属于新型直接抗丙型肝炎病毒

(HCV)药物（direct-acting antiviral agent，DAA），作为 HS5A 抑制剂，与 HS5A 的 N 端结合，抑制 RNA 复制和病毒装配，从而直接抑制 HCV。

- **药代动力学**·感染 HCV 的人群服用达卡他韦片后，其 C_{max}、AUC 和 C_{min} 的增高与剂量呈比例关系（最高剂量为 60 mg/次，1 次/日），连续服用 4 天，可达稳态血药浓度。HCV 感染者多次口服达卡他韦片后，2 h 血药浓度达峰值，其绝对生物利用度为 67%。高脂餐（约 951 kcal）后服用达卡他韦片，可使达卡他韦片的 C_{max} 和 $AUC_{(0-inf)}$ 降低。肾功能不全者（肌酐清除率≤60 ml/min）服用 60 mg 的达卡他韦片后，其 $AUC_{(0-inf)}$、游离型药物 $AUC_{(0-inf)}$ 与肾功能正常者相比均有升高。肝功能不全者，达卡他韦总 C_{max} 和 $AUC_{(0-inf)}$ 及游离型 C_{max} 和 $AUC_{(0-inf)}$ 均降低。未检测儿童人群中达卡他韦的药物代谢动力学参数，HCV 感染者中达卡他韦药代动力学参数与年龄、性别及种族无临床相关性。HCV 感染人群中，达卡他韦的血浆蛋白结合率约为 99%，表观分布容积约为 47 L。达卡他韦是 CYP3A 的底物，主要由 CYP3A4 代谢；主要通过排泄物消除（88%），其中约 53% 为原型药物。终末消除 $t_{1/2}$ 为 12～15 h。
- **适应证**·适用于单药治疗基因型为 1 或 3 的感染者，也可与索非布韦或利巴韦林联合用于治疗 HCV 感染。
- **用法用量**·口服，推荐剂量 60 mg，每日 1 次，可与食物同服，也可与索非布韦或利巴韦林联合用药。推荐治疗疗程：12 周。
- **制剂**·片剂：30 mg、60 mg、90 mg。

·注意事项·

① 有使 HBV 复发的风险：在开始 HCV 治疗前应
检测患者是否感染 HBV，并提示所有既往感染或有
HBV 感染现病史的患者存在 HBV 复发的风险。注
意随访和监测 HCV/HBV 共感染者是否存在 HBV
感染及肝炎复发的情况。② 当与索非布韦和胺碘酮
同时服用时有导致心动过缓的风险：同时服用胺碘
酮、索非布韦及其他直接 DAA（包括达卡他韦），尤
其是正在同时服用 β 受体阻断剂及患有其他心脏疾
病、进展性肝脏疾病时可导致严重的心动过缓。因
此不推荐胺碘酮、索非布韦及达卡他韦联合应用。
③ 达卡他韦与索非布韦联合用药 12 周用于治疗基
因型为 3 型且伴有硬变的感染者时，持续病毒应答
率降低，应限制使用。④ 基因型为 1a 且伴有硬变的
感染者应考虑检测病毒的 HS5A 的耐药相关多态
性。⑤ 达卡他韦主要由 CYP3A4 代谢，当暴露于强
CYP3A4 抑制剂时，应将达卡他韦减量至 30 mg/d；
当暴露于 CYP3A4 诱导剂时，应将达卡他韦剂量增
加至 90 mg/d。

▶ **索非布韦**（Sofosbuvir）

·商品名· Sovaldi。

·药理作用· 本品属于 DAA，为 HCV 依赖 RNA 的
NS5B RNA 聚合酶抑制剂，在病毒的复制过程中起
到重要的作用。本品是一种核苷类药物，可在细胞
内代谢为具有药理学活性的磷酸三尿苷（GS -
461203）并整合进入 HCV RNA，起到终止的作用，
阻断病毒的复制，且活性物质 GS - 431203 不对人

RNA 聚合酶及线粒体 RNA 产生抑制作用。

·药代动力学·

1. **药物吸收**　健康成人口服索非布韦后,血浆中的索非布韦在服药后 0.5~2 h 达到峰值。一项基于群体药代动力学的研究显示,基因型 1~6 型的 HCV 感染者在接受索非布韦与利巴韦林联合治疗后,索非布韦的几何平均稳态 $AUC_{0\sim24}$ 为 969 mg·h/L,其代谢产物 GS‐331007 的几何平均稳态 $AUC_{0\text{-}24}$ 为 6 790 mg·h/L。与健康受试者相比,HCV 感染者服用索非布韦后其 $AUC_{0\sim24}$ 升高 60%,代谢产物 GS‐331007 的 $AUC_{0\sim24}$ 降低 39%。给药剂量在 200~1 200 mg,索非布韦和 GS‐331007 的 AUC 呈线性范围。

2. **食物对吸收的影响**　食物对索非布韦的吸收无影响。

3. **药物分布**　索非布韦与血浆蛋白结合率为 61%~65%,且结合率不受药物浓度的影响(1~20 mg/ml)。健康受试者口服 400 mg 索非布韦后,其血液-血浆比约为 0.7。

4. **药物代谢**　索非布韦大部分在肝脏中代谢为有药理学活性的核苷类似物 GS‐461203,其代谢过程涉及:由 CatA 或 CES1 催化的水解过程、由 HINT1 催化的氨基磷酸酯剪切及嘧啶核苷酸的生物合成导致的磷酸化。

5. **药物消除**　单次口服 400 mg 索非布韦,其代谢产物 GS‐331007 主要经尿液排出体外,索非布韦和 GS‐331007 的平均终末 $t_{1/2}$ 分别为 0.4 h 和 27 h。

6. **肾功能不全者**　与肾功能正常者[eGFR>80 ml/(min/1.73 m²)]相比,在轻、中、重度肾功能不全受试

者体内索非布韦 AUC_{0-inf} 分别为增加 61%、107% 和 171%，GS-331007 的 AUC_{0-inf} 增加 55%、88%、451%。与服药 1 h 后进行血液透析的终末期肾脏病患者相比，终末期肾脏病患者血液透析前 1 h 服用本品，索非布韦和 GS-331007 的 AUC_{0-inf} 分别增加 60%、2070%。持续透析 4 h 可去除给药剂量的 18%。轻、中度肾功能不全者无须调整给药剂量，针对严重肾功能不全或终末期肾病者无法确定推荐剂量。

7. 肝功能不全者　与肝功能正常的受试者相比，在中度和重度肝功能不全受试者体内索非布韦 $AUC_{0\sim24}$ 分别增加为 126% 和 143%，GS-331007D 的 $AUC_{0\sim24}$ 分别增加 18% 和 9%。肝硬变对索非布韦的药代动力学参数并无影响。轻、中、重度肝功能不全者无须剂量调整。

8. 种族、性别　种族和性别对索非布韦的药代动力学参数无影响。

9. 儿童用药　暂无数据支持。

10. 老年人群用药　年龄（19～75 岁）对索非布韦和 GS-331001 的药代动力学参数无临床相关的影响。

· **适应证** · 索非布韦为 HCV NS5B 聚合酶抑制剂，可与其他药物联合用于治疗基因型 1～4 型慢性 HCV 感染。

· **用法用量** ·

1. 推荐剂量和用法　400 mg/次，每日 1 次，可单独服用或与食物同服。

2. 与利巴韦林或聚乙二醇干扰素、利巴韦林联用　推荐治疗方案如下：① 基因型 1 型或 4 型，给药方案为索非布韦+聚乙二醇干扰素 α+利巴韦林,给药 12 周。② 基因型 2 型,给药方案为索非布韦 + 利巴韦林,用药 12 周。③ 基因型 3 型,给药方案为索非布韦 + 利巴韦林,用药 24 周。

3. **HCV/HIV-1 共感染者**　治疗方案见上表。

4. **其他**　① 索非布韦与利巴韦林联用 24 周可用于治疗无法使用干扰素治疗的基因型 1 型的 HCV 感染者。② 在治疗患有肝细胞癌且等待肝移植的 HCV 感染者时,应与利巴韦林联用 48 周以上或使用至肝移植时。③ 无法对严重肾功能不全或终末期肾脏病患者制订推荐剂量。

- **制剂**·片剂,400 mg/片。

- **注意事项**·① 在胺碘酮与索非布韦及其他 DAA 联合使用时可能会导致严重的症状性心动过缓。② P-gp 诱导剂(如利福平、圣约翰草)可影响索非布韦的血药浓度。③ 在使用有潜在药物相互作用前应参照完整说明书中的信息。

▶ **索非布韦/维帕他韦**(Sofosbuvir/Velpatasvir)

- **商品名**·Epclusa。

- **药理作用**·本品是由索非布韦和维帕他韦组成的复方制剂,属于 DAA。索非布韦是 HCV 不依赖 NS5B 的 RNA 聚合酶抑制剂,其作为前药可在细胞中代谢为有药理学活性的三磷酸尿苷(GS-331007),并通过 NS5B 聚合酶整合进入 HCV RNA,并作为终止子阻断病毒复制。索非布韦对人 DNA、RNA 及线粒体 RNA 均无抑制作用。维帕他韦是 HCV NS5A 蛋白的抑制剂,可阻断 HCV 的复制。

· **药代动力学** · 请参阅索非布韦及维帕他韦。索非布韦、维帕他韦及索非布韦活性代谢产物 GS - 331007 的药代动力学参数见表 16 - 1。

表 16 - 1　成年 HCV 感染者多次服用本品后主要成分的药代动力学参数

参数平均值(%CV)	索非布韦	GS - 331007
C_{max}(mg/L)	567(30.7)	898(26.7)
AUC_{tau}(mg·h/L)	1 268(38.5)	14 372(28.0)
C_{trough}(mg/L)	NA	NA

· **适应证** · 适用于治疗基因型为 1～6 型的成年慢性 HCV 感染者:无硬变或存在代偿性硬变的感染者;与利巴韦林联用治疗出现失代偿性硬变的 HCV 感染。

· **用法用量** · ① 推荐剂量:每日口服 1 片(含 400 mg 索非布韦,100 mg 维帕他韦),可空腹或与食物同服。② 推荐剂量及疗程见表 16 - 2。

表 16 - 2　索非布韦/维帕他韦推荐剂量及疗程

患 者 人 群	治 疗 方 案
未经治疗或经过治疗[a]、无硬变或出现代偿性硬变的 HCV 感染者(Child - Pugh A 级)	索非布韦/维帕他韦 12 周
未经治疗或经过治疗[a]的,出现失代偿性硬变的患者(Child - Pugh B 级和 C 级)	索非布韦/维帕他韦 + 利巴韦林 12 周

注: a. 临床实验中,治疗方案包括聚乙二醇 α 干扰素/利巴韦林单药治疗或联合一种 HCV NS3/4A 抑制剂。

· **制剂** · 片剂,每片含 400 mg 索非布韦、100 mg 维帕他韦。

- **注意事项**·① 有使 HBV 复发的风险：应在开始 HCV 治疗前对所有患者进行 HBV 感染检测，并提示所有既往感染或有 HBV 感染现病史的患者存在 HBV 复发的风险。应注意随访和监测 HCV/HBV 共感染者是否存在 HBV 感染及肝炎复发的情况。② 当与胺碘酮同时服用有导致心动过缓的风险：同时服用胺碘酮，尤其是正在同时服用 β 受体阻断剂及患有其他心脏疾病、进展性肝脏疾病时可导致严重的症状性心动过缓。因此不推荐本品与胺碘酮联用。当患者没有其他的替代治疗方案时，可在心电监护情况下联合本品使用。

▶ **雷迪帕韦/索非布韦**(Ledipasvir/Sofosbuvir)

- **商品名**·Harvoni。
- **药理作用**·本品是由雷迪帕韦与索非布韦组成的复方药物，属于 DAA。雷迪帕韦是 HCV 不依赖 NS5B 的 RNA 聚合酶抑制剂，索非布韦是一种可在细胞内代谢为有药理学活性的三磷酸尿苷（GS-461203）可整合进 HCV RNA 中，从而作为终止子。
- **药代动力学**·口服本品后，雷迪帕韦在 4～4.5 h 达到药峰浓度，而索非布韦在服药后 0.8～1 h 即达到药峰浓度，其活性代谢产物 GS-461203 在服药后 3.5～4 h 达到药峰浓度。索非布韦与 GS-461203 在健康成年及 HCV 感染人群中的 $AUC_{0\sim24}$ 及 C_{max} 相似；而与正常成年人相比，雷迪帕韦在 HCV 感染人群中的 $AUC_{0\sim24}$ 及 C_{max} 分别下降 24% 及 32%。与空腹相比，餐后单次服用本品可使索非布韦的 AUC_{0-inf} 提高 2 倍，但对其 C_{max} 并无明显的影响。食物对雷迪帕韦并无影响。雷迪帕韦的血浆蛋白结合率>99.8%,索非布韦的血浆蛋白结合率为61%～65%。雷迪帕韦大部分以原型排泄,索非布韦主要在肝脏代谢,GS-331007为索非布韦的主要代谢产物(>90%)。索非布韦主要经肾脏排泄,雷迪帕韦原型药物主要通过胆汁排泄。在服用本品后,索非布韦及 GS-331007 的终末 $t_{1/2}$ 分别为 0.5 h,27 h。

1. 肾功能不全者　雷迪帕韦在健康成人及肾功能不全者中的药代动力学参数并无临床相关的差异。索非布韦的相关数据可参考"索非布韦"中的药代动力学部分。

2. 肝功能不全者　未感染 HCV 的严重肝功能不全者单次口服 90 mg 雷迪帕韦,其 $AUC_{0\text{-}inf}$ 与对照组相似。肝硬变对雷迪帕韦的药代动力学参数无临床相关影响。

3. 种族、性别　种族与性别对雷迪帕韦、索非布韦及 GS-331007 的药代动力学参数无临床相关影响。

4. 老年人群　在 18～80 岁的 HCV 感染者中,年龄对雷迪帕韦、索非布韦及 GS-331007 的药代动力学参数并无临床相关影响。

· 适应证 · 适用于治疗成年基因型 1 型的慢性丙型肝炎。

· 用法用量 ·

1. 推荐剂量　每日口服 1 片(含 90 mg 雷迪帕韦和 400 mg 索非布韦),可单独服用,也可与食物同服。

2. 推荐疗程　① 未经治疗且伴/不伴肝硬变的慢性丙型肝炎患者:12 周。② 已经治疗且不伴有肝硬变的慢性丙型肝炎患者:12 周。③ 已经治疗且伴有肝硬变的慢性丙型肝炎患者：24 周。④ 严重肾功能不全者或终末期肾脏病患者的服用剂量调整无可参考的数据。

- **制剂**·片剂，每片含 90 mg 雷迪帕韦、400 mg 索非布韦。
- **注意事项**·① 与胺碘酮同时服用有导致心动过缓的风险：同时服用胺碘酮，尤其是正在同时服用 β 受体阻断剂及患有其他心脏疾病、进展性肝脏疾病时可导致严重的症状性心动过缓。不推荐雷迪帕韦/索非布韦与胺碘酮联用，当患者没有其他的替代治疗方案时，可在心电监护情况下联合本品使用。② 不推荐与其他含有索非布韦的药物联用，包括索非布韦。

▶ **特拉匹韦**(Telaprevir)
- **商品名**·Incivek。
- **药理作用**·本品属于 DAA，作用于 HCV NS3/4 丝氨酸蛋白酶。NS3/4 丝氨酸蛋白酶在使 HCV 编码的蛋白质裂解和病毒复制过程中均起到十分重要的作用。
- **药代动力学**·在未经治疗的基因型 1 型的慢性丙型肝炎受试者中，采用特拉匹韦联合聚乙二醇干扰素 α 及利巴韦林的治疗方案，多次给药后(750 mg, q8 h)，平均 C_{max}(标准差)为 3 510(1 280) mg/L，C_{min}(标准差)为 2 030(930) mg/L，AUC_{8h}(标准差)为 22 300(8 650) mg·h/L。特拉匹韦主要在小肠吸收。单次口服特拉匹韦，其血药浓度在 4～5 h 达到峰值。体外实验证实，特拉匹韦是 P-gp 的底物。与聚乙二醇干扰素及利巴韦林联用时,特拉匹韦的生物利用度比单用特拉匹韦高。与空腹状态下相比,普通餐后口服特拉匹韦,其 AUC 增长了 237%;低脂餐后和高脂餐后服用特拉匹韦,其 AUC 分别增加 117% 和 330%。特拉匹韦浓度为 0.1~20 $\mu mol/L$ 时,血浆蛋白结合率为 59%~76%。特拉匹韦主要与 α-1 酸性糖蛋白及白蛋白呈浓度依赖性结合。口服特拉匹韦后,表观分布容积约为 252 L(个体间差异为 72%)。特拉匹韦主要在肝脏代谢,在粪便及尿液中可检测出多种代谢产物。多次给药后,特拉匹韦的对映异构体吡嗪酸及在与特拉匹韦 α-羰基酰胺结合端发生还原反应所产生的代谢物为主要的代谢产物。体外实验中证实,特拉匹韦主要由 CYP3A4 代谢。非细胞色素酶系代谢酶也在特拉匹韦的代谢中起到一定作用。口服给药后,其表观总清除率约为 32.4 L/h(个体间差异为 27.2%)。单次口服特拉匹韦 750 mg 后,其平均消除 $t_{1/2}$ 为 4.0~4.7 h。稳态时,其有效 $t_{1/2}$ 为 9~11 h。

1. 肝功能不全者　与健康人相比,中度肝功能不全的 HCV 未感染患者,其特拉匹韦的稳态暴露量降低 46%。因此伴有中度或重度肝功能不全的 HCV 感染者不推荐使用特拉匹韦。与健康人相比,轻度肝功能不全的 HCV 未感染患者,特拉匹韦的稳态暴露量减少约 15%。在有肝脏疾病史并接受过特拉匹韦联合聚乙二醇干扰素 α 和利巴韦林治疗的患者中,不需要调整剂量。

2. 肾功能不全者　与健康受试者相比,严重肾功能不全者单次口服 750 mg 特拉匹韦后,其 C_{max} 和

AUC_{inf}分别增高 3% 及 21%。

3. 性别与种族　不同性别无须调整特拉匹韦用药剂量,且种族对特拉匹韦的药代动力学参数并无影响。

4. 老年人群　年龄(19~70 岁)对特拉匹韦的药代动力学参数并无影响。

· **适应证** · 特拉匹韦为 HCV NS3/4A 的蛋白酶抑制剂,可与聚乙二醇干扰素 α 及利巴韦林联合使用用于治疗基因型 1 型的有既往肝脏疾病史(包括肝硬变)并接受过基于干扰素治疗方案(包括对干扰素治疗无应答、部分应答及复发)的成年慢性丙型肝炎患者。

· **用法用量** · ① 口服 750 mg/次,每日 3 次,需与食物同服(非低脂餐)。② 特拉匹韦必须与聚乙二醇干扰素 α 及利巴韦林联合使用,并根据病毒学应答采用聚乙二醇干扰素 α 及利巴韦林联合使用继续治疗12~36 周。③ 聚乙二醇干扰素 α 及利巴韦林的使用剂量请参考其说明书。

· **制剂** · 片剂,375 mg/片。

· **注意事项** · ① 当聚乙二醇干扰素 α 与利巴韦林联合使用时,利巴韦林可导致出生缺陷或胎儿死亡。在开始治疗前,应明确患者是否妊娠,建议治疗期间采用两种避孕措施,并每月进行妊娠测试。② 严重的皮肤反应:曾有出现伴随嗜酸性粒细胞增多症、全身症状及 Stevens‐Johnson 综合征的报道。若出现严重的皮肤反应,所有含有特拉匹韦的治疗方案均应停止。③ 贫血:在开始含有特拉匹韦的治疗方案前应检测血红蛋白浓度,并调整利巴韦林的用量,必要时可停用特拉匹韦。④ 特拉匹韦不能单独用与治疗慢性丙型肝炎,必须与聚乙二醇干扰素 α 和利巴韦林联合应用。⑤ 对既往治疗无应答者(尤其是伴有肝硬变的患者)有很大概率不能达到持续病毒学应答(SVR),且可对特拉匹韦产生耐药。⑥ 既往采用含有特拉匹韦或其他 NS3/4A 抑制剂治疗失败的患者再次使用特拉匹韦时,特拉匹韦的有效性未知。

▶ **Glecaprevir/Pibrentasvir**

· **商品名** · Mavyret。

· **药理作用** · 本品为 Glecaprevir 和 Pibrentasvir 组成的复方药物,属于 DAA。Glecaprevir 为 HCV NS3/4 蛋白酶抑制剂,该蛋白酶在将 HCV 编码的多聚蛋白质水解和病毒的复制中均具有重要作用。Pibrentasvir 为 HCV NS5A 的抑制剂,在病毒的复制和病毒粒子的组装中具有重要作用。

· **药代动力学** · 健康受试者服用本品后,Glecaprevir 和 Pibrentasvir 的 t_{max} 均为 5 h,血浆蛋白结合率分别为 97.5% 和 99.9%,$t_{1/2}$ 分别为 6 h 和 13 h。Glecaprevir 主要经 CYP3A 代谢,主要排泄通路为胆汁-粪便,分别由粪便排出 92.1% 和 96.6%。无肝脏纤维化的 HCV 感染者服用本品后,Glecaprevir 和 Pibrentasvir 的 C_{max} 分别为 597 mg/L 和 110 mg/L,$AUC_{24,ss}$ 分别为 4 800 mg · h/L 和 1 430 mg · h/L。

1. 肾功能不全者　与正常受试者相比,未感染 HCV 且伴有轻度、中度、重度及终末期肾脏病未进行血液透析的肾功能不全者中,Glecaprevir 与 Pibrentasvir 的 AUC 的增幅小于 56%。在依赖血液透析的未感染 HCV 的肾功能不全者中,Glecaprevir 与 Pibrentasvir

在血液透析前与血液透析后的 *AUC* 并无明显差别（差异≤18%）。与肾功能正常者相比，在感染 HCV 的终末期肾脏病患者（无论是否进行血液透析治疗）中观察到 Glecaprevir 与 Pibrentasvir 的 *AUC* 分别增高 86% 及 54%。

2. 肝功能不全者　与无肝硬变的 HCV 感染者相比，在已感染 HCV 且已有代偿性肝纤维化的受试者中观察到 Glecaprevir 的暴露量增加近 2 倍，而 Pibrentasvir 的暴露量并无明显差别。与未感染 HCV 且肝功能正常的受试者相比，Child - Pugh B 级的受试者体内，Glecaprevir 的 *AUC* 增加近 1 倍，而在 Child - Pugh C 级的受试者中，Glecaprevir 的暴露量增加近 11 倍。Child - Pugh B 级的受试者体内，Pibrentasvir 的 *AUC* 增加 26%，而在 Child - Pugh 分级为 C 级的受试者中，Pibrentasvir 的暴露量增加 114%。

3. 年龄/性别/种族/体重的影响　年龄（18～88 岁）、性别、种族（或民族）及体重对 Glecaprevir 和 Pibrentasvir 的药代动力学产生临床相关的影响。

· **适应证** · 适用于基因型 1～6 型的无硬变或代偿性肝硬变（Child - Pugh A 级）的治疗。本品也可用于曾接受过含有 HCV NS5A 抑制剂或 NS3/4A 蛋白酶抑制剂的基因型 1 型感染者的治疗。

· **用法用量** ·

1. 推荐剂量　3 片/次（Glecaprevir 日总剂量 300 mg，Pibrentasvir 日总剂量 120 mg），每日 1 次，与食物同服。

2. 推荐疗程　见表 16 - 3 和表 16 - 4。

表 16 - 3　未经治疗的患者疗程

HCV 基因型	疗　程	
	无硬变	代偿性硬变 （Child - Pugh A 级）
1～6 型	8 周	12 周

表 16 - 4　曾接受过治疗的患者疗程

HCV 基因型	曾接受过的治疗方案中 包括	疗　程	
		无硬变	代偿性硬变 （Child - Pugh A 级）
1 型	曾使用过 NS5A 抑制剂[1]，但未接受过 NS3/4A 蛋白酶抑制剂	16 周	16 周
	曾使用过 NS3/4A 蛋白酶抑制剂[2]，但未接受过 NS5A 抑制剂治疗	12 周	12 周
1～6 型	曾接受过含有干扰素、聚乙二醇化的干扰素、利巴韦林和（或）索非布韦治疗，但未使用 HCV NS3/4A 蛋白酶抑制剂或 NS5A 抑制剂治疗	8 周	12 周
3 型	曾接受过含有干扰素、聚乙二醇化的干扰素、利巴韦林和（或）索非布韦治疗，但未使用 HCV NS3/4A 蛋白酶抑制剂或 NS5A 抑制剂治疗	16 周	16 周

注：[1] 数据来源于临床试验中曾接受过雷迪帕韦和索非布韦或达卡他韦联合聚乙二醇干扰素及利巴韦林治疗。[2] 数据来源于临床实验中曾接受过西咪匹韦和索非布韦或西咪匹韦、波塞普韦或特拉匹韦联合聚乙二醇或利巴韦林联合治疗。

- **制剂** · 片剂：每片含 100 mg Glecaprevir, 40 mg Pibrentasvir。
- **注意事项** · ① 有使 HBV 复发的风险：在 HCV 治疗开始前应监测患者是否患有或曾患有 HBV。在抗 HCV 治疗中对 HBV/HCV 共感染者进行监测，以防 HBV 复发或发生暴发型肝炎，且应在治疗后进行随访。② 曾经接受过含有 HCV NS5A 抑制剂和 NS3/4A 蛋白酶抑制剂的患者不宜使用本品。

▶ **西咪匹韦**（Simeprevir）

- **商品名** · Olysio。
- **药理作用** · 本品属于 DAA，为 HCV NS3/4A 蛋白酶抑制剂，在 HCV 的复制中有重要作用。生物化学试验表明，西咪匹韦可对基因型 1a、1b 的 HCV NS3/4A 蛋白酶起到抑制作用。
- **药代动力学** · 健康人多次给予 75～200 mg/d，西咪匹韦的血浆 C_{max} 及 AUC 的增加不成线性，重复给药容易蓄积。服药 7 d 后达稳态血药浓度。HCV 感染者体内西咪匹韦的 AUC 与未感染 HCV 的受试者相比高出 2～3 倍。当与聚乙二醇干扰素和利巴韦林联用时，西咪匹韦的血浆 C_{max} 和 AUC 与单独应用西咪匹韦时并无差别。HCV 感染者平均稳态血药浓度为 1 930 mg/L（标准差：2 640），其平均稳态 AUC_{24} 为 57 469 mg·h/L（标准差：63 571）。

1. 吸收、分布　西咪匹韦口服可吸收，服药后 4～6 h 达到最大血药浓度（C_{max}），体外实验显示西咪匹韦是 P-gp 的底物。健康人在食用高脂、高热餐（928 kcal）和普通餐（533 kcal）后可使西咪匹韦的相对生物利用度（AUC）分别提高 61% 和 69%，且吸收时间分别推迟 1 h 和 1.5 h。西咪匹韦与血浆蛋白的结合率大于 99.9%，主要与白蛋白结合，仅有一小部分与 α-1 酸性糖蛋白结合。血浆蛋白结合率对肾功能不全或肝功能不全的患者没有影响。

2. 代谢、排泄　动物实验中，西咪匹韦主要分布于肠和肝脏组织中，经 CYP3A 酶系氧化代谢。单次口服 200 mg 经 ^{14}C 标记的西咪匹韦并检测其放射性来源，结果显示血浆中 80% 的放射性来源于原型药物，一小部分放射性来源于代谢产物（其中无主要代谢产物）。粪便中的代谢产物主要经氧化所得。西咪匹韦主要经胆汁排出体外，由粪便排泄的比例约为 91%。经粪排泄的原型药物西咪匹韦约占口服剂量的 31%。未感染 HCV 的受试者口服 200 mg 西咪匹韦后，其终末 $t_{1/2}$ 为 10～13 h。

3. 肝功能不全者　与肝功能正常的 HCV 感染者相比，中度肝功能不全者与重度肝功能不全者体内西咪匹韦的 AUC 分别增加 2.4 倍和 5.2 倍。暂未对西咪匹韦在中至重度肝功能不全者体内的安全性及有效性进行研究，且随着西咪匹韦剂量增加，其所导致的不良反应发生率也有所增加，包括皮疹和光敏性皮炎。暂无针对中度及重度肝功能不全者的推荐剂量，因此应在权衡利弊后决定是否使用西咪匹韦。肝纤维化对西咪匹韦的药代动力学并无临床相关影响。

4. 肾功能不全者　西咪匹韦几乎不经肾脏排泄。与未感染 HCV 且肾功能正常的受试者（eGFR ≥ 80 ml/min）相比，未感染 HCV 且严重肾功能不全受试者（eGFR <30 ml/min）体内，西咪匹韦平均稳态 *AUC* 升高 62%。轻、中、重度肾功能不全者在使用西咪匹韦时无须调整剂量。暂无严重肾功能不全、终末期肾脏病或需要血液透析的 HCV 感染者使用西咪匹韦的安全性和有效性数据。西咪匹韦与血浆蛋白高度结合，因此血液透析不可将其从体内清除。

5. 老年人群　年龄（18～73 岁）对西咪匹韦的药代动力学参数并无临床相关影响。无西咪匹韦在 65 岁以上人群中的药代动力学参数。群体药代动力学研究发现，老年人群使用西咪匹韦时无须调整剂量。

6. 性别、体重、BMI　无须调整剂量。

7. 种族　未感染 HCV 的受试者中，亚裔人群体内西咪匹韦的暴露量高于高加索人种。因此西咪匹韦在东亚族裔中应用的安全性数据不足。因此，东亚族裔在使用西咪匹韦前应权衡利弊。西咪匹韦在高加索人与黑种人体内的药代动力学参数类似。

· **适应证** · 西咪匹韦是 HCV NS3/4A 蛋白酶抑制剂，可联合其他药物用于治疗慢性丙型肝炎。① 可与聚乙二醇干扰素 α 和利巴韦林联合使用用于治疗基因型 1 型的伴有代偿性肝脏疾病的患者（包括肝硬变）。② 西咪匹韦必须与其他药物联合使用。

· **用法用量** · ① 每日 1 粒 150 mg 胶囊剂与食物同服。② 西咪匹韦应与聚乙二醇干扰素 α 及利巴韦林联合使用 12 周，并基于治疗状态持续使用聚乙二醇干扰素 α 和利巴韦林 12 周或 36 周。③ 聚乙二醇干扰素 α 及利巴韦林的使用剂量应参照其说明书。

· **制剂** · 胶囊剂，150 mg。

· **注意事项** · ① 胚胎和胎儿毒性（与聚乙二醇干扰素 α

和利巴韦林联合使用）：利巴韦林可导致出生缺陷或
胎儿死亡。动物实验证实干扰素可导致流产。服药
期间应避孕。开始治疗前，应对患者进行妊娠检测，
且应在治疗中采取两种以上的避孕措施，并每月进
行妊娠检测。② 光敏性：在采用包含西咪匹韦、聚
乙二醇干扰素 α 和利巴韦林治疗方案的患者中观察
到严重的光敏性。服药期间应防晒，且应减少暴露
在日光的时间。若发生光敏性应考虑中断治疗。
③ 皮疹：在采用包含西咪匹韦、聚乙二醇干扰素 α
和利巴韦林治疗方案的患者可能发生皮疹。若出现
严重皮疹应考虑中断西咪匹韦治疗。④ 西咪匹韦与
CYP3A 的中等或强抑制剂联用时，可显著增加血浆
西咪匹韦浓度；当与 CYP3A 中等或强诱导剂合用
时，可显著降低血浆中西咪匹韦的浓度。⑤ 轻度肝
功能不全者服用西咪匹韦时无须剂量调整。⑥ 强烈
推荐在基因型 1a 型 HCV 感染者治疗前检测基线
HCV NS3 Q80K 多态性，Q80K 存在多态性的基因
型 1a 型的 HCV 感染者建议选用其他治疗方案。
⑦ 推荐剂量不适用于东亚族裔及中、重度肝功能不
全患者。

▶ **奥比他韦/帕利普韦/利托那韦**（Ombitasvir/Paritasvir/Ritonavir）

· **商品名** · Technivie。

· **药理作用** · 本品是两种作用机制不同的 DAA 与利
托那韦组成的复方药物。奥比他韦为 HCV NS5A
的抑制剂，在病毒 RNA 复制与病毒装配中起重要作
用。帕利普韦是 HCV NS3/4A 蛋白酶抑制剂，可抑

制 NS3/4 蛋白酶将病毒合成的多聚蛋白剪切为 NS3、NS4A、NS4B、NS5A、NS5B 的过程。利托那韦为 CYP3A4 的抑制剂,可提高奥比他韦和帕利普韦血浆峰浓度和谷浓度,并提高药物暴露量(如 AUC)。

· **药代动力学** · 奥比他韦、帕利普韦、利托那韦口服吸收后可在 4~5 h 达到峰值。奥比他韦暴露量的增加呈线性,帕利普韦和利托那韦剂量的增加为非线性。奥比他韦和帕利他韦与利托那韦联合使用时,其生物利用度分别为 48.1% 和 52.6%。据群体药代动力学研究,基因型 4 型 HCV 感染者口服奥比他韦、帕利普韦和利托那韦后,其 $AUC_{0\sim24}$ 分别为 1 239 mg·h/L、2 276 mg·h/L、6 072 mg·h/L。基因型 4 型 HCV 感染者口服本品后,奥比他韦、帕利普韦、利托那韦的平均稳态 C_{max} 分别为 82 mg/L、194 mg/L 和 543 mg/L。

1. 食物对吸收的影响　与空腹状态下服药相比,中等热量餐后服用本品可使奥比他韦、帕利他韦、利托那韦的平均 AUC 增加 82%、211%、49%。高脂餐后服用本品,奥比他韦、帕利他韦、利托那韦的平均 AUC 分别升高 76%、180%、44%。

2. 药物分布　① 奥比他韦:血浆蛋白结合率约为 99.9%(药物浓度为 0.09~9 μg/ml),平均血液-血浆浓度比为 0.49,分布容积为 173 L。② 帕利普韦:血浆蛋白结合率为 97%~98.6%(药物浓度为 0.08~8 μg/ml),平均血液-血浆浓度比为 0.7,分布容积为 103 L。③ 利托那韦:血浆蛋白结合率为 99%(药物浓度为 0.007~22 μg/ml),平均血液-血浆浓度比为 0.6。

3. 药物代谢　① 奥比他韦：奥比他韦主要经酰胺水解及氧化两个过程代谢，口服经放射性同位素标记的奥比他韦后，约 90.2% 的药物存在于粪便中，约 1.91% 的药物存在于尿液。粪便及尿液中的原型奥比他韦约占 87.8% 和 0.03%。奥比他韦的消除 $t_{1/2}$ 为 21～25 h。② 帕利普韦：主要由 CYP3A4 代谢，小部分经 CYP3A5 代谢，口服经放射性同位素标记的帕利普韦（与 100 mg 利托那韦同服）后，约 88% 的药物存在于粪便中，尿液中的药物量很少（约 0.05%）。粪便中及尿液中原型帕利普韦存在的比例分别为 1.1% 和 0.05%。帕利普韦平均血浆 $t_{1/2}$ 为 5.5 h。③ 利托那韦：主要由 CYP3A 代谢，小部分由 CYP2D6 代谢，其平均血浆 $t_{1/2}$ 为 4 h。单次口服 600 mg 经放射性同位素标记的利托那韦后，约 86.4% 的药物存在于粪便中，约 11.3% 的药物存在于尿液中。在体试验证明，奥比他韦、帕利普韦、利托那韦不抑制 OAT1；据离体试验数据推断，他们对 OCT1、OAT3、MATE1 和 MATE2K；同时奥比他韦、帕利普韦、利托那韦也不是 OCT1 的底物。

4. 肝功能不全者　① 与肝功能正常者相比，奥比他韦、帕利普韦、利托那韦在肝功能轻度不全者（Child-Pugh 评分 5～6）体内平均 AUC 分别降低 8%、29%、34%。② 与肝功能正常者相比，奥比他韦、利托那韦在肝功能中度不全者（Child-Pugh 评分 7～9 分）体内平均 AUC 分别降低 30%、30%；帕利普韦平均 AUC 增加 62%。③ 与肝功能正常者相比，帕利普韦、利托那韦在肝功能重度不全者（Child-Pugh 评分 10～15 分）体内平均 AUC 分别增加 945% 和

13%，奥比他韦的平均 AUC 降低 54%。

5. 肾功能不全者　① 在未感染 HCV 的受试者中，肾功能对奥比他韦、帕利普韦、利托那韦的药代动力学参数无临床相关影响。本品在未感染 HCV 的终末期肾脏病的人群中的药代动力学参数未知。② 与肾功能正常者相比，利托那韦在轻度肾功能不全者（Ccr：60～89 ml/min）AUC 增加 40%，奥比他韦与帕利普韦的 AUC 不变。③ 与肾功能正常者相比，利托那韦在重度肾功能不全者（Ccr：30～59 ml/min）AUC 增加 76%，奥比他韦和帕利普韦 AUC 不变。④ 与肾功能正常者相比，帕利普韦和利托那韦 AUC 分别增加 25% 和 108%，而奥比他韦 AUC 不变。

6. 儿童用药　暂无 18 岁以下人群的药代动力学数据暂缺。

7. 性别、体重、种族/民族、年龄　无须调整剂量。

· **适应证** · 本品是奥比他韦（NS5A 抑制剂）、帕利他韦（NS3/4A 蛋白酶抑制剂）、利托那韦（CYP3A 抑制剂）组成的复方药物。可与利巴韦林联合用于治疗不伴有肝硬变的基因型 4 型慢性 HCV 感染者。

· **用法用量** · 推荐剂量：晨服，每日 2 片，可与食物同服，治疗方案和疗程见表 16-5。推荐与利巴韦林联合使用。

表 16-5　奥比他韦/帕利普韦/利托那韦治疗方案和疗程

患者人群	治疗方案	疗程
无肝硬变的基因型 4 型 HCV 感染者	奥比他韦/帕利普韦/利托那韦＋利巴韦林*	12 周

注：* 未经治疗的且不能服用、不能耐受利巴韦林的患者可口服本品 12 周。

- **制剂** · 片剂,含 12.5 mg 奥比他韦,75 mg 帕利普韦,
50 mg 利托那韦。
- **注意事项** · ① 应在开始治疗 4 周时对所有服药者的
肝功能进行实验室检测,若存在本品导致的 ALT 升
高,应严密检测,并依从完整说明书指导。② 肝硬化
患者服用本品可能会导致肝功能失代偿及肝功能衰
竭,从而导致需肝移植或致命的后果,主要发生与晚
期肝硬化者服用本品时。患者肝功能失代偿应停用
本品。③ 在服用含有炔雌醇的药物前应停止服用本
品。④ 本品与其他药物联用时,可能发生不良反应,
其中部分可能导致本品的效用降低。

▶ **波塞普韦**(Boceprevir)
- **商品名** · Victrelis。
- **药理作用** · 本品属于 DAA,是 HCV NS3/4A 蛋白酶
抑制剂,可抑制病毒合成的多聚蛋白被剪切成
NS4A、NS4B、NS5A 及 NS5B。本品同时可与 NS3 蛋
白酶活性位点丝氨酸的 α-羰基酰胺功能团共价结
合,抑制 HCV 病毒在宿主细胞中的复制。
- **药代动力学** · 波塞普韦胶囊中含有以 1:1 比例混合
的非对映异构体,分别为 SCH534128 和 SCH534129。
在血浆中异构体 SCH534128(具有活性)与 SHC534129
的比例变为 2:1。除非特别说明,波塞普韦的血药浓
度均指两种异构体的共同浓度。

1. 吸收 波塞普韦口服后,其中位 t_{max} 为 2 h,但其浓
度增长程度小于剂量的增加程度,且个体暴露量在
800～1 200 mg 重叠,在服用日常剂量(每日 3 次)1 天
后达稳态血药浓度。暂未有波塞普韦生物利用度的

数据。与食物同服可增加波塞普韦的暴露剂量,波塞普韦的生物利用度与食物类型、服用时间并无关系。

2. 分布 健康人服用波塞普韦在其达稳态血药浓度时的平均分布容积约为 772 L。单次口服 800 mg 波塞普韦,其血浆蛋白结合率约为 75%。波塞普韦胶囊中含有的两种非对映异构体在血浆中快速转换构型,其中 SCH534128 占多数且具有药理学活性。

3. 代谢 体外实验数据显示波塞普韦主要通过醛糖还原酶介导的通路代谢成为无酮体的无活性代谢产物。单次口服 800 mg 经放射性同位素标记的波塞普韦后,循环系统内大多数代谢产物为无酮体的无活性代谢产物,且其平均暴露量是波塞普韦的 4 倍。小部分波塞普韦经 CYP3A4/5 氧化代谢。

4. 消除 波塞普韦的平均血浆 $t_{1/2}$ 约为 3.4 h。波塞普韦的总清除率约为 161 L/h。单次口服 800 mg 经放射性同位素标记的波塞普韦后,约 79% 及 9% 的药物被排泄至粪便与尿液中,其中,粪便与尿液中的原型波塞普韦约占 8% 和 3%。数据显示波塞普韦主要经肝脏代谢消除。

5. 肝功能不全者 与肝功能正常者相比,中度(Child-Pugh 评分 7~9 分)及重度(Child-Pugh 评分 10~12 分)肾功能不全者单次口服 400 mg 波塞普韦后,活性异构体的平均 AUC 分别升高 32% 和 45%,平均 C_{max} 分别增加 28% 和 62%。轻度肾功能不全(Child-Pugh 评分 5~6 分)对波塞普韦具有药理活性的非对映异构体的暴露无影响。肝功能不全者无须调整波塞普韦的剂量。

6. 肾功能不全者 单次口服波塞普韦 800 mg 后,与肾功能正常者相比，需进行血液透析的终末期肾脏病患者体内波塞普韦平均 *AUC* 降低 10%，血液透析可去除小于 1% 的药物。因此肾功能不全者无须调整波塞普韦的用量。

7. **性别、种族、年龄** 对波塞普韦的药代动力学参数无显著影响（年龄范围 19～65 岁）。

· **适应证** · 本品不能单独用于治疗 HCV 感染，需与聚乙二醇干扰素 α 和利巴韦林联合使用，适用于未经治疗或干扰素 + 利巴韦林疗法治疗失败的，伴有肝代偿性疾病（包括肝硬变）的基因型 1 型慢性 HCV 成年感染者的治疗。

· **用法用量** · 口服，800 mg/次，3 次/日（每隔 7～9 h）与食物同服。

· **制剂** · 胶囊，200 mg/粒。

· **注意事项** · ① 由于本品需与聚乙二醇干扰素 α 和利巴韦林联合使用，而利巴韦林可导致出生缺陷或胎儿死亡，故应在开始治疗前采取两种或两种以上避孕措施，并每月进行妊娠检查。② 与仅使用聚乙二醇干扰素 α 和利巴韦林治疗相比，本品联合聚乙二醇干扰素 α 和利巴韦林可能会导致血红蛋白浓度降低。③ 嗜中性粒细胞减少：与仅使用聚乙二醇干扰素 α 和利巴韦林治疗相比，本品联合聚乙二醇干扰素 α 和利巴韦林使用时，可能会导致嗜中性粒细胞减少。

▶ **奥比他韦/帕利普韦/利托那韦复合片剂与达沙布韦共包装制剂**（Ombitasvir, Paritaprevir and Ritonavir tablets；Dasabuvir co-packaged for oral use）

· **商品名** · Viekira Pak。

- **药理作用**·本品是由三种作用机制不同的 DAA 组成,利托那韦可通过抑制 CYP3A 活性从而提高帕利普韦的血药浓度及总药物暴露量。奥比他韦及帕利普韦作用机制见奥比他韦/帕利普韦/利托那韦项。达沙布韦属依赖 RNA 的 HCV RNA 聚合酶抑制剂(由 NS5B 基因编码),可抑制病毒复制。

- **药代动力学**·奥比他韦、帕利普韦、利托那韦的药代动力学参数见奥比他韦/帕利普韦/利托那韦项。达沙布韦的药代动力学信息如下:

  1. 药物吸收　达沙布韦口服后 4～5 h 达峰,其血药浓度增加与给药剂量成线性,其生物利用度约为 70%;感染 HCV 的受试者服用本品后,其体内达沙布韦的平均稳态 $AUC_{0\sim24}$ 为 3 240 mg·h/L,其平均稳态 C_{max} 为 667 mg/L。达沙布韦的血浆蛋白结合率约为 99.5%(药物浓度为 0.05～5 μg/ ml),其平均血液-血浆比为 0.7,表观分布容积为 396 L。

  2. 食物对吸收的影响　与空腹受试者相比,在食用普通餐与高脂餐后,达沙布韦的 AUC 分别增加 30% 和 22%,因此本品应与食物同服。

  3. 药物代谢　达沙布韦由 CYP2C8 代谢,少部分由 CYP3A 代谢。

  4. 药物消除　单次口服本品后,约 94.4% 的药物经粪便排出,约 2% 的药物由尿液排出,由粪便及尿液排出体外的部分中,约 26% 和 0.03% 为未经代谢的达沙布韦原型药物;达沙布韦的平均血浆 $t_{1/2}$ 为 5.5～6 h。

  5. 肝功能不全者　与未感染 HCV 的肝功能正常者

相比,轻度肝功能不全者(Child - Pugh A 级,评分
5~6)、服用达沙布韦后,其 *AUC* 分别增加 17%;中
度肝功能不全者(Child - Pugh B 级,评分 7~9)及重
度肝功能不全者(Child - Pugh C 级,评分 10~15)服
用本品后,达沙布韦的 *AUC* 分别降低 16% 和
325%。因此,轻度肝功能不全者(Child - Pugh A 级)
无须调整用药剂量,不推荐中度肝功能者(Child -
Pugh B 级)服用本品,重度肝功能不全者(Child - Pugh
C 级)禁用本品。

6. 肾功能不全者 肾功能不全者服用本品后,其药代
动力学参数的变化与临床无关。尚无本品在未感染
HCV 的终末期肾病患者中的药代动力学数据。

7. 儿童人群 本品在 18 岁以下人群中的药代动力
学参数尚不明确。

8. 性别、种族/民族及年龄 无须剂量调整。

· **适应证** · 不推荐本品用于已发生失代偿性肝脏疾病
的患者;适用于与利巴韦林联合治疗基因型 1 型慢
性丙型肝炎,包括发生代偿性肝硬化的患者。

· **用法用量** ·

(1) 推荐剂量:奥比他韦、帕利普韦、利托那韦
(12.5 mg/75 mg/50 mg 片剂)晨间服用,各 2 片/次,
1 次/日;达沙布韦(250 mg 片剂),1 片/次,2 次/日
(早晚各一次),与食物同服。

(2) 推荐疗程:见表 16 - 6。HIV/HCV - 1 共感染
者按表 16 - 6 推荐疗程服用。本品联合利巴韦林使
用 24 周,推荐用于治疗已接受肝移植且肝功能正常
无纤维化的患者(Metavir 纤维化评分≤2)。

表 16-6　奥比他韦/帕利普韦/利托那韦复合片剂与
　　　　达沙布韦共包装制剂推荐疗程

患 者 种 类	治疗方案*	疗 程
基因型 1a 型, 不伴有肝硬变	Viekira Pak + 利巴韦林	12 周
基因型 1a 型, 伴有肝硬变	Viekira Pak + 利巴韦林	24 周**
基因型 1b 型, 不伴有肝硬变	Viekira Pak	12 周
基因型 1b 型, 伴有肝硬变	Viekira Pak + 利巴韦林	12 周

注:* 当患者 1 型(亚型未知)或 1 型混合感染时,按基因型 1a 型的治疗方案治疗。** 有治疗史的患者可使用本品联用利巴韦林治疗 12 周。

- **制剂**·片剂,含奥比他韦、帕利普韦、利托那韦 (12.5 mg/ 75 mg/ 50 mg)。
- **注意事项**·① ALT 升高:开始治疗前应检查肝功能,并应停用含有炔雌醇的药物(可使用其他代替药物)。服用本品后若出现 ALT 升高,应密切监测。② 药物相互作用:本品与特定种类的药物联合使用可能会导致药物相互作用,可能会导致本品的治疗作用降低或消失,详情见完整说明书。

▶ **Elbasvir/Grazoprevir**

- **商品名**·Zepatier。
- **药理作用**·本品是由 Elbasvir 和 Grazoprevir 组成的复合制剂,属于 DAA。Elbasvir 是 HCV NS5A 的抑制剂,可抑制病毒复制和装配;Grazoprevir 为 HCV NS3/4A 蛋白酶抑制剂,可抑制 HCV 合成的多聚蛋白剪切为 NS3、NS4A、NS4B、NS5A、NS5B 的过程。

·**药代动力学**·Elbasvir 在感染 HCV 的受试者体内的
药代动力学参数与健康受试者相似,在 5~100 mg/d
的给药范围内,其给药剂量与血药浓度呈线性关系。
Grazoprevir 在感染 HCV 的受试者体内的暴露量是
健康受试者的 2 倍,在 10~800 mg/d 的给药范围
内,其血药浓度的增长幅度大于给药剂量的增加幅
度。本品与利巴韦林联合使用时,其血浆 AUC 和
C_{max} 与仅服用本品时无临床相关影响。HCV 感染者
服用本品 6 天后,其血药浓度达到稳态。不伴有肝
硬变的 HCV 感染者服用本品后,达到稳态时的药代
动力学参数见表 16-7。

表 16-7　Elbasvir/Grazoprevir 药代动力学参数

药　物	几何平均数(90%置信区间)		
	$AUC_{0\sim24}$ (mg·h/L)	C_{max} (mg/L)	C_{24} (mg/L)
Elbasvir	1 920 (1 880,1 960)	121 (118,123)	48.4 (47.3,49.6)
Grazoprevir	1 420 (1 400, 1 530)	165 (161, 176)	18.0 (17.8, 19.9)

1. **药物吸收**　HCV 感染者服用本品后,Elbasvir 平均
t_{max} 为 3 h(达峰时间范围:3~6 h);Grazoprevir 平均
t_{max} 为 2 h(达峰时间范围: 0.5~3 h)。Elbasvir 和
Grazoprevir 的绝对生物利用度分别为 32% 和 27%。
2. **食物对药物吸收的影响**　与健康受试者在空腹状
态下服用本品相比,高脂餐后(900 kcal,其中
500 kcal 热量来源于脂肪)服用本品可使 Elbasvir 的
AUC_{0-inf} 与 C_{max} 分别降低约 11% 和 15%,并使

Grazoprevir 的 AUC_{0-inf} 与 C_{max} 分别增高约 1.5 倍和 2.8 倍。但食物对本品无临床相关影响，因此本品在服用时可不考虑食物对其的影响。

3. 药物分布　Elbasvir 与 Grazoprevir 与白蛋白和 α1 酸性糖蛋白结合，其血浆蛋白结合率高，分别＞99.9% 和＞98.8%。据群体药代动力学数据分析，Elbasvir 和 Grazoprevir 的表观分布容积约为 680 L 和 1 250 L。在临床前药物分布的研究中发现，Elbasvir 广泛分布于各组织中（包括肝脏），而 Grazoprevir 主要由 OATP1B1/3 转运子摄取进入肝脏。

4. 药物消除　HCV 感染者服用本品后，Elbasvir（50 mg）和 Grazoprevir（100 mg）的终末 $t_{1/2}$ 分别为 24 h 和 31 h。

5. 药物代谢　Elbasvir 和 Grazoprevir 主要经 CYP3A 氧化代谢，且在血浆中未发现 Elbasvir 和 Grazoprevir 的代谢产物。

6. 药物排泄　Elbasvir 和 Grazoprevir 主要由粪便排出体外（大于 90%），经尿液排出的比例小于 1%。

7. 肾功能不全者　在对群体药代动力学进行分析后，与无严重肾功能不全的受试者相比，不需要血液透析的严重肾功能不全者，Elbasvir 的 AUC 升高约 46%。在对 HCV 感染者的群体药代动力学进行分析后发现，与无严重肾功能不全的受试者相比，Grazoprevir 在需要血液透析和不需要血液透析的严重肾功能不全者体内的 AUC 分别增涨 10% 和 40%。Elbasvir 和 Grazoprevir 不可经血液透析去除，因此，需要血液透析和不需要血液透析的肾功能不全的受试者体内，Elbasvir 和 Grazoprevir 暴露量的差异无临床相关意义。

8. 肝功能不全者 与未感染 HCV 且肝功能正常者相比,未感染 HCV 且肝功能轻度、中度或重度肝功能不全者体内 Elbasvir 的 *AUC* 无临床相关差异。在对群体药代动力学进行分析后,无肝硬变的 HCV 感染者体内 Elbasvir 的稳态 *AUC* 与伴有代偿性肝硬变的 HCG 感染者相似。与未感染 HCV 且肝功能正常者相比,未感染 HCV 的轻度、中度、重度肝功能不全者体内 Grazoprevir 的 *AUC* 分别增长 1.7 倍、5 倍、12 倍;且与感染 HCV 且无肝硬变的人群相比,HCV 感染者且伴有代偿性肝硬变者 Grazoprevir 的稳态 *AUC* 增高 1.65 倍。

9. 儿童人群 无 18 岁以下儿童服用本品的研究数据。

10. 老年人群 与 65 岁以下人群相比,65 岁以上人群中 Elbasvir 和 Grazoprevir 的 *AUC* 分别增高 16% 和 45%。

11. 性别 与男性受试者相比,女性受试者服用本品后 Elbasvir 和 Grazoprevir 的 *AUC* 分别增高 50% 和 30%。

12. 体重和 BMI 无临床相关影响。

13. 种族/民族 与高加索人种相比,亚洲人服用本品后,Elbasvir 和 Grazoprevir 的 *AUC* 分别增高约 15% 和 50%。高加索人种与黑种人服用本品后的药代动力学参数相似。

· **适应证** · 适用于基因型 1 型或 4 型的成年慢性感染者,在特定人群中应与利巴韦林联合使用。

· **用法用量** · ① 推荐剂量:1 片/日,可与或不与食物同服。② 推荐疗程见表 16 - 8。③ HCV/HIV - 1 共感染者:按表 16 - 11 选择治疗方案。④ 肾功能

不全(包括需要血液透析者):无推荐的剂量调整
方案。

表 16-8　Elbasvir/Grazoprevir 的治疗方案和疗程

患 者 类 型	治疗方案	疗程
基因型 1a 型:未经治疗或接受过聚乙二醇干扰素 α/利巴韦林的无基线耐药的患者**	Elbasvir/Grazoprevir	12 周
基因型 1a 型:未经治疗或接受过聚乙二醇干扰素 α/利巴韦林且具有基线耐药的患者	Elbasvir/Grazoprevir + 利巴韦林	16 周
基因型 1b 型:未经治疗或接受过聚乙二醇干扰素 α/利巴韦林治疗的患者	Elbasvir/Grazoprevir	12 周
基因型 1a 型或 1b 型:接受过聚乙二醇干扰素 α+利巴韦林治疗的患者#	Elbasvir/Grazoprevir + 利巴韦林	12 周
基因型 4 型:未经治疗的患者	Elbasvir/Grazoprevir	12 周
基因型 4 型:接受过聚乙二醇干扰素 α+利巴韦林治疗的患者	Elbasvir/Grazoprevir + 利巴韦林	16 周

注:** 在氨基酸位点 28、30、31 或 39 位点具有多态性。# 聚乙二醇干扰素 α+利巴韦林+HCV NS3/4A 蛋白酶抑制剂。

· **制剂** · 片剂:含 50 mg Elbasvir 和 100 mg Grazoprevir。
· **注意事项** · ① 开始治疗前应对所有患者进行肝功能检查,HBsAg 和 anti-HBc 检测。对基因型 1a 型患者推荐检测 HCV 病毒的 NS5A 耐药基因。② 使用本品有可导致 HBV 复发的风险:在开始治疗前检测患者是否有乙型肝炎病史或乙型肝炎现病史。在开始治疗前或治疗结束后随访中应监测 HCV/HBV

共感染者乙型肝炎复发及暴发性肝炎发生的风险。
③ ALT 升高：开始治疗前及治疗开始的第八周应检测肝功能，疗程需 16 周的患者需在第 12 周另行检测肝功能。若服用 Elbasvir/Grazoprevir 后有 ALT 升高的情况，请参考完整说明书。

▶ **索非布韦/维帕他韦/Voxilaprevir**（Sofosbuvir/Velpatasvir/Voxilaprevir）

· **商品名** · Vosevi。

· **药理作用** · 本品为固定剂量索非布韦、维帕他韦和 Voxilaprevir 组成的片剂，可用于治疗伴有肝硬变或代偿性肝硬变（Child-Pugh A 级）的慢性丙型病毒型肝炎。索非布韦（SOF）：HCV 核苷酸类似物 NS5B 聚合酶抑制剂；维帕他韦：HCV NS5A 抑制剂；Voxilaprevir：HCV NS3/4A 蛋白酶抑制剂。

· **药代动力学** · 索非布韦及维帕他韦的药代动力学参数见"索非布韦"及"维帕他韦"项。Voxilaprevir 的达峰时间约为 4 h，与空腹服用 Voxilaprevir 受试者相比，餐后服用 Voxilaprevir 后其达峰时间延长 112%～435%。Voxilaprevir 与人血浆蛋白高度结合（结合率＞99%），主要由 CYP3A4 代谢，经胆汁排泄，其消除 $t_{1/2}$ 约为 33 h。HCV 感染者服用本品后，Voxilaprevir 在其体内的 C_{max}、AUC_{tau}、$C_{through}$ 分别为 192 mg/L、2 577 mg·h/L、47 mg/L。

1. **肾功能不全人群** 索非布韦及维帕他韦在肾功能不全者体内的药代动力学特征见索非布韦/维帕他韦项下；肾功能重度不全者（eGFR＜30 ml/min）未感染 HCV 的受试者单次口服 100 mg Voxilaprevir

后,Voxilaprevir 的药代动力学参数与健康受试者相比并无临床相关的差异。

2. 肝功能不全人群　索非布韦及维帕他韦在肝功能不全者体内的药代动力学特征见索非布韦/维帕他韦;未感染 HCV 的肝功能中度或重度不全者(Child-Pugh B 级或 C 级)单次口服 100 mg Voxilaprevir 后,与肝功能正常受试者相比,Voxilaprevir 的 AUC_{inf} 分别增高 299% 和 500%。相比于无肝硬化的受试者,肝硬化代偿期受试者(Child-Pugh A 级)的暴露量增加 73%。

3. 其他　尚无儿童、年龄、种族和性别相关的研究。

- **适应证**·可用于治疗伴有肝硬变或代偿性肝硬变(Child-Pugh A 级)的慢性丙型病毒性肝炎: ① 既往接受过 NS5A 抑制剂治疗的基因型 1、2、3、4、5 或 6 型感染者。② 既往接受过包含索非布韦,不包含 NS5A 抑制剂的抗 HCV 治疗方案的基因型为 1a 或 3 型的感染者。③ 尚无证据证明本品治疗既往接受过包含索非布韦但无 NS5A 抑制剂治疗的 HCV 感染者时,较之于索非布韦/维帕他韦更有益。

- **用法用量**·① 开始治疗前应对所有患者进行肝功能检查以及 HBsAg 和 anti－HBc 检测。② 推荐剂量:每日服用 1 次,每次 1 片(含 400 mg 索非布韦、100 mg 维帕他韦及 100 mg Voxilaprevir),与食物同服。③ 对于曾接受过 NS5A 抑制剂治疗的基因型为 1、2、3、4、5、6 型的 HCV 感染者,服用本品的疗程为 12 周;曾接受过索非布韦且无 NS5A 抑制剂治疗的基因型为 1a 或 3 型的 HCV 感染者服用本品的疗程为 12 周。

- **制剂** · 片剂,每片含 400 mg 索非布韦、100 mg 维帕他韦及 100 mg Voxilaprevir。
- **注意事项** · ① 与胺碘酮同时服用有导致心动过缓的风险:同时服用胺碘酮,尤其是正在同时服用 β 受体阻断剂及患有其他心脏疾病、进展性肝脏疾病时,可导致严重的症状性心动过缓。不推荐 Harvoni 与胺碘酮联合使用,当患者没有其他的替代治疗方案时,可在心电监护下联合本品使用。② 使用本品有导致 HBV 复发的风险:在开始治疗前检测患者是否有乙型肝炎病史或乙型肝炎现病史。在开始治疗前或治疗结束后随访中应监测 HCV/HBV 共感染者乙型肝炎复发及暴发性肝炎发生的风险。

第二节　抗巨细胞病毒药

▶ **利巴韦林**(Ribavirin)
- **商品名** · 病毒唑,三氮唑核苷,尼斯可。
- **药理作用** · 体外具有抑制呼吸道合胞病毒、流感病毒、甲型肝炎病毒、腺病毒等多种病毒生长的作用,其机制不完全清楚。本品并不改变病毒吸附、侵入和脱壳,也不诱导干扰素的产生。药物进入被病毒感染的细胞后迅速被磷酸化,其产物作为病毒合成酶的竞争性抑制剂,抑制肌苷单磷酸脱氢酶、流感病毒 RNA 聚合酶和 mRNA 尿苷转移酶,从而引起细胞内三磷酸鸟苷的减少,损害病毒 RNA 和蛋白质合成,使病毒的复制与传播受到抑制。
- **药代动力学** · 口服吸收快,t_{max} 为 1.5 h,生物利用度为 45% ~ 65%,少量也可吸入给药。单次口服

600 mg 后，C_{max} 为 1～2 mg/L。与血浆蛋白几乎不结合。呼吸道分泌物中药物浓度大多高于血药浓度。长期用药后 CSF 内药物浓度可达同期血药浓度的 67%。可透过胎盘屏障，也能通过乳汁分泌。在肝内代谢，主要经肾脏排泄。口服和静脉给药时血浆药物消除 $t_{1/2}$ 为 0.5～2 h，吸入给药时为 9.5 h。

· **适应证** · 主要用于呼吸道合胞病毒引起的病毒性肺炎与支气管炎、皮肤疱疹病毒感染。局部可用于眼部疱疹病毒感染。另外还可用于治疗沙拉热或流行性出血热，与干扰素联合用于慢性丙型肝炎的治疗。

· **用法用量** · ① 口服。治疗慢性丙型肝炎，成人每日 600 mg，儿童每日按体重 10 mg/kg，分 4 次口服，6 岁以下儿童口服剂量未定。② 静脉滴注。成人每日 500～1 000 mg，儿童每日 10～15 mg/kg，分 2 次给药；治疗沙拉热、流行性出血热等严重病例时，成人首剂静脉滴注 2 g，继以每 8 h 0.5～1 g，共 10 d。③ 气雾吸入。成人每日吸入 1 g，儿童给药浓度为 20 mg/ml，每日吸 12～18 撤。④ 滴鼻，每次 1～2 滴，每 1～2 h 1 次。

· **制剂** · 片剂：每片 0.02 g、0.05 g、0.1 g、0.2 g。胶囊：每粒 0.1 g、0.15 g。颗粒剂：每袋 0.05 g、0.1 g、0.15 g。口服液：每瓶 10 ml：0.3 g、5 ml：0.15 g。注射液：每支 0.1 g、0.125 g、0.2 g、0.25 g、0.5 g、1 g。喷雾剂：每瓶 140 撤，每撤含利巴韦林 0.5 mg。利巴韦林喷剂，每瓶 0.4 g，每撤含利巴韦林 3 mg。滴鼻液：每支 10 ml：0.05 g、8 ml：0.04 g。

· **注意事项** · ① 对本品过敏者禁用，孕妇及其男性伴侣禁用；血红蛋白病患者禁用。② 患者在用药期间及药物停用后 6 个月之内必须实施可靠避孕；哺乳期妇女用药期间需停止授乳，乳汁也应丢弃。③ 施行辅助呼吸的婴儿不应采用本品气雾剂。④ 不应用于 Ccr≤50 ml/min 的患者，老年患者不推荐使用。⑤ 用药期间和用药后的随访期，儿科用药患者的自杀意念或企图高于成年人。⑥ 用药前及每用药 2 周或 4 周应检查血红蛋白或血细胞比容。⑦ 本品与齐多夫定联用有拮抗作用。

▶ **膦甲酸钠**(Famciclovir)
· **商品名** · 可耐，扶适灵，易可亚，易抗。
· **药理作用** · 本品可以非竞争性地阻断病毒 DNA 多聚酶的磷酸盐结合部位，抑制病毒 DNA 链的延长。与阿昔洛韦和更昔洛韦不同，本品在细胞内不需要依靠病毒的胸腺嘧啶激酶激活，停用本品后病毒复制仍然可以恢复。
· **药代动力学** · 口服吸收差，需注射给药。血浆 $t_{1/2}$ 约为 3 h，本品能进入患者 CSF，CSF 中药物浓度约为同期血药浓度的 43%。血浆蛋白结合率为 14%～17%。成年人静脉滴注 47～57 mg/kg，每 8 h 1 次后，C_{max} 可达 575 mmol/L。其血浆 $t_{1/2}$ 为 2～6 h。在体内不代谢，主要经由肾脏排出，给药量的 80%～90% 以原型由尿液排出。3 h 的血液透析使血药浓度减低 50%，故血液透析后应再次给药。
· **适应证** · 主要适用于免疫缺陷患者发生的 CMV 视网膜炎的治疗；亦可用于 HIV 感染者中耐阿昔洛韦单纯疱疹病毒所致皮肤、黏膜感染。
· **用法用量** · 静脉滴注。CMV 视网膜炎诱导期，每日

180 mg/kg，分 2～3 次静脉滴注，每次静脉滴注 1～2 h 以上，连续 14～21 d；维持期每日 90 mg/kg，每次静脉滴注 2 h。免疫缺陷患者合并耐阿昔洛韦单纯疱疹病毒（HSV）感染，诱导期 40 mg/kg 静脉滴注 1 h 以上，每 8～12 h 1 次。肾功能减退者需根据 Ccr 调整剂量。

- **制剂**·注射液：每瓶 2.4 g/100 ml、3 g/500 ml、6 g/500 ml。注射剂：每支 0.64 g。乳膏剂：每支 5 g(3%)。
- **注意事项**·① 对本品过敏者禁用。② 注意肾功能不全患者和老年患者的剂量调整。③ 用药期间患者应摄取足量水分。④ 静脉滴注本品时应选择较粗血管，以减少静脉炎的发生。⑤ 哺乳期妇女必须应用本品时宜停止授乳。⑥ 本品在儿童患者中应用的有效性和安全性尚未确立。⑦ 与肾毒性药物联用可增加肾毒性；与齐多夫定联用可加重贫血；不可与喷他脒注射剂联用；疗程中应注意监测血清钙、磷、镁、钾、钠等。

▶ **更昔洛韦**（Ganciclovir）

- **商品名**·韦斯，赛美维，美替博伟，诺贝奇，中佳太，丽科清，林可宏，荷普欣。
- **药理作用**·本品进入细胞后迅速被磷酸化为单磷酸化合物，然后经细胞激酶的作用成为三磷酸化合物，在已感染 CMV 的细胞内其磷酸化较正常细胞更快。更昔洛韦可竞争性抑制 DNA 多聚酶，并掺入病毒及宿主细胞的 DNA 中，从而抑制 DNA 合成。对病毒 DNA 多聚酶的抑制作用较宿主细胞多聚酶为强。
- **药代动力学**·口服吸收差，生物利用度为 5%～9%。

在体内广泛分布于各种组织中,可透过胎盘进入胎儿血液循环。CSF内药物浓度为同期血药浓度的7%～67%,亦可进入炎内组织。分布容积为0.74 L/kg。血浆蛋白结合率为1%～2%。体内不代谢,主要以原型通过肾小球滤过和肾小管分泌排出。在肾功能正常患者,91.3%以原型从尿液排出。正常成年人静脉注射 $t_{1/2}$ 为2.5～3.6 h,口服为3.1～5.5 h,肾功能减退者 $t_{1/2}$ 延长。成人静脉滴注本品5 mg/kg后1 h,其 C_{max} 为8.27 mg/L,每次口服3 g后 C_{max} 仅为1～1.2 mg/L。本品可经血液透析清除。

· **适应证** · 免疫缺陷患者合并CMV视网膜炎并危及视力者,需采用长期抑制治疗;艾滋病患者合并危及生命的CMV感染,如肺炎或胃肠道感染;骨髓抑制或固体器官移植患者移植物对CMV血清试验呈阳性或接受移植骨髓的供者为排CMV病毒者,采用本品预防发生CMV感染。

· **用法用量** · ① 成人治疗CMV感染:诱导期每次静脉注射5 mg/kg,每12 h 1次,每次滴注1 h以上,疗程14～21 d;维持期每次静脉滴注5 mg/kg,每次静脉滴注1 h以上,每日1次,或每次1 g与食物同服,每日3次。肾功能减退者剂量酌减。② 成人预防用药:每次静脉滴注5 mg/kg,至少1 h以上,每12 h 1次,连续7～14 d,继以5 mg/kg,每日1次,共7 d。

· **制剂** · 片剂:每片0.25 g。胶囊:每粒0.25 g。注射剂:每瓶0.05 g、0.0625 g、0.1 g、0.125 g、0.15 g、0.2 g、0.25 g、0.3 g、0.5 g。

· **注意事项** · ① 对本品及阿昔洛韦过敏者禁用;中性粒细胞计数<500/μl或血小板计数<25 000/μl

者禁用;妊娠妇女禁用。② 哺乳期妇女若必须接受本品,则应在治疗期停止授乳;12岁以下儿童及婴儿患者应充分权衡利弊后决定是否用药。③ 更昔洛韦的主要毒性为粒细胞减少症、贫血和血小板减少症,并易引起出血和感染,应定期进行全血细胞计数和血小板计数检查。必要时需调整剂量,包括停药。④ 本品只可缓慢静脉滴注,并宜选择较粗血管静脉滴入;采用注射剂时患者应摄入充足水分。⑤ 在肾功能不全患者和老年患者使用时,需密切监测血清肌酐和肌酐清除率以适时调整剂量。⑥ 更昔洛韦不能治愈 CMV 感染,因此用于合并 CMV 感染的 AIDS 患者时往往需长期维持用药,防止复发。⑦ 影响造血系统的药物、可引起骨髓抑制的药物及放射治疗等与本品合用时,可增强对骨髓的抑制作用,本品不宜与齐多夫定联用。⑧ 本品与具有肾毒性药物联用时,可能增加肾毒性,并使本品经肾脏排出减少;本品不可与亚胺培南-西司他丁同时使用。⑨ 与丙磺舒合用,可使本品的肾脏清除量减少,AUC 增加,不良反应发生可能增加;与氨苯砜、喷他脒、氟胞嘧啶、长春新碱、阿霉素、磺胺甲噁唑(SMZco)或核苷类似物合用也可能增加不良反应。⑩ 本品不可肌内注射,胶囊应于餐后服用,以增加吸收。

► **缬更昔洛韦**(Valganciclovir)
· **商品名** · 万赛维,克毒愈。
· **药理作用** · 本品口服后在肠道和肝脏细胞中被酯酶迅速水解为更昔洛韦。更昔洛韦可被磷酸化生成一种可竞争性抑制三磷酸脱氧鸟苷与 DNA 聚合酶相结合的底物,进而抑制 CMV 病毒的 DNA 合成。

· **药代动力学** · 口服吸收的生物利用度为 60%,是更昔洛韦的 10 倍。与食物同服 900 mg,本品的全身药物浓度相当于静脉注射 5 mg/kg 的更昔洛韦。高脂食物可明显增加本品的生物利用度和 C_{max},使 AUC 增大 30%。给药后约 2 h 血药浓度达峰值,肾功能正常者给药 900 mg 后的 C_{max} 为 5.6 mg/L,12 h 后为 1 mg/L。血浆蛋白结合率为 1%～2%,可广泛分布于所有组织中,包括 CSF 和眼部组织,V_d 为 0.7 L/kg。口服后,肌酐清除率在 75 ml/min 以上者,相应的 $t_{1/2}$ 约为 4.08 h;肾功能严重受损者的 $t_{1/2}$ 可长达 48 h。主要以更昔洛韦的形式经尿液排泄,其肾脏清除率为 3 ml/(min·kg)。

· **适应证** · 适用于治疗获得性免疫缺陷综合征患者的 CMV 视网膜炎,预防高危实体器官移植患者的 CMV 感染。

· **用法用量** · 口服。每次 900 mg,每日 2 次,一般于 3 周后改为每日 1 次维持。

· **制剂** · 片剂:每片 450 mg。

· **注意事项** · 参阅更昔洛韦。

第三节　抗疱疹病毒药

▶ **碘苷**(Idoxuridine)

· **商品名** · 疱疹净。

· **药理作用** · 本品为碘化胸腺嘧啶衍生物,可同时作用于病毒和宿主细胞的 DNA,竞争性地抑制 DNA 合成酶,从而抑制病毒(特别是 HSV Ⅰ 型、水痘病毒、腺病毒)的复制,对 RNA 病毒无作用。

- **药代动力学**・胃肠可吸收,血药浓度 2～10 mg/L时能抑制 HSV Ⅰ型。

- **适应证**・本品全身应用价值不大,FDA 仅批准用于 HSV 的局部感染,如 HSV 角膜炎、结膜炎等,也可以用于 HSV 引起的黏膜损害。

- **用法用量**・滴眼。0.1％碘苷滴眼液,每 1～2 h给药 1次。疗程 3 d。

- **制剂**・滴眼液：每瓶 0.1％(10 ml)。

- **注意事项**・① 孕妇慎用。② 不宜长期使用。③ 避光保存。

▶ **利巴韦林**(Ribavirin)

详见“本章第二节”。

▶ **阿糖腺苷**(Vidarabine)

- **商品名**・瑞鑫。

- **药理作用**・本品具有广谱抗病毒活性。对疱疹病毒及带状疱疹病毒作用最强,对水痘-带状疱疹病毒(VZV)、牛痘病毒、乙型肝炎病毒次之,对腺病毒、伪狂犬病毒和一些 RNA 肿瘤病毒有效。对大多数 RNA 病毒无效。经细胞酶磷酸化生成三磷酸阿糖腺苷,可与三磷酸脱氧腺苷竞争性抑制病毒的 DNA 多聚酶,并与病毒的 DNA 链结合,三磷酸阿糖腺苷也抑制核糖核苷酸还原酶,从而抑制病毒 DNA 的合成。

- **药代动力学**・本药口服、肌内注射或皮下注射吸收均差。静脉给药后,75％～87％的药物在血液和细胞内迅速被腺苷脱氨酶脱氨基,生成阿拉伯糖次黄嘌呤,并迅速分布进入一些组织中。阿拉伯糖次黄嘌呤的抗病毒活性仅为阿糖腺苷的 $1/50\sim1/30$,但能增加阿糖腺苷的抗病毒活性。缓慢静脉滴注本品 $10\ mg/kg$ 后 $30\ min$,阿拉伯糖次黄嘌呤的 C_{max} 为 $3\sim6\ mg/L$,阿糖腺苷则为 $0.2\sim0.4\ mg/L$。停药后血浆药物浓度迅速下降,平均 $15\sim20\ min$ 后血中即测不出。本品在肾、肝、脾浓度最高,脑、骨骼肌中浓度较低;阿拉伯糖次黄嘌呤可透过脑膜,CSF 与血浆中的浓度比为 $1:3$。本品主要自肾脏排出,24 h 以次黄嘌呤核苷的形式排出给药量的 $41\%\sim53\%$。局部用药时本品很少进入全身,但角膜上皮细胞有损害时房水中可测出少量本药及其代谢物;角膜完整者,房水中仅有少量代谢物存在。

- **适应证** · 用于治疗疱疹病毒感染所致的口炎、皮炎、脑炎及巨细胞病毒感染,但上述适应证目前多数已被阿昔洛韦取代。另外可局部应用治疗 HSV 引起的角膜炎或虹膜炎。

- **用法用量** · 静脉滴注。① HSV 性脑炎:静脉滴注,每日剂量为 $15\ mg/kg$,疗程为 10 d。② 带状疱疹:$10\ mg/kg$,连用 5 d。

- **制剂** · 注射剂:每支 200 mg、1 000 mg。

- **注意事项** · ① 别嘌呤醇可加重本品对神经系统的毒性,不宜与别嘌呤醇合用。② 与干扰素联用,可加重不良反应。③ 不可与含钙的输液剂配伍,不宜与血液、血浆及蛋白质输液剂配伍。④ 不可静脉推注或快速滴注。美国已禁用本药的注射制剂。⑤ 如注射部位疼痛,必要时可加盐酸利多卡因注射液解除疼痛。

▶ **阿昔洛韦**（Aciclovir）

· **商品名** · 艾思克,康其达,阿南圣,意司灵,丽科平。

· **药理作用** · 本品在体外对 HSV、水痘-带状疱疹病毒、CMV 等具有抑制作用。本品进入疱疹病毒感染的细胞后,与脱氧核苷竞争病毒胸苷激酶或细胞激酶,药物被磷酸化成活化型阿昔洛韦三磷酸酯,然后通过两种方式抑制病毒复制:① 干扰病毒 DNA 多聚酶,抑制病毒的复制;② 在 DNA 多聚酶作用下,与增长的 DNA 链结合,引起 DNA 链的延伸中断。本品对病毒有特殊的亲和力,但对哺乳动物宿主细胞毒性低。

· **药代动力学** · 口服吸收差,15%～30% 由胃肠道吸收。进食对血药浓度影响不明显。能广泛分布至各组织与体液中,CSF 中药物浓度约为血药浓度的一半,可通过胎盘进入胎儿血液循环。每 4 h 口服 200 mg 和 400 mg,5 d 后 C_{max} 分别为 0.6 mg/L 和 1.2 mg/L;每 8 h 静脉滴注 5 mg/kg,C_{max} 为 10 mg/L。本品血浆蛋白结合率低(9%～33%)。在肝内代谢,经尿液排泄。消除 $t_{1/2}$ 约为 2.5 h。血液透析 6 h 约清除血中 60% 的药物,腹膜透析清除药量很少。

· **适应证** · 主要用于 HSV 感染、带状疱疹、免疫缺陷者水痘的治疗。

· **用法用量** · 口服。成人每日 200 mg 或 100 mg,每日 2 次,65 岁以上患者剂量减半,疗程5～7 d。预防用药每日 100 mg,服用整个流行期(通常 4～8 周)。

· **制剂** · 片剂:每片 100 mg、200 mg、400 mg。咀嚼片:每片 400 mg、800 mg。胶囊剂:每粒200 mg。颗粒剂:每袋 200 mg。注射剂:每支 100 mg、250 mg、

500 mg。

·**注意事项**· ① 对本品过敏者禁用,本品与更昔洛韦可能存在交叉过敏。② 每日剂量超过200 mg应严密监视不良反应或中毒症状。③ 本品若产生中枢神经系统中毒症状,可以考虑用新斯的明对抗。④ 孕妇禁用,哺乳期妇女用药时宜暂停授乳。⑤ 精神病、脑动脉硬化、癫痫、充血性心力衰竭、肾功能不全、低血压患者及老年人慎用。⑥ 2岁以下儿童用药的安全性和有效性尚未建立。⑦ 本品静脉给药时与干扰素或氨甲蝶呤(鞘内)联用,可能引起精神异常;与肾毒性药物(如齐多夫定)联用,可能加重肾毒性;静脉滴注本品与丙磺舒联用可减少其经肾脏排出,增加AUC,延长 $t_{1/2}$。

▶ **伐昔洛韦**(Valaciclovir)
·**商品名**· 丽珠威,明竹欣,君亭。
·**药理作用**· 本品为阿昔洛韦的前药,在体内吸收并转换为阿昔洛韦而发挥作用,后者在体内和体外对于Ⅰ型和Ⅱ型 HSV 和带状疱疹病毒均有抗病毒作用。作用机制同阿昔洛韦。对于 HSV 的作用较对带状疱疹病毒作用强。
·**药代动力学**· 本品水溶性好,口服吸收后在肝内迅速被水解酶水解成阿昔洛韦,血浆中测不出伐昔洛韦,但阿昔洛韦的血药浓度很高,可与静脉注射阿昔洛韦相比,且比口服阿昔洛韦要高 3～5 倍。本品生物利用度为 65%,显著高于阿昔洛韦,进餐后服用不影响其生物利用度。本品和血浆蛋白结合率为13.5%～17.9%,可由乳汁分泌。本品的分解代谢在肝及肠壁内进行。由于快速分解为阿昔洛韦,本品的 $t_{1/2}<30$ min,而阿昔洛韦的 $t_{1/2}$ 在肾功能正常时约为 3 h。广泛分布于全身各组织。24 h 后可以从所有组织中清除,48 h 后全部剂量从尿液和粪便中排除。代谢物主要从尿液中排除。

· **适应证** · 用于带状疱疹和 AIDS 患者复发性 HSV 感染(生殖器和口唇疱疹)。

· **用法用量** · 口服。① 生殖器单纯疱疹:初发每次 1 g,每日 2 次,疗程 7~10 d;复发每次 0.5 g,每日 2 次,疗程 3 d。② 免疫缺陷患者或重症患者的口唇疱疹:每次 0.5~1 g,每日 2 次,疗程 7 d,需在皮疹发生后 3 d 内用药。③ 带状疱疹患者:每次 1 g,每日 3 次,疗程 7 d。

· **制剂** · 片剂:每片 0.075 g,0.15 g,0.3 g,0.6 g。

· **注意事项** · ① 对本品及阿昔洛韦过敏者禁用。② 孕妇需权衡利弊;哺乳期妇女使用需暂停授乳。③ 肾功能减退患者减量慎用。④ 晚期艾滋病患者以及接受同种异体骨髓移植、肾移植者,口服本品每日达 8 g 时曾发生血小板减少性紫癜及溶血性尿毒症综合征,并可导致死亡。⑤ 本品不推荐用于儿童患者。⑥ 余参阅阿昔洛韦。

▶ **泛昔洛韦**(Famciclovir)

· **商品名** · 丽珠风,仙林纳,万祺,凡乐。

· **药理作用** · 本品在体内迅速转化成喷昔洛韦,后者对Ⅰ型和Ⅱ型单纯疱疹病毒及带状疱疹病毒具有良好的抑制作用。其作用机制为喷昔洛韦首先经病毒的胸苷激酶转变成单磷酸喷昔洛韦,继而在细胞内经细胞激酶的作用转变为三磷酸喷昔洛韦,后者为病毒 DNA 多聚酶的竞争性抑制剂,因而抑制了病毒 DNA 的合成。病毒的胸苷激酶或 DNA 多聚酶产生突变时均可以导致对本品耐药,但临床应用过程中产生耐药毒株者很少。

· **药代动力学** · 本品由胃肠道吸收迅速,口服后 $0.7\sim 0.9$ h 血药浓度即达峰值,服用单剂 500 mg 后 C_{max} 为 4 mg/ml。本品吸收后通过去乙酰化和氧化作用在小肠壁和肝脏内迅速转变为喷昔洛韦,生物利用度为 $75\%\sim 77\%$。它在血浆中浓度很低,主要分布于组织中。本品在体内的总蛋白结合率<20%,V_d 在静脉给药后为 1.08 L/kg。多数喷昔洛韦通过肾小管的分泌和肾小球的过滤以原型由尿液排出,口服后最初 6 h 排出 60%,总排出 73%,静脉给药可排出 94%。本品口服后肾清除率为 27.7 L/h。此外,另有 27% 的喷昔洛韦可经粪便排出。本品的血浆 $t_{1/2}$ 约为 2.5 h,可被血液透析清除,血液透析后血药浓度减少 76%。

· **适应证** · 用于带状疱疹和 AIDS 患者复发性 HSV 感染(生殖器和口唇疱疹)。

· **用法用量** · 口服。每次 0.25 g,每 8 h 1 次。治疗带状疱疹的疗程为 7 d,治疗原发性生殖器疱疹的疗程为 5 d。

· **制剂** · 片剂:每片 0.125 g、0.25 g。胶囊:每粒 0.125 g。颗粒剂:每袋 0.125 g、0.5 g。

· **注意事项** · ① 对本品及其制剂中其他成分或喷昔洛韦过敏者禁用。② 哺乳期妇女用药时应停止授乳。③ 老年患者及肾功能减退患者应适当调整剂量,而代偿期肝病患者无须调整剂量,严重肝功能损害患者的用药尚无资料。④ 不推荐本品用于 18 岁以下儿童患者。⑤ 与丙磺舒或其他有肾小管主动排泄的药物联用时,可能导致血浆中喷昔洛韦的浓度升高。

▶ **喷昔洛韦**(Penciclovir)

· **商品名** · 恒奥普康,夫坦。

· **药理作用** · 本品为无环核苷类抗病毒药,作用机制与阿昔洛韦相似,均为抑制病毒 DNA 的合成及复制。本品在体外对单纯疱疹病毒 I 型和 II 型、带状疱疹病毒及非淋巴细胞瘤病毒(EB 病毒)均有效,$t_{1/2}$ 长,可保持长时间高效抗病毒作用,明显减少带状疱疹后神经痛的发生。本品抑制 HSV 的有效浓度与阿昔洛韦相似,但耐阿昔洛韦的 HSV 对本品仍敏感(胸苷激酶突变 HSV 分离株除外)。

· **药代动力学** · 本品口服难以吸收,外用几无全身吸收,即使外用剂量超过最大推荐剂量的 60 倍,其血药浓度和尿含量均低于检测限。在感染细胞内被广泛磷酸化为活性产物喷昔洛韦三磷酸酯。静脉用药后 70%以原型从尿液中排出。清除 $t_{1/2}$ 口服为 2.2~2.3 h,静脉滴注为 2 h。

· **适应证** · 用于口唇及面部单纯疱疹、水痘、生殖器疱疹、带状疱疹。

· **用法用量** · 静脉滴注。5 mg/kg,每日 2 次,每 12 h 1 次,每次滴注时间应持续 1 h 以上。外涂患处,每日 4~5 次,1 个疗程为 4 d。

· **制剂** · 注射剂:每支 0.25 g。乳膏:每支 2 g(10 mg)。凝胶:含量 1%。

- **注意事项** · ① 对本品过敏者禁用。② 严重免疫功能缺陷者、孕妇及哺乳期妇女慎用。③ 本品为泛昔洛韦的代谢物，与别嘌醇、西咪替丁、茶碱、地高辛有潜在的相互作用。④ 不应用于黏膜、眼内及眼周。⑤ 静脉用药期间应监测肾功能。

第四节　抗流感及呼吸道病毒药

▶ **利巴韦林**（Ribavirin）

详见"本章第二节"。

▶ **金刚烷胺**（Amantadine）

- **商品名** · 金刚胺，三环癸胺。
- **药理作用** · 本品能特异性地抑制甲型流感病毒，干扰病毒进入细胞，阻止病毒脱壳及其核酸的释出，并改变血凝素的构型而抑制病毒装配，其作用并无宿主特异性。
- **药代动力学** · 成人口服 2.5 mg/kg 后 2～4 h 达 C_{max}，为 0.3～0.4 mg/L。$t_{1/2}$ 为 12～17 h，老年人 $t_{1/2}$ 延长。本品在体内稳定，几乎全部以原型自尿液排出。
- **适应证** · 可以用于甲型流感的防治，对乙型流感无效，也可以用于治疗帕金森病。
- **用法用量** · 口服。成人每日 200 mg 或 100 mg，每日 2 次，65 岁以上患者剂量减半，疗程 5～7 d。预防用药每日 100 mg，整个流行期服用（通常 4～8 周）。
- **制剂** · 片剂：每片 100 mg。胶囊剂：每粒 100 mg。颗粒剂：每袋 0.06 g、0.14 g。糖浆剂：0.5%。
- **注意事项** · ① 对本品过敏者禁用。② 每日剂量超过

200 mg 应严密监视不良反应或中毒症状,本品最低致死量为 2 g。③ 哺乳期妇女用药时宜暂停授乳,不宜用于 1 岁以下的婴儿,老年患者使用宜减量。④ 服药过程中若产生中枢神经系统症状应密切观察,并且不宜驾车或从事需精神高度集中、运动神经协调的工作,有癫痫史者用药可能会加重症状。⑤ 有充血性心力衰竭或周围水肿史者服用本品应注意有发生充血性心力衰竭的可能。⑥ 服药期间不宜饮用含乙醇的饮料;不宜与中枢兴奋药联用;与抗胆碱药联用可能增加抗胆碱作用;与硫利哒嗪联用可加重帕金森病患者的震颤症状;与 SMZco、奎宁或奎尼丁、利尿药氢氯噻嗪和氨苯蝶啶等联用时,可能增加本品的血药水平。

► **金刚乙胺**(Rimantadine)

· **商品名** · 立安,津彤,金迪纳。

· **药理作用** · 本品为金刚烷胺的衍生物。作用与金刚烷胺类似,对流感病毒 A 的活性比金刚烷胺强 4~10 倍且毒性低。

· **药代动力学** · $t_{1/2}$ 为 30 h,每次口服仅 30% 左右在尿液中以原型排出。在呼吸道分泌物中的浓度较金刚烷胺高,血药浓度约为金刚烷胺的 1/2,在甲型流感流行期服用本品可以防止 50%~90% 的接触者发病。

· **适应证** · 用于甲型流感的预防和治疗。

· **用法用量** · 口服。成人每日 200 mg,分 1~2 次给药,疗程 5~7 d。

· **制剂** · 片剂:每片 50 mg、100 mg。

· **注意事项** · 参阅金刚烷胺。

▶ **奥司他韦**(Oseltamivir)

· **商品名** · 达菲,可威。

· **药理作用** · 本品为一种神经氨酸酶抑制药的乙酯前体药,口服后在体内经酯酶的作用转变成活性型的羧基奥司他韦,后者与流感病毒表面的神经氨酸酶结合,抑制该酶切断受感染细胞表面唾液酸的作用,因而抑制了新生的流感病毒颗粒从受感染细胞释出。本品在体外对甲型和乙型流感病毒的各种亚型均有强大抑制作用。健康志愿者感染甲型或乙型流感病毒后服用本品 5 d,病毒脱壳量、脱壳持续时间及症状持续时间均有减少或缩短。

· **药代动力学** · 本品口服后大部分经肝脏酯酶转变为活性代谢物羧基奥司他韦。口服绝对生物利用度达 80%。本品的消除 $t_{1/2}$ 为 1~3 h,其活性代谢物的血药峰浓度在给药后 2~3 h,其消除 $t_{1/2}$ 约为 8.2 h (6~10 h),与高脂肪食物同服不影响其生物利用度。活性代谢物在体内各种组织分布广,分布容积为 23~26 L。本品的血浆蛋白结合率约为 42%,但其活性代谢物的血浆蛋白结合率则<3%。健康成人一次口服本品 75 mg 后血药峰浓度为 456 μg/L,达峰时间为 5 h。尿液中排出原型药约 5%,其中 60%~70%为活性代谢物。

· **适应证** · 适用于甲型和乙型流感病毒患者的治疗和预防。

· **用法用量** · 口服。成人及 13 岁以上青少年,75 mg,每日 2 次,疗程 5 d。治疗应在出现症状后 48 h 内开始。预防流感:每日 75 mg 口服,至少 10 d,应在接触流感患者后 48 h 内开始。如有流感暴发流行时应每日口服 75 mg,共 6 周或直至流行结束。

· **制剂** · 胶囊:每粒 75 mg。颗粒:每袋 15 mg、25 mg。

· **注意事项** · ① 对本品过敏者禁用。② 本品应在出现流感症状后 40 h 内服用,症状发生超过 48 h 后用药的疗效未经证实。③ 老年人及肝功能减退者无须调整剂量,肌酐清除率＜30 ml/min 需适当减量。④ 哺乳期妇女用药时应停止授乳;1 岁以下婴儿不宜采用本品。

▶ **扎那米韦**(Zanamivir)

· **商品名** · Relenza;乐感清。

· **药理作用** · 本品是流感病毒神经氨酸酶抑制剂,其对流感病毒的抑制是以慢结合的方式进行的,具有高度特异性。慢结合是本品分子中胍基部分的作用,对流感 A 型病毒有特异性,对 B 型病毒作用较弱。胍基能将 A 型病毒唾液酸活性部位的、呈结合状态的水分子逐出而产生紧密结合,达到抑制效果。扎那米韦对 A、B 型多种病毒株均有极强活性。但对人单纯疱疹 A、B 型病毒,带状疱疹病毒,人 CMV、人鼻 2 型和 14 型病毒,以及副流感 2 型和 3 型病毒均无作用。

· **药代动力学** · 口腔吸入本品 10 mg 后,1～2 h 内 4%～17% 的药物被全身吸收,C_{max} 范围为 17～142 mg/L。本品的血浆蛋白结合率低于 10%。药物以原型在 24 h 内由肾脏排出,尚未检测到其代谢物。血浆 $t_{1/2}$ 为 2.5～5.1 h 不等。总清除率为 2.5～10.9 L/h。静脉注射扎那米韦后,体内消除迅速,消除 $t_{1/2}$ 为 1.6 h,多以原型经尿液排泄,尿液中原药量为给药量的 87%；体内分布仅限于细胞外液，V_d 为 16 L。

· **适应证** · 成年患者和 12 岁以上的青少年患者，治疗由 A 型和 B 型流感病毒引起的流感。

· **用法用量** · 口服。成年患者和 12 岁以上的青少年患者，每日 2 次，间隔约 12 h，每次 10 mg，连用 5 d。随后数日 2 次的服药时间应尽可能保持一致，剂量间隔 12 h，疗程 5 d。

· **制剂** · 片剂：每片 5 mg。

· **注意事项** · ① 本品对哮喘或慢性阻塞性肺疾病患者治疗无效，甚至可能引起危险。② 患有呼吸道疾病的患者服用扎那米韦时，身边应备有吸入型速效支气管扩张药。③ 孕妇使用时应权衡对胎儿的影响；哺乳期妇女使用此药应慎重。

▶ **帕拉米韦**(Peramivir)

· **商品名** · 力韦。

· **药理作用** · 帕拉米韦为强效的选择性流感病毒神经氨酸酶抑制剂。其分子上多个基团分别作用于流感病毒神经氨酸酶分子的多个活性位点，强烈抑制神经氨酸酶的活性，阻止子代的病毒颗粒在宿主细胞的复制和释放，从而有效地预防流感和缓解流感症状。

· **药代动力学** · 流感病毒患者和健康受试者的 V_d 分别为 874 L 和 960 L，流感病毒患者和健康受试者的清除率分别为 301 L/h 和 296 L/h；对 A 型流感病毒达到半数有效时，AUC 为 1.989(mg·h)/L，对 B 型流感病毒达到半数有效时，AUC 为 1.089(mg·h)/L。

· **适应证** · 用于流感病毒引起的普通流行性感冒、甲型流行性感冒。包括：H1N1、H9N9 等系列病毒引起的流行感冒，也可以用于奥司他韦不能控制的重症型流感。

- **用法用量**·静脉滴注。成人，每次 100 ml，每日 3 次。严重者适当调整剂量或遵医嘱。
- **制剂**·注射液：100 ml/瓶；100 ml：帕拉米韦三水合物（按 $C_{15}H_{28}N_4O_4$ 计）0.3 g 与氯化钠 0.9 g。
- **注意事项**·对帕拉米韦氯化钠注射液及其同类药物过敏者禁用。

第五节　抗逆转录病毒药

一、核苷(酸)类逆转录酶抑制剂

▶ **齐多夫定**(Zidovudine)

- **商品名**·奇洛克，克度，克艾斯。
- **药理作用**·齐多夫定(AZT)为胸腺嘧啶核苷的合成类似物，在宿主细胞内，齐多夫定在酶的作用下转化为活性型三磷酸齐多夫定。后者通过竞争性抑制 HIV 逆转录酶，抑制病毒 DNA 合成、运输、整合至宿主细胞核以及病毒复制。在细胞培养中本品与拉米夫定等多种蛋白酶抑制剂以及非核苷类逆转录酶抑制剂有协同抗 HIV 作用。
- **药代动力学**·口服后吸收迅速，血浆药物浓度 t_{max} 为 1 h。在体内分布广泛迅速，也可透过脑组织进入 CSF。血浆 $t_{1/2}$ 为 1～1.5 h，血浆蛋白结合率为 34%～38%。给药后 4 h，CSF 中浓度可达血药浓度的 50%～60%，V_d 为 1.6 L/kg，血浆蛋白结合率为

34%～38%。在肝脏内葡萄糖醛酸化为无活性代谢产物。口服 $t_{1/2}$ 为 1 h，约有 14% 的药物经肾小球滤过和肾小管渗透排泄，代谢物有 74% 由尿液排出。在血浆和尿液中以葡萄糖醛酸结合物进行代谢，排泄较快，大部分由尿液中排出。反复应用可在体内蓄积。尿液中原型药物和代谢物的回收率分别为 10%～20% 和 50%～80%。

· **适应证** · 临床与其他抗 HIV 药物联合使用，用于治疗 HIV 感染的成年人和儿童。由于齐多夫定显示出可以降低 HIV 的母婴传播率，齐多夫定亦可以用于 HIV 阳性怀孕妇女以及新生儿。

· **用法用量** · 口服。每日 2 次，每次 300 mg。出现贫血应适当减量或停止治疗。

· **制剂** · 片剂：每片 100 mg、300 mg。胶囊：每粒 100 mg、300 mg。注射剂：每支 0.1 g、0.2 g。口服溶液：每瓶 1 g/100 ml。

· **注意事项** · ① 骨髓抑制患者、有肝病危险因素患者、肌病及肌炎患者长期使用本品时应慎用。② 用药期间应定期进行血液检查。③ 进食高脂食物可降低本药的口服生物利用度。④ 接受 α 干扰素与抗逆转录病毒药联合治疗的 HIV/HCV 合并感染的患者，有肝脏失代偿的风险，有的可致死。

▶ **拉米夫定**（Lamivudine）
详见"本章第一节"。

▶ **齐多夫定/拉米夫定**（Combivir）
· **商品名** · 双汰芝

- **药理作用**·齐多夫定/拉米夫定(AZT+3TC)属核苷类逆转录酶抑制剂,能降低 HIV‑1 的病毒载量,增加 CD4 细胞数。临床结果表明能显著降低疾病进展的危险性和死亡率。
- **药代动力学**·本品在肝细胞代谢,由肾脏排出。
- **适应证**·适用于 HIV 感染的成人及 12 岁以上儿童。
- **用法用量**·口服,每日 2 次,每次 1 片,可与或不与食物同服。
- **制剂**·片剂:每片含 AZT 300 mg 和 3TC 150 mg。
- **注意事项** ① 12 岁以下儿童禁用。② 当需要对拉米夫定或齐多夫定单独进行剂量调整时,建议分别用其单方制剂。③ 拉米夫定可能会引起肝炎复发,故用于治疗慢性乙型肝炎引起的进行性肝硬化时应慎重。④ 在妊娠期,只有用药的预期益处超过可能发生的危险时,才能考虑用本药。⑤ 鉴于本品有分泌到乳液中的可能性,建议服药期间暂停授乳。⑥ 暴露后预防:推荐在意外接触 HIV 感染的血液事件如针刺伤,应立即给予齐多夫定和拉米夫定进行联合治疗(在 1~2 h 内)。在高危情况下,治疗方案中还应包含一种蛋白酶抑制剂。建议对抗逆转录病毒的预防持续 4 周。⑦ 齐多夫定治疗开始时,中性粒细胞数、血红蛋白水平、血清维生素 B_{12} 水平低,以及同时服用扑热息痛的患者在使用齐多夫定时,中性粒细胞数减少的概率也会增加。

▶ **司他夫定**(Stavudine)

- **商品名**·赛瑞特,欣复达,迈思汀。

- **药理作用** · 司他夫定(D4T)是胸苷核苷类似物,可以抑制 HIV 在人体细胞内的复制,其作用机制是司他夫定通过细胞激酶磷酸化,形成司他夫定的三磷酸盐而发挥抗病毒活性。司他夫定通过竞争性拮抗三磷酸脱氧胸苷,抑制 HIV 逆转录酶的活性,同时还可抑制病毒 DNA 链的延伸。口服吸收迅速,肾清除率占总剂量的 40%。

- **药代动力学** · 口服后在胃肠道易吸收,血药浓度 t_{max} 为 0.5~1.5 h,生物利用度>80%。AIDS 患者口服 0.67 mg/kg、1.33 mg/kg、2.67 mg/kg 或 4 mg/kg 的司他夫定,1 h 内平均血药浓度峰值分别为 1.2 mg/L、1.6 mg/L、3.5 mg/L 和 4.2 mg/L;剂量为 0.67 mg/kg 或 1.33 mg/kg,4 h 后血药浓度约为 0.2 mg/L。在细胞内的 $t_{1/2}$ 为 3.0~3.5 h,高于血浆消除 $t_{1/2}$(1.0~1.6 h)。本品在稳态 V_d 为 0.5 L/kg 时,可在一定限度透过血脑屏障。口服给药,有 30%~60% 的司他夫定以原型药物从尿液中排出。与其他的核苷酸类药物相比,司他夫定具有生物利用度高、患者个体之间的用药差异性较小等优点。

- **适应证** · 适用于 HIV/AIDS 的联合用药。

- **用法用量** · 口服。体重≥60 kg 者,每次 40 mg,每日 2 次;体重<60 kg 者,每次 30 mg,每日 2 次。

- **制剂** · 片剂:每片 20 mg、30 mg、40 mg。胶囊剂:每粒 20 mg、30 mg、40 mg。

- **注意事项** · ① 外周神经病变危险因素的患者、肝功能不全患者、胰腺炎患者慎用。② 用药期间监测血常规、PT 和肝/肾功能。③ 肾功能减退及老年患者需根据肾功能调整剂量。

▶ **阿巴卡韦**(Abacavir)

· **商品名** · 塞进。

· **药理作用** · 口服吸收完全,是一个无活性的前药,在体内经代谢成为具有活性的三磷酸酯,并通过竞争性拮抗作用抑制病毒 DNA 的合成。口服生物利用度高,主要以原药形式经由肾脏排泄。

· **药代动力学** · 口服后吸收迅速,平均绝对生物利用度为83%,食物对其吸收或利用几无影响,血浆药物浓度 t_{max} 为 1～1.8 h,C_{max} 为 3～4 mg/L。在体内主要分布在血管外的组织,可透过血脑屏障,进入 CSF。血浆 $t_{1/2}$ 为 2～4 h,血浆蛋白结合率为 50%。在肝脏通过乙醇脱氢酶和葡萄糖醛酸转移酶代谢,对细胞色素 P450 无影响,代谢物不具药物活性,主要由尿液和粪便中排出。尿液中约有 1.2% 为原型药物,30% 为代谢产物,15% 为未知产物。粪便中有 16% 为代谢物,另外本品在肝脏的代谢并不依赖于人体 P450 同工酶系统。

· **适应证** · 与其他抗艾滋病药物联合应用,治疗 HIV 感染的成年患者以及 3 个月以上的儿童患者。

· **用法用量** · 口服。每日 2 次,每次 300 mg。

· **制剂** · 片剂:每片 300 mg。口服溶液:每瓶 20 mg/ml。

· **注意事项** · ① 65 岁以上老年患者慎用。② 妊娠期妇女和哺乳期妇女需权衡利弊。③ 轻度肝功能减退患者需要调整剂量。④ HLA－B＊5701 基因位点阳性患者,有发生严重或致死高敏反应的风险,不宜使用。

▶ **齐多夫定/拉米夫定/阿巴卡韦**(Trizivir)

· **商品名** · 三协唯。

- **药理作用** · 齐多夫定/拉米夫定/阿巴卡韦（AZT +
  3TC + ABC）中的 3 个药物 AZT、3TC、ABC 都是逆
  转录酶核苷类抑制剂，对 HIV - 1 及 HIV - 2 是有效
  的选择性抑制剂。三药联用具有协同作用。
- **药代动力学** · 这三种药物都可被细胞内激酶逐渐代
  谢为相应的 $5'$ - 三磷酸盐（TP）。3TC - AP、ABC -
  TP（阿巴卡韦的活性三磷酸盐部分）和 AZT - TP 是
  HIV 逆转录酶的底物竞争性抑制剂。
- **适应证** · 适用于 HIV 感染的成人。
- **用法用量** · 口服，每日 2 次，每次 1 片。可与或不与
  食物同服。本品不应用于体重不足 40 kg 的成人和
  青少年，因为本品是剂量固定的片剂，不能减少
  剂量。
- **制剂** · 片剂，每片含 AZT 300 mg、3TC 150 mg 和
  ABC 300 mg。
- **注意事项** · ① 治疗过程中应密切关注过敏反应。
  接受阿巴卡韦治疗的患者中，约有 4% 发生过敏反
  应，部分为致死性的。一旦发生过敏反应，应立即
  停药。② 接受核苷类药物进行治疗，可能会发生乳
  酸酸中毒（低氧血症）同时通常伴发严重肝大和脂
  肪肝。一旦出现转氨酶迅速升高、进行性肝大或原
  因不明的代谢性/乳酸酸中毒应中断用药。患有肝
  大、肝炎和其他已知有危险因素的肝病患者（特别
  是肥胖妇女）应慎用，密切随访。③ 对于 HIV 感染
  进展期的患者，通常建议在治疗的最初 3 个月中，至
  少每 2 周进行一次血常规检查，以后至少每月进行
  一次。

▶ **富马酸替诺福韦二吡呋酯**(Tenofovir Disoproxil Fumarate)

- **商品名**·韦瑞德。

- **药理作用**·富马酸替诺福韦二吡呋酯(TDF)是一种核苷酸类逆转录酶抑制剂,以与核苷类逆转录酶抑制剂类似的方法抑制逆转录酶。本品的活性成分替诺福韦双磷酸盐可通过直接竞争性地与天然脱氧核糖底物相结合而抑制病毒聚合酶及通过插入 DNA 中抑制 DNA 链延伸。

- **药代动力学**·本品几乎不经胃肠道吸收,因此进行酯化、成盐,成为替诺福韦酯富马酸盐。替诺福韦酯具有水溶性,可被迅速吸收并降解成活性物质替诺福韦,然后替诺福韦再转变为活性代谢产物替诺福韦双磷酸盐。给药后 $1 \sim 2$ h 内替诺福韦达血药浓度峰值。替诺福韦与食物同服时生物利用度可增大约 40%。替诺福韦双磷酸盐的胞内 $t_{1/2}$ 约为 10 h,可每日给药 1 次。由于该药不经 CYP450 酶系代谢,因此,由该酶引起的与其他药物间相互作用的可能性很小。本品主要经肾小球过滤和主动小管转运系统排泄,70%~80%以原型经尿液排出体外。

- **适应证**·适用于 HIV/AIDS 的联合用药;HBV 感染的抗病毒治疗。

- **用法用量**·口服。300 mg,每日 1 次。

- **制剂**·片剂:每片 300 mg。

- **注意事项**·① 使用本品前应注意评估肌酐清除率,避免与有损肾功能的药物联用。② 乳酸酸中毒、肝功能异常患者慎用本品。③ 疗程中应注意监测骨密度。

▶ **替诺福韦艾拉酚胺**(Tenofovir Alafenamide)

· **商品名** · Vemlidy。

· **药理作用** · 替诺福韦艾拉酚胺(TAF)是继 TDF 后第二个兼有抗 HBV 和 HIV 作用的替诺福韦(tenofovir, TFV)前药。TAF 是一种亲脂性细胞渗透化合物，通过被动扩散和肝摄取转运蛋白 OATP1B1 和 OATP1B3 进入原代肝细胞，之后被羧酸酯酶水解转化为替诺福韦。细胞内替诺福韦被细胞激酶磷酸化为活性代谢物二磷酸替诺福韦。二磷酸替诺福韦通过 HBV 逆转录酶掺入至病毒 DNA，抑制 HBV 复制，导致 DNA 链终止。

· **药代动力学** · 替诺福韦艾拉酚胺转化为替诺福韦后通过肾小球滤过和肾小管主动分泌被肾脏排泄。

· **适应证** · 适用于 HBV 感染单独治疗，HIV/AIDS 的联合用药。

· **用法与用量** · 每日 1 次，每次 25 mg，与食物同服。

· **制剂** · 片剂：每片 25 mg。

· **注意事项** · ① 使用本品可能导致乳酸酸中毒和有脂肪变性的严重肝大。抗乙型肝炎治疗终止后可能会造成乙型肝炎急性加重。② 建议密切关注肝功能，轻度肝功能损害患者无须调整剂量，中重度肝功能损伤(Child-Pugh B 级或 C 级)不建议使用本品。③ 新发作或肾功能受损恶化，较替诺福韦二吡呋酯少见。有轻度、中度或重度肾功能损伤的患者无须调整 TAF 用量，终末期肾病(<15 ml/min)不建议使用本品。④ TAF 是一种 P-糖蛋白和 BCRP 的底物，强烈影响 P-糖蛋白和 BCRP 活性的药物可导致 TAF 的血药浓度变化。卡马西平、奥卡西平、苯巴

比妥、苯妥因、利福布汀、利福平、利福喷汀、圣约翰草均可使 TAF 血药浓度下降。与卡马西平联用时，建议 TAF 增加剂量至每日 2 次。⑤ 降低肾功能或对肾小管主动分泌有影响的药物可能增加替诺福韦浓度，包括阿昔洛韦、西多福韦、更昔洛韦、伐昔洛韦、缬更昔洛韦、氨基糖苷类和高剂量非甾体抗炎药等。

▶ **恩曲他滨**(Entricitabine)

· **商品名** · 惠尔丁，新罗舒。

· **药理作用** · 恩曲他滨(FTC)是一种新型核苷类逆转录酶抑制剂，对 HIV-1、HIV-2 及 HBV 均有抗病毒活性。口服后被磷酸化为具有细胞活性的 $5'$-三磷酸盐，$5'$-三磷酸盐通过进入病毒 DNA 主链，与主链结合，导致链终止，从而抑制 HIV-1 逆转录酶及 HBV-DNA 聚合酶活性。

· **药代动力学** · 本品吸收好，清除快，其药代动力学呈剂量依赖性，总清除率高，接近于肾血流量。对 HIV 感染者单独给予 $100 \sim 1\,200$ mg，t_{max} 为 $1.25 \sim 1.61$ h。HIV 感染者接受每日 200 mg，其血浆 $t_{1/2}$ 为 $7.5 \sim 8$ h，本品三磷酸盐的细胞内 $t_{1/2}$ 大约为 39 h。

· **适应证** · 与其他抗逆转录病毒药物联合用于成人 HIV-1 感染的治疗。

· **用法用量** · 口服。18 岁以上成人口服用药，每次 200 mg，每日 1 次。空腹服用，也可与食物同服。肾功能不良者应调整剂量，改为 200 mg，隔日 1 次或每 3 d 1 次。

· **制剂** · 片剂。每片 0.2 g。胶囊：每粒 0.2 g。

· **注意事项** · ① 本品主要经肾脏排泄,故肾功能不全患者服用应减量。② 儿童尚未建立安全有效的依据,故儿童不推荐使用。③ 禁用于晚期肾脏病及肝功能不全者。④ 一般不推荐孕妇和哺乳期妇女使用本品。⑤ 老年人选择剂量时应慎重,可根据其肝、肾、心功能的衰退程度,伴发的疾病以及其他药物治疗的影响,酌情减量服用。

▶ **恩曲他滨替诺福韦**(Truvada)

· **商品名** · 舒发泰。

· **药理作用** · 恩曲他滨(FTC)、替诺福韦(TDF)均为核苷类逆转录酶抑制剂。两药联用有协同抗病毒效应。

· **药代动力学** · 空腹服用 1 片恩曲他滨替诺福韦与服用 1 个恩曲他滨胶囊(200 mg)加 1 片富马酸替诺福韦二吡呋酯(300 mg),在健康受试者($n = 39$)中证明具生物等效性。本品主要经肾小球过滤和肾小管主动吸收这两种方式结合消除。不管恩曲他滨替诺福韦是随高脂肪或是清淡饮食服用,恩曲他滨的全身暴露量(AUC 和 C_{max})均不受影响。

· **适应证** · 适用于与其他抗逆转录病毒药物联用,治疗成人和 12 岁(含)以上儿童的 HIV-1 治疗。

· **用法用量** · 成人和 12 岁(含)以上,体重≥35 kg 的儿童患者,每日 1 次,每次 1 片,随餐或单独服用。轻度肾功能损害(Ccr 为 50~80 ml/min)患者无须调整剂量;Ccr≥50 ml/min,推荐每24 h给药一次;Ccr 为 30~49 ml/min,推荐每 48 h 给药 1 次;Ccr<30 ml/min(包括透析者),不推荐服用。

- **制剂**·片剂,每片含恩曲他滨 200 mg 和富马酸替诺福韦二吡呋酯 300 mg。

- **注意事项**·① 恩曲他滨替诺福韦与去羟肌苷联合给药时应当谨慎,接受联合用药的患者应当密切监测与去羟肌苷有关的不良反应。一旦出现此类不良反应,应当停用去羟肌苷。对于体重>60 kg 的患者,联用时去羟肌苷的剂量应当减至 250 mg。联合给药时,恩曲他滨替诺福韦和去羟肌苷肠溶剂可以在空腹状态下或与清淡食物(<400 kcal,20%脂肪)同时给药。去羟肌苷缓释片与恩曲他滨替诺福韦应当在空腹状态下联合给药。② 阿扎那韦、洛匹那韦/利托那韦可使替诺福韦浓度增加。与恩曲他滨替诺福韦联用时,建议阿扎那韦 300 mg 与利托那韦 100 mg 同时给药。如果没有利托那韦,阿扎那韦不应与恩曲他滨替诺福韦联合给药。③ 对于有病理性骨折、骨质疏松或骨流失风险的 HIV - 1 感染成人和 12 岁(含)以上儿童患者,应当考虑进行骨矿物质密度(BMD)评估。

▶ **拉米夫定/富马酸替诺福韦二吡呋酯**(Lamivudine/ Tenofovir Disoproxil Fumarate,3TC + TDF)

- **商品名**·Cimduo。

- **药理作用**·本品是拉米夫定(3TC)和富马酸替诺福韦二吡呋酯(TDF)两个核苷类逆转录酶抑制剂药物的组合。3TC 是一种合成核苷类似物,用于抑制 HIV - 1 及乙型肝炎病毒。细胞内 3TC 被磷酸化成活性代谢产物三磷酸拉米夫定(3TC - TP),3TC - TP 通过与核苷酸类似物结合后终止 DNA 链从而达到抗逆转录的目的。3TC－TP对哺乳动物DNA聚合酶α、β，以及线粒体DNA聚合酶γ是弱抑制剂。TDF是一种单磷酸腺苷的开环核苷膦化二酯结构类似物。TDF首先需要经二酯的水解转化为替诺福韦，然后通过细胞酶的磷酸化形成二磷酸替诺福韦。二磷酸替诺福韦通过与天然底物5'－三磷酸脱氧腺苷竞争，并且在与DNA整合后终止DNA链，从而抑制HIV－1逆转录酶的活性。二磷酸替诺福韦对哺乳动物DNA聚合酶α、β，以及线粒体DNA聚合酶γ是弱抑制剂。

·药代动力学·

1. 3TC 可被胃肠道良好吸收，正常情况下成人口服3TC后生物利用度为80%～85%。3TC与食物同服可延迟t_{max}并降低C_{max}（最大至47%），但不会改变其生物利用度（按AUC算），因此饭前、饭后服用均可。静脉给药研究结果表明，3TC平均分布容积为1.3 L/kg，在治疗剂量范围内药代动力学呈线性，并与白蛋白的血浆蛋白结合率较低（<36%）。经代谢排出是3TC消除的次要途径，唯一已知的人体代谢物为转硫代谢物。3TC主要以原型经肾小球滤过和分泌，自尿路排泄，平均系统清除率为0.3 L/(h·kg)，消除$t_{1/2}$为5～7 h。

2. TDF 几乎不经胃肠道吸收，因此需进行酯化、成盐，成为替诺福韦酯富马酸盐。替诺福韦酯具有水溶性，可被迅速吸收并降解成活性物质替诺福韦，然后替诺福韦再转变为活性代谢产物替诺福韦双磷酸盐。给药后1～2 h内替诺福韦达C_{max}。替诺福韦与食物同服时生物利用度可增加约40%。替诺福韦双

磷酸盐的胞内 $t_{1/2}$ 约为 10 h,可每天给药一次。由于该药不经 CYP450 酶系代谢,因此,由该酶引起的与其他药物间相互作用的可能性很小。该药主要经肾小球过滤和主动小管转运系统排泄,70%～80% 以原型经尿液排出体外。

3. 肾功能损害患者 肌酐清除率<50 ml/min 或需要血液透析的终末期肾脏病患者不推荐使用。

4. 种族 3TC 无显著性差异,目前尚无法确定 TDF 在种族间是否有潜在的药代动力学差异。

5. 性别 3TC 与 TDF 均无显著性差异。

6. 老年患者 尚无相关研究。

· **适应证** · 本品是 3TC 和 TDF 两个核苷类逆转录酶抑制药物的组合,与其他抗逆转录病毒药物联用,可治疗 HIV - 1 感染的成人及儿童(体重≥35 kg)患者。

· **用法用量** · 口服,每次 1 片,每日 1 次,空腹或与食物同服均可。

· **制剂** · 片剂,每片含 3TC 300 mg、TDF 300 mg(相当于 245 mg 替诺福韦二吡呋酯)。

· **注意事项** · ① 开始治疗前和治疗期间,患者应检查是否有乙型肝炎病毒感染,并评估肌酐清除率、尿糖和尿蛋白。② 既往对拉米夫定或替诺福韦过敏的患者禁用。③ 服药期间可能会发生乳酸性酸中毒、严重肝大伴脂肪变性的现象,一旦发现,立即停药。④ 可能会引起新发或恶化的肾损害,在开始治疗前及治疗期间应评估患者的肌酐清除率、血磷、尿糖、尿蛋白,服药期间避免同时使用具有肾毒性的药物。

二、非核苷(酸)类逆转录酶抑制剂

▶ **奈韦拉平**(Nevirapine)

· **商品名** · 维乐命,艾太,艾韦宁,立维尔,诺兰频。

· **药理作用** · 奈韦拉平(NVP)是 HIV‐1 的逆转录酶抑制剂,通过阻断结合酶的催化部位,抑制 DNA 和 RNA 所依赖的 DNA 聚合酶活性而产生抗病毒作用。NVP 不会与模板或者三磷酸核苷产生竞争。NVP 对 HIV‐2 的逆转录酶及人类 DNA 聚合酶无抑制作用。口服吸收迅速,大部分经代谢后由肾脏排出。

· **药代动力学** · 口服吸收良好,生物利用度为 80%～90%,血浆药物浓度 t_{max} 为 1 h,C_{max} 为 1.1～1.5 mg/L。与食物同服可使 t_{max} 延迟,C_{max} 下降 10%～40%,但生物利用度不变。静脉注射给药平均 V_d 为 1.3 L/kg。在体内可通过血脑屏障,并进入 CSF 中,血浆蛋白结合率为 16%～36%。在肝脏仅 5%～10%被代谢为反式硫氧化物的衍生物,血浆 $t_{1/2}$ 为 5～7 h。本品主要以原型经肾脏排泄,经肾脏清除约占总剂量的 70%。肝、肾功能不全者几乎不影响本品的代谢,对老年肾功能不全者其代谢尚无显著改变。

· **适应证** · 适用于 HIV/AIDS 的联合用药。

· **用法用量** · 口服。初始 14 d,口服,每次 200 mg,每日 1 次;然后每次 200 mg,每日 2 次。

· **制剂** · 片剂:每片 200 mg。胶囊:每粒 200 mg。口服溶液:每瓶 10 mg/ml。

· **注意事项** · ① 主要经肝脏代谢,肾脏排泄,肝、肾功能低下者慎用。② 用药期间应监测肝、肾功能。③ 本品治疗前 12 周,皮肤反应的风险增加,应加强监测。

▶ **依非韦伦**(Efavirenz)

·**商品名**·施多宁。

·**药理作用**·依非韦伦(EFV)是 HIV-1 的非核苷类逆转录酶阻断剂,通过阻断结合酶的催化部位,非竞争性拮抗 HIV-1 转录酶,但对 HIV-2 的逆转录酶及人类 DNA 多聚酶无抑制作用。口服吸收生物利用度约为 50%,大部分经由肝脏代谢,由肾脏或粪便排出。

·**药代动力学**·口服吸收良好。健康志愿者单剂量 100~600 mg 顿服,血浆药物浓度 t_{max} 为 5 h,C_{max} 为 0.51~2.87 mg/L。与高脂肪食物同服可增加吸收,在剂量不超过 1 600 mg 时,C_{max} 与药-时 AUC 等参数随剂量而改变。HIV 感染者每日服用 200 mg、400 mg 或 600 mg 后,血浆 t_{max} 为 3~5 h,6~10 d 内达稳态浓度,C_{max} 为 4.05 mg/L。在体内可通过血脑屏障,并微量进入 CSF 或乳汁中,浓度为血药浓度的 0.26%~1.19%,血浆蛋白结合率为 99.5%~99.75%。在肝经细胞色素 P450 系统代谢,CYP3A4 和 CYP2B6 是主要的同工酶,长期服用可诱导自身代谢,使药物蓄积程度下降 22%~42%,$t_{1/2}$ 缩短。血浆消除 $t_{1/2}$ 在单剂量时为 52~76 h,多剂量时为 40~55 h。14%~34% 的药物以代谢物形式由尿液中排出,16%~61% 以原型药物由粪便排出。

·**适应证**·适用于 HIV/AIDS 的联合用药治疗。

· **用法用量** · 口服。每日 1 次，每次 600 mg。

· **制剂** · 胶囊：每粒 50 mg、100 mg、200 mg。片剂：每片 50 mg、200 mg、600 mg。

· **注意事项** · ① 尚未进行 3 岁以下或体重低于 13 kg 的患儿用药方面的研究。② 肝病患者或有肝病史的患者应用本品应加强监测。③ 疗程中应考虑监测血脂水平。

► **依曲韦林**(Etravirine)

· **商品名** · 英特莱。

· **药理作用** · 依曲韦林(ETV)是一种非核苷类逆转录酶抑制剂。通过结合于逆转录酶，阻断 RNA 依赖性和 DNA 依赖性 DNA 多聚酶活性而发挥作用。其抗病毒活性不需要细胞内磷酸化。与其他抗逆转录病毒药联用，治疗有病毒复制证据和对非核苷类逆转录酶抑制剂及其他抗逆转录病毒药物抵抗的 HIV‑1 病毒株感染。

· **药代动力学** · 口服胃肠道吸收良好。2.5～4 ·h后达 C_{max}。血浆蛋白结合率为 99.9%。大部分经肝脏微粒体酶代谢，主要是细胞色素 P450 同工酶 CYP3A4、CYP2C9 和 CYP2C19。平均血浆 $t_{1/2}$ 为 21～61 h。超过 90% 的剂量以原型经粪便排泄。

· **适应证** · 依曲韦林可与其他抗逆转录病毒药物联合应用于经抗逆转录病毒药物初步治疗后出现耐药的成年 HIV‑1 感染患者。

· **用法用量** · 口服。推荐剂量为每日 400 mg，分两次餐后给药；至少联合应用另外 2 种抗逆转录病毒药物。

- **制剂**·片剂：每片 100 mg。
- **注意事项**·① 用本药期间不要哺乳。② 用药前医师应询问患者有关过敏史、用药史及其他伴发疾病，特别是肝脏疾病。③ 可能引发脂肪重新分布和免疫重建综合征。④ 若出现严重皮疹，应停止治疗。⑤ 不能用于初治患者，或曾接受治疗但无对非核苷逆转录酶抑制剂和蛋白酶抑制剂耐药的基因突变病毒株形成的患者。

▶ **利匹韦林**（Rilpivirine）

- **商品名**·恩临。
- **药理作用**·利匹韦林（RPV）属非核苷逆转录酶抑制剂，通过与 HIV-1 逆转录酶的非竞争性抑制作用抑制 HIV-1 复制。RPV 不抑制人细胞 DNA 聚合酶 α、β 和 γ。
- **药代动力学**·口服给药后，一般在 4～5 h 内达最高血药浓度。血浆蛋白结合率为 99.7%。体内主要通过细胞色素 P450 3A 系统介导进行氧化代谢。消除 $t_{1/2}$ 接近 50 h。单剂量口服给予 ^{14}C-利匹韦林后，在粪便和尿液中分别回收平均 85% 和 6.1% 的放射性。在粪便中，未变化利匹韦林占给药剂量的平均 25%。尿液中只检测到极少量未变化利匹韦林（＜剂量的 1%）。
- **适应证**·联合其他抗病毒药物用于未治疗过的成年 HIV-1 感染患者。
- **用法用量**·口服。每日 1 次，每次 25 mg，随进餐服用。
- **制剂**·片剂：每片 25 mg。

- **注意事项** · ① 患者可能发生体脂肪再分布/积蓄或免疫重建综合征。② 与诱导或抑制 CYP3A4 药物共同给药可能影响其血药浓度。③ 孕妇需在权衡利弊后决定是否使用。

▶ **Doravirine**

- **商品名** · Pifeltro。
- **药理作用** · Doravirine(DOR)是 HIV‐1 的吡啶酮类非核苷逆转录酶抑制剂,可通过非竞争性抑制 HIV‐1 逆转录酶(RT)从而抑制 HIV‐1 复制。本品并不抑制人体细胞 DNA 聚合酶 α、ß,以及线粒体 DNA 聚合酶 γ。
- **药代动力学** · 本品的药代动力学在健康受试者与 HIV‐1 患者中较为相似。给予 HIV‐1 感染者每日一次、每次 100 mg Doravirine,AUC_{0-24} 为 16.1 mg·h/L (29%),C_{max} 为 0.962 mg/L,C_{24} 为 0.396 mg/L,血药浓度达稳态的时间为 2 d,累积率为 1.2～1.4。该药的绝对生物利用度为 64%,高脂饮食对吸收无影响;表观分布容积为 60.5 L,血浆蛋白结合率为 76%;消除 $t_{1/2}$ 为 15 h,CL/F 为 106 ml/min(35.2%),肾清除率为 9.3 ml/min(18.6%)。该药的主要代谢途径为 CYP3A,以原型从尿液排泄的比例为 6%,以原型从胆汁或粪便排泄的比例较少。

1. 肾功能损害患者　轻、中、重度肾脏病患者无须调整剂量,在终末期肾脏病患者中尚未得到充分的研究,透析患者尚无相关研究。

2. 肝功能损伤患者　轻度(Child‐Pugh A 级)或中度患者无须调整剂量。

3. **老年患者**　建议谨慎使用,虽然目前还没有足够的数据证明 65 岁以上受试者与年轻受试者的药代动力学差异。

4. **哺乳期妇女**　服药过程中不推荐母乳喂养,以避免 HIV－1 潜在的传播风险。

5. **妊娠期妇女**　目前无足够的人体试验数据来确定本品是否对妊娠造成风险。

6. **儿童患者**　本品的安全性和有效性尚未在 18 岁以下儿童患者中得到证实。

- **适应证**·本品是一种非核苷类逆转录酶抑制剂(NNRTI),与其他抗逆转录病毒药物联合用于治疗无抗逆转录病毒治疗史的成人 HIV－1 感染患者。

- **用法用量**·口服,每日 1 次,一次 100 mg。食物对吸收无影响。与利福布汀合用时需调整剂量,每日 2 次,一次 100 mg(约间隔 12 h)。

- **制剂**·片剂,每片含本品 100 mg。

- **注意事项**·① 本品禁止与细胞色素 P450(CYP)3A 强诱导剂联合使用,因为可能会显著降低本品的血药浓度,从而降低其有效性。② 监测免疫重建综合征。③ 最常见的不良反应(发生率≥5%)包括恶心、头晕、头痛、疲劳、腹泻、腹痛和梦境异常。

三、蛋白酶抑制剂

▶ **洛匹那韦/利托那韦**(Lopinavir/Ritonavir)

- **商品名**·克立芝。

- **药理作用**·本品是一种 HIV－1 和 HIV－2 蛋白酶的抑制剂。作为复方制剂,利托那韦可以抑制 CYP3A 介导的洛匹那韦代谢,从而提高血浆中洛匹那韦的药物浓度。洛匹那韦的作用机制是阻断 Gag‑Pol 聚蛋白的分裂,导致产生未成熟的、无感染力的病毒颗粒。本品对于临床的 HIV 分离毒株分别在急性感染的淋巴母细胞系和外周血淋巴细胞显示出体外抗病毒活性。

· **药代动力学** · 健康成年志愿者和 HIV 感染患者洛匹那韦与利托那韦合并给药时药代动力学特性没有明显差异。洛匹那韦几乎全部由肝脏 CYP3A 代谢。利托那韦抑制肝脏 CYP3A 对洛匹那韦的代谢,从而提高洛匹那韦的血药浓度。试验发现 HIV 感染患者服用本品 400/100 mg、每日 2 次后,所得洛匹那韦的平均稳态血药浓度比利托那韦高 15～20 倍。利托那韦的血药浓度比按 600 mg、每日 2 次给药所得浓度的 7%还低。洛匹那韦的体外抗病毒 EC_{50} 约为利托那韦 1/10。因此,本品的抗病毒活性主要由洛匹那韦产生。本品 400/100 mg,每日 2 次,与食物合用,连续 3 周,洛匹那韦 C_{max} 为 9.8±3.7 mg/L,约在给药后 4 h 达到 C_{max}。洛匹那韦有 98%～99%与血浆蛋白结合。洛匹那韦被肝细胞色素 P450 系统广泛代谢且几乎专门由 CYP3A 同工酶代谢。代谢主要通过粪便排出。

· **适应证** · 适用于与其他抗逆转录病毒药物联合用药,治疗 HIV 感染。

· **用法用量** · 口服。成人推荐剂量为 2 片,每日 2 次。可与食物同服或不与食物同服。本品应该整片咽下,不能咀嚼、掰开或压碎。

· **制剂** · 片剂:每片含洛匹那韦 200 mg,利托那韦 50 mg。

- **注意事项**·① 本品不能与那些主要依赖 CYP3A 清除且其血药浓度升高会引起严重和（或）致命不良事件的药物同时用药。② 不能与利福平联用，以免影响疗效。③ 不能与 HMG - CoA 还原酶抑制剂如洛伐他汀或辛伐他汀联用。④ 与其他蛋白酶抑制剂间有不同程度的交叉耐药性。⑤ 可引起总胆固醇和三酰甘油浓度大幅上升，应加强监测，并采取必要的预防和治疗措施。⑥ 不推荐与经 CYP3A 代谢的皮质类固醇同时给药，除非对患者的获益大于风险，在这种情况下应对患者的全身性皮质类固醇相关症状进行监测；如果必须同时给药，尤其是长期用药时，应尽可能使用倍氯美松。倍氯美松对 CYP3A 代谢的依赖程度较低，可降低相互作用风险。

> **茚地那韦**（Indinavir）

- **商品名**·佳息患，艾好，迈克伟，又欣。
- **药理作用**·硫酸茚地那韦是 HIV 蛋白酶抑制剂。茚地那韦通过与 HIV 蛋白酶的活性部位结合并抑制其活性，从而阻断病毒聚合蛋白裂解，导致不成熟的非传染性病毒颗粒形成。在与核苷类似物齐多夫定、去羟肌苷及一种非核苷类抑制剂合并用药的体外研究中，茚地那韦显示出协同作用。
- **药代动力学**·口服后吸收迅速。单剂量800 mg顿服，其生物利用度为 65%，血浆药物浓度 t_{max} 为 1 h，血药 C_{max} 为 8.98 μg/ml。在体内分布较广泛，可透过血脑屏障并微量进入乳汁，血浆蛋白结合率为 61%，$t_{1/2}$ 较短，为 1.8 h，用药后 1～2 h 可排出。在体内经肝脏代谢，与细胞色素 P450 异构酶 CYP3A4 氧化代谢过程中起重要的作用,因此与其他药物并用时应予注意。本品 85% 由粪便中排出,15% 由尿液中排出。
- **适应证** · 和其他抗逆转录病毒药物联合使用,用于治疗成人及儿童 HIV-1 感染。
- **用法用量** · 口服。本品的推荐剂量为每 8 h 口服 800 mg。用本品治疗必须以 2.4 g/d 的推荐剂量开始。
- **制剂** · 胶囊:每粒 200 mg。
- **注意事项** · ① 患者应注意摄取足够的水量,如果出现肾结石的症状和体征,可考虑暂停或中断治疗。② 如发生急性溶血性贫血,应实施相应的治疗,并停止使用本药。③ 肝功能不全患者、妊娠及哺乳期妇女慎用。④ 只有在受益超过对胎儿的危险时孕妇方可使用本药。⑤ 本品不能与特非那定、西沙比利、阿司咪唑、三唑仑、咪达唑仑、匹莫齐特或麦角衍生物同时服用。

▶ **阿扎那韦**(Atazanavir)
- **商品名** · 锐艾妥。
- **药理作用** · 阿扎那韦(ATV)是一种新型氮杂肽类蛋白酶抑制剂,是 HIV-1 蛋白酶的高选择性和高效的抑制剂,通过阻断病毒 Gap 和 Gap-Pol 前体多聚蛋白的裂解,从而抑制病毒结构蛋白、逆转录酶、整合酶和蛋白酶的生成,使 HIV-1 感染的细胞释放出非感染性的不成熟的病毒颗粒。本品对多株 HIV-1 病毒具有比其他蛋白酶抑制剂更强的抑制活性,在体外培养基中半数有效浓度为 2.6~5.3 nmol/L,90% 有效浓度为 9~15 nmol/L。

- **药代动力学**·吸收迅速,t_{max} 为 2.5 h,当每日剂量为 200～800 mg 时,其药-时 AUC 和 C_{max} 的增加呈剂量相关性,4～8 d 达稳态浓度。食物可增加其生物利用度。口服 400 mg,每日 1 次,6～14 d,C_{min} 为 149～219 mg/L,C_{max} 为 2 918～5 867 mg/L,t_{max} 为 2～4 h。对慢吸收和快吸收类型两组患者,400 mg 或 600 mg,每日 1 次,中央室的表观分布容积分别为 187 L 和 109 L,一级吸收速率常数分别为 1.45/h 和 6.48/h。主要由肝脏微粒体细胞色素 P450 CYP3A 同工酶代谢,经胆汁消除。3 种主要的代谢产物均无抗 HIV 活性。胶囊的生物利用度为口服溶液的 60%～68%。

- **适应证**·用于 HIV 感染患者。

- **用法用量**·口服。推荐剂量为 400 mg,每日 1 次,并与食物同服;或 300 mg 与利托那韦 100 mg 合用,与食物同服。

- **制剂**·胶囊:每粒 100 mg、150 mg、200 mg。

- **注意事项**·① 具有轻、中度肝功能损害的患者慎用;严重肝功能损害患者禁用。② 当与一些可使心电图 PR 间期延长的药物如阿托品联用时,应注意心脏监护。③ 与 CYP3A 强大的抑制剂利托那韦联用,本品的血药浓度增加数倍。④ 与依非韦伦联用时,必须同时合用利托那韦,一般为本品 300 mg + 利托那韦 100 mg + 依非韦伦 600 mg。⑤ 与替诺福韦合用时,必须同时合用利托那韦,一般为本品 300 mg + 利托那韦 100 mg + 替诺福韦 30 mg。

▶ **达芦那韦**(Darunavir)

- **商品名**·辈力。

· **药理作用** · 本品是一种 HIV-1 蛋白酶抑制剂,选择性抑制病毒感染细胞中 HIV 编码的 Gag-Pol 多蛋白的裂解,从而阻止成熟的感染性病毒颗粒的形成。本品与 HIV-1 蛋白酶紧密结合,对于蛋白酶抑制剂耐药相关的突变(RAM)具有一定的疗效,但达芦那韦对目前检测到的 13 种人体细胞蛋白酶没有抑制作用。

· **药代动力学** · 口服迅速吸收,与低剂量利托那韦同服时,达芦那韦的 C_{max} 通常在服药后 2.5~4.0 h 达到。600 mg 单剂量本品的绝对口服生物利用度大约为 37%,与利托那韦 100 mg bid 联用时,生物利用度增加到 82%。与随餐服用相比,空腹服用时本品与低剂量利托那韦联用的相对生物利用度降低 30%。人体肝脏微粒体试验显示,达芦那韦主要由氧化代谢,被肝脏 CYP 系统广泛代谢,绝大多数被 CYP3A4 同工酶代谢。与利托那韦联用时,达芦那韦的终末清除 $t_{1/2}$ 约为 15 h。

· **适应证** · 本品与 100 mg 利托那韦合用,和其他抗逆转录病毒药物联用,适用于 ART 治疗效果不佳的 HIV-1 感染的成人。

· **用法用量** · 使用达芦那韦时,必须联合利托那韦作为增效剂。推荐剂量是 600 mg 达芦那韦/100 mg 利托那韦,每日 2 次,与食物同服。

· **制剂** · 片剂,每片含达芦那韦 300 mg。

· **注意事项** · ① 本品/利托那韦不能用于 3 岁以下儿童。在已接受过抗逆转录病毒治疗的 3~6 岁儿童和未接受过抗逆转录病毒治疗的儿童,安全性和有效性尚未确定。② 65 岁以上老年人需慎用,有肝功能降低及伴随疾病或其他治疗增加的可能性。③ 皮疹的发生率约为 10.3%,大部分为轻至中度,常发生在治疗的前 4 周,不停药的情况下都可以治愈。④ 本品含有磺胺,在已知对磺胺过敏的患者中慎用本品。⑤ 达芦那韦与利托那韦联用可使其肝脏毒性风险增加,如可引起药物性肝炎等,建议治疗期间进行肝功能监测,一旦患者出现肝功能损害症状应立即间断或终止达芦那韦治疗。⑥ 达芦那韦肾脏清除较少,肾功能损害患者无须调整给药剂量。⑦ 本品与血浆蛋白结合度高,无法通过血液透析或腹膜透析而大量清除。使用 PI 治疗的 A 型和 B 型血友病患者有出血增加的风险,包括自发的皮肤血肿和关节血肿。⑧ 接受 ART 治疗的患者可能出现新发糖尿病、高糖尿病或糖尿病恶化。⑨ 达芦那韦和利托那韦都是 CYP3A4 的抑制剂,不应与高度依赖 CYP3A4 清除的药物同时服用,包括阿司咪唑(息斯敏)、特非那丁、咪达唑仑、三唑仑、西沙比利、哌迷清和麦角生物碱(如麦角胺、双氢麦角胺、麦角新碱和甲基麦角新碱)。

▶ **福沙那韦**(Fosamprenavir)

· **商品名** · Lexiva。

· **药理作用** · 本品口服后,在肠道吸收的同时被肠道上皮细胞中的磷酸酯酶迅速水解为安波那韦,后者为 HIV‐1 蛋白酶抑制剂,安波那韦与 HIV‐1 蛋白酶的活性位点结合,从而阻止病毒 Gag 和 Gag‐Pol 多聚蛋白前体形成,造成不具传染性的病毒颗粒形成。

· **药代动力学** · HIV 感染者单剂量口服后,1.5~4 h 达到 C_{max},高脂饮食对其片剂吸收无影响,但可使口服混悬剂 t_{max} 滞后 0.72 h,AUC 降低 28%。血浆消除

$t_{1/2}$ 约为 7.7 h。血浆蛋白结合率约为 90%,主要与 A1 酸性糖蛋白结合。主要在肝脏中被细胞色素 P450 3A4 代谢。尿液中及粪便中有少量原型安波那 韦,尿液中约占给药剂量的 1%,粪便中无法测到。 分别有 14% 和 75% 给药剂量的代谢产物从尿液中及 粪便中排出。

· **适应证** · 与其他抗病毒药物联用治疗 HIV 感染。

· **用法用量** · 每日 2 次,每次 1.4 g。

· **制剂** · 片剂:每片 700 mg。

· **注意事项** · ① 本品可引发重度致命性皮肤反应,包 括渗出性多形红斑,应引起重视。② 对磺胺过敏者 应谨慎使用。③ 福沙那韦对 CYP3A4 有诱导作用, 因此,CYP3A4 的底物、诱导药、抑制药与之合用时 应谨慎。④ 与其他抗逆转录酶的药物联合使用可能 引发免疫重建综合征,包括福沙那韦。⑤ 可引起脂 肪再分配,如向心性肥胖、水牛背。⑥ 禁与普罗帕 酮、利福平、麦角胺/碱、西沙比利、洛伐他汀、辛伐他 汀、匹莫齐特、咪达唑仑联用。

▶ **奈非那韦**(Nelfinavir)

· **商品名** · 泛罗赛。

· **药理作用** · 本品为一非肽类 HIV 蛋白酶抑制剂,与 HIV 蛋白酶活性键点可逆性的结合,阻止 HIV 蛋白 酶,影响病毒的终末形成。对 HIV-1 有良好的抑制 作用,治疗后可使 HIV 感染者 HIV-RNA 水平下 降和 CD4 细胞计数升高。本品作用强于沙奎那韦, 类似于茚地那韦、利托那韦。

· **药代动力学** · 口服吸收良好但较慢,生物利用度为

$40\% \sim 50\%$，血浆药物浓度 t_{max} 为 $2\sim4$ h，C_{max} 为 $0.34\sim1.7$ mg/L，若与食物同服吸收良好。体内分布广泛，在多数组织中浓度高于血药浓度，尤以脾、肠系膜淋巴结浓度为最高。血浆 $t_{1/2}$ 为 $3.5\sim5$ h，血浆蛋白结合率较高为 98%。在肝脏氧化代谢，由细胞色素 P450 参与代谢，代谢物主要由粪便中排出，其中氧化代谢物为 78%，原型药物为 22%。极少量由尿液中排出，主要为原型药物。

- **适应证** · 用于 AIDS 与 HIV-1 感染患者。
- **用法用量** · 口服。成人每次 $500\sim750$ mg，每日 2 次，或每次 $500\sim1\,000$ mg，每日 3 次；儿童每次 $20\sim30$ mg/kg，每日 3 次，餐后服用。
- **制剂** · 片剂：每片 100 mg、250 mg、500 mg。
- **注意事项** · ① 轻度或中度肝脏疾病患者慎用。② 本品具有抑制细胞色素 P450 系统的作用。③ 妊娠及哺乳期妇女禁用。④ 与司他夫定、拉米夫定、齐多夫定和扎西他滨联合应用可增加疗效。

▶ **沙奎那韦**（Saquinavir）

- **商品名** · 复得维，因服雷。
- **药理作用** · HIV 感染的细胞中，HIV 蛋白酶特异性地裂解病毒前体蛋白，使感染性病毒颗粒能最终形成，这些病毒前体蛋白存在分解位点，而沙奎那韦与 HIV-1 和 HIV-2 蛋白酶的活性部位恰好可以紧密结合，从而显示出可逆和选择性抑制蛋白酶的活性，达到抗病毒的目的。
- **药代动力学** · 口服后吸收迅速，生物利用度较低，约为 4%。与食物同服可提高生物利用度 18 倍，因此，沙奎那韦应在餐后 2 h 内服用。血浆药物浓度 t_{max} 为 3～4 h。在稳态血药浓度下服用每次 600 mg，每日 3 次，C_{max} 为 0.235 mg/L。沙奎那韦广泛分布在组织内。90% 以上的沙奎那韦由 CYP3A4 代谢为无活性的多种衍生物，消除 $t_{1/2}$ 为 12～14 h。口服剂量的 88% 由粪便中排出，1% 由尿液中排出。

- **适应证** · 与其他抗逆转录病毒药物联合使用治疗成人 HIV‐1 感染。
- **用法用量** · 口服。成人及 16 岁以上儿童：推荐方案是与核苷类似物联合用药，餐后 2 h 内服用沙奎那韦 600 mg，每日 3 次。
- **制剂** · 片剂：每片 500 mg、600 mg。胶囊：每粒 300 mg、400 mg。胶丸：每粒 200 mg。
- **注意事项** · ① 严重肝疾病者、妊娠及哺乳期妇女禁用。② 本品与酮康唑、雷尼替丁合用，可相对提高其生物利用度。③ 与利福平、利福布汀合用使其生物利用度和血药浓度降低。④ 与阿司咪唑、特非那定联合应用，可提高本品的血药浓度，不宜联用。

▶ **替拉那韦**(Tipranavir)
- **商品名** · Aptivus。
- **药理作用** · 本品系非肽类蛋白酶抑制剂，通过抑制 HIV 感染细胞中病毒 Gag 及 Gag‐Pol 多聚蛋白的病毒特异性过程，从而阻止成熟病毒体的形成。替拉那韦可进入感染的免疫细胞，并可抑制对其他市售蛋白酶抑制剂耐药的 HIV 菌株。
- **药代动力学** · 本品口服吸收有限。替拉那韦是 P‐gp 糖蛋白的底物、弱抑制剂和诱导剂。口服 500 mg

替拉那韦和 200 mg 利托那韦,每日 2 次,2 周后的药代动力学参数如下。C_{max}男性为 77.6 $\mu mol/ml$,女性为 94.8 $\mu mol/ml$;t_{max}约为 3 h;清除率约为 1.2 L/h;$t_{1/2}$约为 5.5 h。血浆蛋白结合率为 99.9%。主要经 CYP3A4 代谢,82.3% 经粪便排泄,尿液中只有 4.4%。多在 24~96 h 内代谢完毕。

- **适应证**·本品可与利托那韦(200 mg)联合应用于已经接受抗逆转录病毒治疗或者感染多药耐药 HIV 病毒株且病毒仍在体内进行复制的成年 AIDS 患者。

- **用法用量**·口服。替拉那韦 500 mg 与利托那韦 200 mg 联合用药,每日 2 次。

- **制剂**·胶囊:每粒 250 mg。

- **注意事项**·① 本品主要不良反应为剂量依赖性肝毒性反应以及肝酶水平升高。② 由于本品存在肝毒性,因此乙型肝炎或丙型肝炎患者应用该药时应特别注意,因为这类患者出现肝毒性反应的风险将会增加。③ 本品是 CYP3A4 肝药酶的抑制剂,与其他 CYP3A4 底物合用时可出现具有临床意义的药物相互作用。④ 本品应与食物同服。

四、整合酶／融合酶抑制剂

▶ **拉替拉韦钾**(Raltegravir)

- **商品名**·艾生特。

- **药理作用**·拉替拉韦可抑制 HIV 整合酶的催化活性,防止感染早期 HIV 基因组共价插入或整合到宿主细胞基因组上,整合失败的 HIV 基因组无法引导生成新的感染性病毒颗粒,从而预防病毒感染的传播。拉替拉韦对包括 DNA 聚合酶 α、β 和 γ 在内的人体磷酸转移酶无明显抑制作用。

· **药代动力学** · 拉替拉韦口服给药后迅速吸收,空腹状态下 t_{max} 为 3 h。采用每日 2 次的给药方案时,大约在给药后前 2 d 内迅速达到药代动力学稳态。尚未确定拉替拉韦的绝对生物利用度。可与食物或不与食物同时服用。血浆蛋白结合率为 83%。不会明显通过血脑屏障。拉替拉韦表观终末 $t_{1/2}$ 约为 9 h。拉替拉韦口服给药后,约 51% 和 32% 的给药量分别经粪便和尿液排泄。拉替拉韦体内清除的主要机制为 UGT1A1 -介导的葡糖醛酸化反应。

· **适应证** · 与其他抗反转录病毒药物联合使用,用于治疗人类免疫缺陷病毒(HIV - 1)感染的患者。

· **用法用量** · 口服。400 mg,每日 2 次,餐前或餐后服用均可。

· **制剂** · 片剂:每片 400 mg。

· **注意事项** · ① 应用本品疗效较好的患者可能对潜伏的或残余的机会性感染产生炎症反应,需要开展进一步的评价和治疗。② 4～18 岁患者使用本品的安全性与成人相似。美国获批体重大于 3 kg 新生儿适应证,但中国尚未提供新生儿剂型(混悬液)。③ 目前还不能确定老年患者对本品的反应是否与青年患者不同。④ 中等数量的孕妇数据(300～1 000例早期妊娠暴露结果)显示,使用本品没有致畸或胎儿/新生儿毒性,各指南一线推荐孕产妇用药。

▶ **多替拉韦钠**(Dolutegravir)

· **商品名** · 特威凯。

· **药理作用** · 多替拉韦钠(DTG)通过与整合酶活性位点

结合并阻碍 HIV 复制周期中关键的逆转录病毒脱氧核糖核酸(DNA)整合链转移步骤而抑制 HIV 整合酶。

- **药代动力学** · 口服吸收迅速，片剂给药后，平均 t_{max} 为 $2\sim3$ h。饭前、饭后服用均可，食物会增加其吸收程度并减慢吸收速率。本品可与人血浆蛋白高度结合(约 99.3%)，这种结合不受浓度影响。本品存在于脑脊髓液和男性、女性生殖道中。主要通过 UGT1A1 代谢，少量通过 CYP3A 代谢。由于多替拉韦是血浆中的主要循环化合物，原型药的肾清除率很低。本品的消除 $t_{1/2}$ 为 14 h，表观清除率为 0.56 L/h。

- **适应证** · 适用于与其他抗反转录病毒药物联合用药，治疗成人和 12 岁以上儿童的 HIV-1 感染。

- **用法用量** · ① 感染 HIV-1 且未被确诊或临床疑似对整合酶抑制剂耐药的患者：推荐剂量为 50 mg，口服，每日 1 次。当与某些药物(如依非韦伦、奈韦拉平、替拉那韦/利托那韦或利福平)联用时，应每日给药 2 次。② 确诊感染 HIV-1 或临床疑似对整合酶抑制剂耐药的患者：推荐剂量为 50 mg，口服，每日 2 次。应根据整合酶耐药类型以决定此类患者的用法，避免与某些药物(如依非韦伦、奈韦拉平、替拉那韦/利托那韦或利福平)联用。③ 对整合酶药物不耐药的青少年 HIV-1 患者(12~17 岁，体重不低于 40 kg)：推荐剂量为 50 mg，口服，每日 1 次。

- **制剂** · 片剂，含多替拉韦 50 mg。

- **注意事项** · ① 应特别关注整合酶类耐药。病毒株中突变的 G140A/C/S, E138A/K/T, L74I 发生 Q148$^+$>2 继发突变时，多替拉韦的活性大幅度下降。② 警惕超敏反应，特别是皮疹、全身性表现，有时存在器官功能障碍,包括肝功能损伤。如出现超敏反应体征或症状,应停止使用本品或其他可疑药物。③ 服用本品有骨坏死的风险,如出现关节痛或疼痛、关节僵直或行动困难,患者必须就诊。④ 多替拉韦不应与多价阳离子的抗酸剂同时给药,建议服用这些药 2 h 前或 6 h 之后服用本品。

▶ **恩夫韦肽**(Enfuvirtide)

· **商品名** · 福泽昂。

· **药理作用** · 恩夫韦肽(ENF)为 HIV 融合抑制药,为 HIV-1 跨膜融合蛋白 GP41 内高度保守序列衍生而来的一种合成肽类物质。可防止病毒融合及进入细胞内;可与病毒包膜糖蛋白的 GP41 亚基上的第一个 7 次重复序列相结合,以阻止病毒与细胞膜融合所必需的构象改变;可抑制 HIV-1 的活性(80 mg/L 即可抑制其传染性),使 HIV-1 复制降低。

· **药代动力学** · 皮下给药后在 4～8 h 达 C_{max},AUC 约为 48.7 mg·h/L。静脉给药可在 2 周内达峰值效应。皮下给药的生物利用度为 84.3%。淋巴液中浓度可与血药浓度相近。血浆蛋白结合率为 92%,主要与白蛋白结合,V_d 为 5.5 L。在肝脏代谢,总体清除率为 30.6 ml/(kg·h),消除 $t_{1/2}$ 为 3.8 h。

· **适应证** · ENF 与其他抗逆转录病毒药物联合,用于治疗 HIV-1 感染的患者。

· **用法用量** · 皮下给药。HIV 感染清除率:每次 90 mg,每日 2 次。

· **制剂** · 注射剂:每支 90 mg、108 mg。

· **注意事项** · ① 肝、肾功能不全者慎用。② 6 岁以下儿童用药的安全性及有效性尚未确定。③ 尚不清楚是否可透过胎盘以及是否分泌入乳汁。④ 临床试验中观察到治疗的患者中细菌性肺炎的发生率增加，甚至有些是致命性的，若患者有潜在发生肺炎的风险因素时应该特别予以密切观察。

▶ **埃替拉韦**(Elvitegravir)

· **商品名** · Vitekta。

· **药理作用** · 本品是一种 HIV-1 整合酶链转移抑制剂(INSTI)。整合酶是 HIV 病毒复制过程中所必需的酶，抑制整合酶可抑制 HIV-1 病毒 DNA 整合进宿主 DNA，从而抑制 HIV-1 的增殖。本品不抑制人拓扑异构酶 I 或 II。

· **药代动力学** · HIV-1 感染者与食物同服本品及利托那韦后，本品约在给药 4 h 后达到 C_{max}。HIV-1 感染者口服 85 mg 或 150 mg 本品后，其 C_{max} 分别为 (1.2 ± 0.36) mg/L、(1.5 ± 0.37) mg/L，AUC_{tau} 分别为 (18 ± 7.1) mg·h/L、(18 ± 6.5) mg·h/L，$C_{through}$ 分别为 (0.42 ± 0.24) mg/L、(0.35 ± 0.20) mg/L。本品的人血浆蛋白结合率为 98%～99%，其蛋白结合率与药物浓度无关。其血清-血浆药物浓度比为 1.37。本品主要经肝脏代谢及消除，在体内经 CYP3A 酶系氧化代谢后经 UGT1A1/3 与葡萄糖醛酸结合排出体外。人种、性别对本品的体内过程无显著影响。未对本品在 12 岁以下人群中的药代动力学进行研究。与成年人相比，12～18 岁人群服用 150 mg 本品后，C_{max}、AUC_{tau}、$C_{through}$ 分别为 (2.1 ± 0.96) mg/L、(25 ± 11) mg·h/L、(0.63 ± 0.43) mg/L。与肾功能正常者

相比,肾功能严重不全人群服用本品后,其药代动力学参数与正常人并无临床相关差异。与肝功能正常者相比,本品在肝功能轻度不全者(Child-Pugh B级)中并无临床相关差异。尚无本品在肝功能严重不全者体内的药代动力学研究。有限的临床研究数据显示,HBV 和 HCV 共感染对本品的药代动力学数据无临床相关影响。

· **适应证** · 用于治疗接受过抗逆转录病毒治疗的HIV-1成年感染者。

· **用法用量** · 本品需与其他 HIV 蛋白酶及利托那韦或其他抗逆转录病毒药物联合使用,推荐用法见表 16 - 9。

表 16 - 9　埃替拉韦用法用量

埃替拉韦剂量	同时服用蛋白酶抑制剂剂量	同时服用利托那韦剂量
口服 85 mg/（次·天）	口服,阿扎那韦 300 mg/（次·天）	口服,100 mg,每日 1 次
	口服,洛匹那韦 400 mg/（次·天）	口服,100 mg,每日 2 次
口服 150 mg/（次·天）	口服,达芦那韦 600 mg,2次/天	口服,100 mg,每日 2 次
	口服,福沙那韦 700 mg,2次/天	口服,100 mg,每日 2 次
	口服,替拉那韦 500 mg,2次/天	口服,100 mg,每日 2 次

· **制剂** · 片剂,每片 85 mg、150 mg。

· **注意事项** · ① 勿与含有考比司他成分的蛋白酶抑制剂同时使用。② 勿同时服用其他含有本品成分的药物。③ 免疫重建综合征:需进一步评估患者情况后才能开始治疗。

▶ **Bictegravir**（Bictegravir/恩曲他滨/替诺福韦艾拉酚胺）

· **商品名** · Biktarvy。

· **药理作用** · Bictegravir（BIC）是一种 HIV-1 整合酶链转移抑制剂（INSTI），可通过抑制整合酶活性阻止 HIV-1 原病毒的形成及增殖。恩曲他滨（FTC）为人工合成的核苷类逆转录酶抑制剂，其在细胞内被磷酸化为 5′-三磷酸恩曲他滨，通过与天然底物 5′-三磷酸脱氧胞苷竞争并整合进入新合成的病毒 DNA 中使链终止，从而抑制 HIV-1 逆转录。替诺福韦艾拉酚胺（TAF）为替诺福韦前药，服用 TAF 后，其在细胞内被半胱氨酸 A 水解成为替诺福韦，替诺福韦被磷酸化为二磷酸替诺福韦，并通过与病毒 DNA 整合终止 HIV 病毒逆转录。

· **药代动力学** · 健康志愿者服用本品后 BIC、FTC、TAF 的 t_{max} 分别为 2.0～4.0 h、1.5～2.0 h、0.5～2.0 h。BIC 的血浆蛋白结合率大于 99%，FTC 血浆蛋白结合率小于 4%，TAF 的血浆蛋白结合率约为 80%。$t_{1/2}$ 分别为 17.3 h、10.4 h、0.51 h。BIC 主要经 CYP3A、UGT1A1 代谢，FTC 体内基本不代谢，TAF 在细胞内被半胱氨酸 A 水解成为替诺福韦。BIC 经尿液排出的比例为 35%，经粪便排泄的比例为 60.3%；FTC 主要由肾小球滤过和肾小管主动分泌，经尿液排出的比例为 70%，经粪便排泄的比例为 12.7%；TAF 经尿液排出的比例小于 1%，经粪便排泄的比例为 31.7%。HIV-1 感染者多次口服本品后 BIC、FTC、TAF 的 C_{max} 分别为 6.15 mg/ml、2.13 mg/ml、0.121 mg/ml，AUC_{tau} 分别为 102 mg·h/

ml、12.3 mg・h/ml、0.142 mg・h/ml，FTC、TAF 的 $C_{through}$ 分别为 2.61 mg/ml、0.096 mg/ml。肾功能不全者对本品的代谢无临床相关差异。中度肝功能不全者与健康受试者相比，BIC 药代动力学参数无临床相关改变；肝功能异常对 FTC 代谢的影响有限；肝功能对 TAF 的临床相关改变。年龄、种族及性别对本品的代谢无影响。

· **适应证** · 用于成年 HIV - 1 病毒感染者：① 用于初治者；② 用于至少服用 ART 药物 3 个月且无治疗失败、可耐受本品成分，同时 HIV - 1 RNA 小于 50 copies/ml 患者的替代用药方案。

· **制剂** · 片剂，每片含 50 mg BIC、200 mg FTC 及 25 mg TAF。

· **注意事项** · ① 免疫重建综合征：需进一步评估患者情况后才能开始治疗。② 出现肾功能损伤或肾功能损伤加重：在开始使用本品治疗前及治疗中需评估肌酐清除率、尿糖及尿蛋白，对慢性肾脏病患者还应评估其血磷水平。③ 乳酸中毒/严重脂肪肝：若患者出现症状性或实验室检查提示乳酸中毒或肝毒性，应停止使用本品。

五、CCR5 抑制剂

▶ **马拉韦罗**（Maraviroc）

· **商品名** · 善瑞。

· **药理作用** · 马拉韦罗（MVC）即为 CCR5 特异、可逆、非竞争拮抗剂，通过选择性地与 CCR5 结合来阻断 gp120 外膜蛋白与 CCR5 的结合，从而阻止病毒进入和感染靶细胞。与传统的酶抑制剂不同，它在病毒进入靶细胞之前就发挥抗病毒作用。

- **药代动力学** · 300 mg 单剂量口服给药后,血药浓度达峰值的中位时间为 2 h,绝对生物利用度为 33%。与高脂食物同服可使其 C_{max} 及 AUC 下降 33%。血浆蛋白结合率约为 76%,人体组织分布广泛。主要由 CYP3A4 代谢,肝脏损害将对其代谢产生影响。马拉韦罗 300 mg 口服给药后 1 周约 20% 经尿液排泄,76% 经粪便排泄。如体内不存在 CYP3A4 抑制剂,马拉韦罗约 23% 由肾脏排泄,但体内存在 CYP3A4 抑制剂,则达 70% 的马拉韦罗经肾脏排泄。故当体内存在马拉韦罗代谢抑制剂同时伴随肾脏损害时,会导致马拉韦罗的血药浓度增加。

- **适应证** · 联合其他抗反转录病毒药物用于治疗曾接受过治疗的成人 R5 型 HIV-1 感染者。

- **用法用量** · 口服。每日 2 次,每次 300 mg。

- **制剂** · 片剂:每片 150 mg、300 mg。

- **注意事项** · ① 马拉韦罗与其他药物间无交叉耐药性。② 马拉韦罗推荐剂量下的常见不良反应为腹泻、恶心和头痛。③ 本品对孕产妇和特殊人群的安全性尚不清楚。④ 马拉韦罗主要由细胞色素 P450 CYP3A4 代谢,与具有 CYP3A4 诱导作用或抑制作用的药物联用时,需适当调整剂量。

六、其他

▶ **考比司他**(Cobicistat)

- **商品名** · Tybost。

- **药理作用** · 考比司他(COBI)为细胞色素酶 CYP3A4 抑制剂,可通过抑制 CYP3A4 调节的代谢通路从而增加 CYP3A4 底物（如阿扎那韦及达芦那韦）在人体内的暴露量。

· **药代动力学** · 本品与达芦那韦同时服用，在服药后约 3.5 h 达药峰浓度。本品的 C_{max}、AUC_{tau}、C_{tau}（平均值±标准差）分别为（0.99±0.3）mg/ml、（7.6±3.7）mg·h/L、（0.03±0.1）mg/L。本品的血浆蛋白结合率为 97%～98%，其血液-血浆比约为 0.5。本品主要经 CYA3A 代谢，少部分由 CYP2D6 代谢。服用本品后其血浆终末 $t_{1/2}$ 维持 3～4 h。连续服用本品 6 d 后，本品经粪便和尿液排泄的比例分别为 86.2% 及 8.2%。与健康受试者相比，肝功能轻度不全者（Child-Pugh B 级）服用本品后，其药代动力学参数无临床相关改变。重度肾功能不全者服用本品，药代动力学参数与健康受试者相比并无临床相关差异。种族与性别对本品的药代动力学参数无临床相关差异。

· **适应证** · 与抗病毒药物合用，通过提高抗病毒药物的暴露量以治疗 HIV-1 感染。

· **用法用量** · ① 仅可作为药代动力学增效剂与抗病毒药物（如阿扎那韦及达芦那韦）合用，用于治疗 HIV-1 感染。② 推荐剂量：对于每日一次口服 300 mg 阿扎那韦的初治及经治 HIV-1 感染者，可每日一次服用本品 150 mg。每日一次口服 800 mg 达芦那韦的初治及经治（对达芦那韦无耐药发生）的 HIV-1 感染者，同样可以每日一次口服本品 150 mg。③ 在开始服用本品前应对肌酐清除率进行检测。④ 在与替诺福韦合用前应对尿糖、尿蛋白及肌酐清除率的基线值进行检测。⑤ 不推荐肌酐清除率低于 70 ml/min

的患者将本品与替诺福韦联用。

- **制剂**·片剂，规格为 150 mg/片。
- **注意事项**·① 开始使用本品前应对肌酐清除率进行检测。② 本品与替诺福韦联用时，曾有出现急性肾功能衰竭及范科尼综合征的报道。③ 在本品与替诺福韦联用前，应对患者尿糖及尿蛋白的基线值进行检测，并对肾功能及血清磷进行监测。④ 当治疗方案中包含两种需要加用药代动力学增效剂的抗病毒药物时，不推荐本品与其联合使用。⑤ 不推荐与除阿扎那韦和达芦那韦以外的 HIV－1 蛋白酶抑制剂联合使用。⑥ 不得与其他含有考比司他成分的药物联用。⑦ 不得与含有利托那韦的药物或治疗方案联合使用。

▶ **阿巴卡韦/多替拉韦/拉米夫定**（Abacavir/Dolutegravir/Lamivudine）

- **商品名**·Triumeq。
- **药理作用**·本品是阿巴卡韦（ABC）、多替拉韦（DTG）和拉米夫定（3TC）的三合一复合剂（ABC＋DTG＋3TC）。ABC 是一种人工合成的核苷类似物，ABC 可被细胞代谢成为 CBV－TP（dGTP 的类似物）的活性代谢物。DTG 为 HIV 整合酶抑制剂，可通过与整合酶活性位点结合，阻断逆转录病毒 DNA 链整合抑制 HIV 的复制。CBV－TP 可通过与 HIV－1 逆转录酶结合及整合进入病毒 DNA，从而抑制 HIV－1 病毒复制。3TC 为一种人工合成的核苷类似物，其在细胞内被磷酸化为具有药理学活性的 5'-磷酸化代谢物 3TC－TP，3TC－TP 整合进入病毒后可引发病毒 DNA 链终止。

· **药代动力学** · 阿巴卡韦及拉米夫定药代动力学特征见"阿巴卡韦"及"拉米夫定"项。

1. DTG　口服给药后,DTG 血药浓度在服药后 2~3 h 达峰,在每日一次的连续给药过程中,给药后 5 d 达稳态。DTG 为体外 P-糖蛋白底物,其与人血浆蛋白结合率≥98.9%,且不依赖 DTG 血药浓度。DTG 在每日一次的连续给药中,其表观分布容积约为 17.4 L。DTG 在体内主要被 UGT1A1 代谢,一部分被 CYP3A 代谢。单次口服 ^{14}C 标记的 DTG 后,其给药剂量的 53% 以原型经粪便排出体外。给药量的 31% 经尿液排出体外,其中原型 DTG 小于总给药剂量的 1%。DTG 终末 $t_{1/2}$ 约为 14 h,表观分布容积约为 1.0 L。HIV-1 感染者体内 DTG 的药代动力学参数与正常人基本类似,每日服用 50 mg 后 AUC_{0-24}、C_{max}、C_{min} 分别为 53.6 mg · h/L、3.67 mg/L、1.11mg/L。

2. 特殊人群　不同的肾功能状态对 ABC 的药代动力学参数无影响。而肾功能重度不全者服用 DTG 后(8 例受试者),观察到 DTG 的 AUC、C_{max}、C_{24} 分别降低 40%、23%、43%。通过群体药代动力学分析,轻度和中度肾功能不全对 DTG 的药代动力学参数无明显影响。与健康受试者相比,中度肝功能不全者单次口服 50 mg DTG 后,其药代动力学参数相似。儿童用药尚无研究数据。年龄对 DTG 的药代动力学参数无影响。年龄及种族对本品种单一成分药代动力学数据无临床相关的影响。

· **适应证** · 本品可用于治疗 HIV-1 感染。

· **用法用量** · ① 服用前应检测 HLA-B*5701 等位基

因。② 成人：每日 1 片，可空腹服用或与食物同服。
③ 如同时服用依非韦伦、福沙那韦/利托那韦、替拉
那韦/利托那韦或利福平，则需要在服用本品外加服
50 mg 多替拉韦，本品与多替拉韦服用间隔时间应为
12 h。

- **制剂**·本品为片剂，含 600 mg ABC、50 mg DTG 及
300 mg 3TC。

- **注意事项**·① HBV 或 HCV 感染者服用本品可导致
转氨酶异常或升高，应在开始治疗前和开始治疗后
对肝功能进行监测。② HIV‐1/HCV 合并感染者
在接受抗逆转录病毒药物及 α‐干扰素 ± 利巴韦林治
疗后出现致命或非致命性肝功能失代偿。如患者接
受 α‐干扰素 ± 利巴韦林治疗，应考虑减少本品用量
或停止使用本品。③ 联合使用抗逆转录病毒药物的
患者曾出现免疫重建综合征和脂肪再分布。④ 不推
荐已服用含有阿巴卡韦或拉米夫定的患者服用
本品。

▶ **恩曲他滨/利匹韦林/替诺福韦艾拉酚胺**
(Emtricitabine/Rilpivirine/Tenofovir Alafenamide)

- **商品名**·Odefsey。

- **药理作用**·本品是恩曲他滨(FTC)、利匹韦林(RPV)
和替诺福韦艾拉酚胺(TAF)的三合一复合剂
(FTC + RPV + TAF)。FTC 为人工合成的核苷类似
物，其磷酸化产物可与 HIV‐1 逆转录酶自然底物竞
争性结合，并整合进入未成熟病毒 DNA 中，从而导
致链终止。RPV 为作用于 HIV‐1 的非核苷类逆转
录酶抑制剂，可与 HIV‐1 逆转录酶非竞争性结合，

从而抑制病毒复制。TAF 为替诺福韦前药,TAF 可在细胞内代谢为替诺福韦,替诺福韦可被激酶磷酸化为具有药理学活性的二磷酸替诺福韦,通过整合进入病毒 DNA 抑制病毒逆转录而阻断病毒复制。

· **药代动力学** · 参阅恩曲他滨、利匹韦林和替诺福韦艾拉酚胺。

· **适应证** · 可用于治疗 12 岁以上,未经治疗且病毒载量≤10^5 copies/ml 的 HIV-1 感染者,也可用于已经处于病毒抑制状态至少 6 个月且无治疗失败,同时对本品成分不耐药患者的替代治疗。

· **用法用量** · ① 开始使用本品前应检测患者是否感染 HBV,并对患者肌酐清除率、尿糖及尿蛋白进行检测。② 推荐用量:每日 1 片,与食物同服。③ 开始使用本品(作为原抗逆转录病毒药物治疗方案的替代方案)后,应对 HIV-1 RNA 及对本品的耐受性进行检测,以防出现病毒学失败或病毒载量回升。④ 不推荐肌酐清除低于 30 ml/min 的患者使用本品。

· **制剂** · 片剂,每片包含 200 mg FTC、25 mg RPV 及 25 mg TAF。

· **注意事项** · ① 曾出现严重皮肤症状及超敏反应,包括药物超敏综合征。如出现超敏反应、皮疹伴全身症状或血清转氨酶升高,应立即停止使用本品并严密监测患者的临床指标,如肝功能。② 本品与其他药物同服可能会使 RPV 暴露量降低,而导致治疗失败及病毒耐药。③ 本品与其他药物同服可能会导致 Q-T 间期延长及尖端扭转型室性心动过速。④ 服用本品后若出现严重抑郁症状,应及时咨询医师。

⑤ 患者使用包含 RPV 的治疗方案时曾出现与肝脏相关的不良反应,有潜在肝脏疾病的患者应在服用本品前及服用本品后监测肝功能,无潜在肝脏疾病的患者使用本品时也应监测肝功能。⑥ 服用本品期间可出现脂肪再分布。⑦ 若发生免疫重建综合征,则需要重新对患者病情及治疗方案进行评估。⑧ 应对开始服用及已服用本品的患者的肌酐清除率、尿糖、尿蛋白进行监测,并对使用本品的慢性肾功能不全患者的血磷进行监测。⑨ 对曾有病理性骨折、其他骨质疏松或骨量减少危险因素患者的 BMD 进行监测。

▶ **恩曲他滨/替诺福韦艾拉酚胺**(Emtricitabine/ Tenofovir Alafenamide)

· **商品名** · Descovy。

· **药理作用** · 本品是恩曲他滨(FTC)和替诺福韦艾拉酚胺(TAF)的固定剂量复方药物(FTC + TAF)。FTC 为人工合成的核苷类似物,其磷酸化产物可与 HIV‑1 逆转录酶自然底物竞争性结合,并整合进入未成熟病毒 DNA 中,从而导致链终止。TAF 为替诺福韦前药,TAF 可在细胞内代谢为替诺福韦,替诺福韦可被激酶磷酸化为具有药理学活性的二磷酸替诺福韦,通过整合进入病毒 DNA 抑制病毒逆转录而阻断病毒复制。

· **药代动力学** · 参阅恩曲他滨及替诺福韦艾拉酚胺。

· **适应证** · 可用于治疗成人及 12 岁以上儿童 HIV‑1 感染的治疗。

· **用法用量** · ① 在开始服用本品前,应对患者是否感染 HBV 病毒、肌酐清除率、尿糖及尿蛋白进行检测。② 推荐剂量：12 岁以上儿童且其体重≥35 kg、肌酐清除率≥30 ml/min 的 HIV-1 感染者可口服本品，每日 1 次，每次 1 片。

· **制剂** · 本品为片剂，每片含 200 mg FTC 及 25 mg TAF。

· **注意事项** · ① 在服用本品的患者中观察到脂肪再分布现象。② 若发生免疫重建综合征，则需要对患者病情及治疗方案重新评估。③ 应对开始服用及已服用本品的患者的肌酐清除率、尿糖、尿蛋白进行监测，并对使用本品的慢性肾功能不全患者的血磷进行监测。④对曾有病理性骨折、其他骨质疏松或骨量减少危险因素患者的 BMD 进行监测。

▶ **埃替拉韦/考比司他/恩曲他滨/替诺福韦艾拉酚胺**（Elvitegravir/Cobicistat/Emtricitabine/Tenofovir Alafenamide）

· **商品名** · Genvoya。

· **药理作用** · 本品是埃替拉韦（EVG）、考比司他（COBI）、恩曲他滨（FTC）、替诺福韦艾拉酚胺（TAF）的四合一复合剂（EVG + COBI + FTC + TAF）。EVG 可抑制 HIV-1 整合酶，阻止 HIV-1 DNA 整合进入宿主 DNA，从而阻断 HIV-1 前病毒的形成，阻止病毒感染。COBI 是一种具有选择性的细胞色素 P450 酶系的抑制剂，通过抑制 CYP3A4 活性增加 CYP3A4 底物，如埃替拉韦在人体的暴露量。FTC 为人工合成的核苷类似物，其磷酸化产物可与 HIV-1 逆转录酶自然底物竞争性结合，并整合进入未成熟病毒 DNA 中，从而导致链终止。TAF 为替诺福韦前药，TAF 可在细胞内代谢为替诺福韦，替诺福韦可被激酶磷酸化为具有药理学活性的二磷酸替诺福韦，通过整合进入病毒 DNA，抑制病毒逆转录而阻断病毒复制。

- **药代动力学**·参阅埃替拉韦、考比司他、恩曲他滨和替诺福韦艾拉酚胺。

- **适应证**·本品可用于既往未接受过抗病毒治疗的成人及≥12 岁儿童的 HIV‑1 感染的治疗，也可作为替换治疗方案用于已经规律服用抗病毒药物至少 6 个月达到病毒学抑制且无治疗失败（对本品成分无耐药）的抗 HIV‑1 治疗。

- **用法用量**·① 开始使用本品前应检测患者是否感染 HBV。② 推荐剂量：每日 1 次，每次 1 片，与食物同服。③ 不推荐肌酐清除率小于 30 ml/min 的肾功能不全者服用本品。④ 不推荐肝功能重度不全者服用本品。

- **制剂**·本品为片剂，包含 150 mg EVG、150 mg COBI、200 mg FTC 及 10 mg TAF。

- **注意事项**·① 避免与含有埃替拉韦、考比司他、恩曲他滨、替诺福韦、拉米夫定、利托那韦或阿德福韦酯的其他药物联合使用。② 本品与其他可能导致药物相互作用的药物联合使用有导致不良反应或治疗失败的风险。③ 曾有服用本品的患者发生脂肪再分布的报道。④ 若发生免疫重建综合征，则需要重新对患者病情及治疗方案进行评估。⑤ 应对开始服用及已服用本品的患者的肌酐清除率、尿糖、尿蛋白进行监测，并对使用本品的慢性肾功能不全患者的血磷进行监测。⑥ 对曾有病理性骨折、其他骨质疏松或骨量减少危险因素患者的 BMD 进行监测。

▶ **多替拉韦/利匹韦林**(Dolutegravir/Rilpivirine)

· **商品名** · Juluca。

· **药理作用** · 本品为多替拉韦(DTG)和利匹韦林(RPV)的复合剂(DTG + RPV)。DTG 可与 HIV 整合酶活性位点结合抑制链转移反应,从而抑制 HIV 的复制。RPV 为一种非核苷类逆转录酶抑制剂,可与 HIV-1 逆转录酶非竞争性结合从而抑制病毒的复制。

· **药代动力学** · 参阅多替拉韦和利匹韦林。

· **适应证** · 本品可作为替换治疗方案用于已经规律服用抗病毒药物至少 6 个月,达到病毒学抑制且无治疗失败(对本品成分无耐药)的成年 HIV-1 感染者的治疗。

· **用法用量** · ① 推荐剂量:每日 1 次,每次 1 片,与食物同服。② 若患者需同时服用利福布汀,则需在服用本品(每日 1 次,每次 1 片)的基础上加服 25 mg 利匹韦林。

· **制剂** · 片剂,每片含 50 mg DTG(与 52.6 mg 多替拉韦钠片所含有效成分一致)及 25 mg RPV(与 27.5 mg 盐酸利匹韦林所含有效成分一致)。

· **注意事项** · ① 曾出现过以皮疹为症状的全身反应以及器官功能障碍(包括肝损伤为特征的严重皮肤反应及超敏反应),应立即停止服用本品,否则可危及生命。② 服用多替拉韦或含有多替拉韦的药物可导致肝毒性,推荐在治疗过程中对肝功能进行监测。

③ 服用利匹韦林或采用含有多替拉韦的治疗方案，可能导致抑郁症，若病情严重请立即咨询医师。

▶ **艾巴利珠**(Ibalizumab-uiyk)

· **商品名** · Trogarzo。

· **药理作用** · 重组人源化单克隆抗体艾巴利珠(IBA)通过阻止 HIV‑1 感染 CD4$^+$ T 细胞结合到 CD4 的 2 区，并妨碍 HIV‑1 病毒感染进入宿主细胞所需的附着后步骤，从而阻止病毒通过细胞融合传播。

· **药代动力学** · 单药艾巴利珠表现出非线性药代动力学，单次注射艾巴利珠 0.5～1.5 h 后，随着剂量从 0.3 mg/kg 增加至 25 mg/kg，AUC 以大于剂量比例的方式增长，清除率由 9.54 ml/(h·kg)降至 0.36ml/(h·kg)，消除 $t_{1/2}$ 从 2.7 h 增加到 64 h。目前无足够的人体试验数据来确定是否对妊娠造成风险。感染 HIV‑1 的母亲服药期间应暂停哺乳，以避免母婴传播。艾巴利珠在儿童患者中的安全性和有效性尚未得到证实。目前尚无老年患者、肝/肾损害人群药代动力学相关研究资料。

· **适应证** · 艾巴利珠与其他抗逆转录病毒药物联合应用于治疗当前逆转录病毒治疗无效的多重耐药的严重 HIV‑1 感染患者。

· **用法用量** · 静脉注射，使用 0.9% 氯化钠注射液 250 ml 稀释，首剂负荷剂量为 2 000 mg，维持剂量为 800 mg，每两周使用一次。首次输注时间应不少于 30 min，若无输液相关不良反应发生，可缩短后续输液时间，但不应少于 15 min。

- **制剂** · 注射剂,每瓶含 IBA 200 mg/1.33 ml。
- **注意事项** · ①最常见不良反应(发生率≥5%)为腹泻、头晕、恶心和皮疹。②如果超过维持剂量(800 mg)输注时间的 3 d 或以上,应尽早给予负荷剂量 2 000 mg,此后每 14 d 进行维持剂量(800 mg)治疗。

▶ **达芦那韦/考比司他/恩曲他滨/替诺福韦艾拉酚胺**(Darunvair/Cobicistat/Emtricitabine/Tenofovir Alafenamide)

- **商品名** · Symtuza。
- **药理作用** · 本品是达芦那韦(DRV)、考比司他(COBI)、恩曲他滨(FTC)和替诺福韦艾拉酚胺(TAF)的固定剂量组合的抗逆转录病毒药物(DRV + COBI + FTC + TAF)。DRV 是一种 HIV - 1 蛋白酶抑制剂,选择性地抑制 HIV - 1 在受感染细胞中编码 Gag - Pol 多聚蛋白,从而阻止成熟病毒粒子形成。COBI 是 CYP3A 的代谢选择性抑制剂。FTC 是胞苷的一种合成核苷类似物,被磷酸化形成恩曲他滨 5'-三磷酸盐,恩曲他滨 5'-三磷酸盐通过竞争天然底物脱氧胞苷的活性抑制 HIV - 1 逆转录酶,使其和新生病毒 DNA 结合,形成链终止。TAF 是替诺福韦的磷酰化前体药物,通过体内代谢成活性代谢物替诺福韦二磷酸,替诺福韦二磷酸通过与 HIV 逆转录酶结合,导致 DNA 链终止,从而达到抑制 HIV - 1 复制的目的。
- **药代动力学** · 本品无论是整片吞服还是切开服用,其组分的生物利用度不受影响。本品的药代动力学参数参阅 DRV、COBI、FTC 和 TAF。对于肌酐清除率低于 30 ml/min 的严重肾功能损害患者不推荐使用。对于严重肝功能损伤患者（Child-Pugh C 级）不推荐使用。孕期不建议使用，尚未建立 18 岁以下患儿的安全性和有效性；鉴于达芦那韦是其成分之一，不推荐用于儿童患者。基于现有的临床研究数据，未观察到老年患者在安全性和有效性方面的差异；建议谨慎用药，并加强用药监护。

· **适应证** · 本品是一种治疗成人 HIV‐1 感染的完整治疗方案：① 既往未接受过抗逆转录病毒治疗。② 接受抗逆转录病毒治疗至少 6 个月（HIV‐1 RNA 少于 50 copies/ml），没有已知对达芦那韦或替诺福韦耐药相关的替代治疗方案。

· **用法用量** · 本品是一种含 800 mg DRV、150 mg COBI、200 mg FTC、10 mg TAF 组成的四药固定剂量联合产品。联合片的推荐用法用量为：每日 1 次，一次 1 片，与食物同服。对于不能吞下整片药的患者，可用切片机切成 2 片，然后服下完整剂量。

· **制剂** · 片剂，黄褐色，含 800 mg DRV、150 mg COBI、200 mg FTC、10 mg TAF。

· **注意事项** · ① 开始治疗前需对患者进行乙型肝炎病毒感染监测。② 使用该药可能会出现乙型肝炎急性加重、肝毒性、严重的皮肤反应、免疫重建综合征、新发或恶化的肾损害、乳酸酸中毒或严重肝大伴脂肪变性。③ 不推荐与其他抗逆转录病毒药物联合使用。④ DRV 和 COBI 是 CYP3A 和 CYP2D6 的抑制剂，COBI 还抑制 P‐糖蛋白、BCRP、MATE1、OATP1B1 和 OATP1B3。因此联合用药时，应注意是否有代谢酶的影响，从而导致血浆药物浓度增加，治疗效果延后，发生不良反应。⑤ 过量服用该药的经验有限，目前没有特定的解药。过量治疗一般采用支持治疗，如监测生命体征和观察患者临床状态。⑥ 由于 DRV 和 COBI 血浆蛋白结合率高，故很难被血液透析或腹膜透析明显清除。在 FTC 给药 1.5 h（血流量 400 ml/min，透析液流量 600 ml/min）的情况下，开始透析 3 h 后大约 30% 的 FTC 能被血液透析移除。TAT 能经血液透析有效去除，提取系数约为 54%。目前尚不清楚 FTC、TAF 是否都可以通过腹膜透析被移除。

▶ Doravirine/拉米夫定/富马酸替诺福韦二吡呋酯（Doravirine / Iamivudine / Tenofovir disoproxil fumarate）

·商品名· Delstrigo。

·药理作用· 本品是一种非核苷类逆转录酶抑制剂 Doravirine(DOR) 以及两种核苷类逆转录酶抑制剂拉米夫定(3TC) 和富马酸替诺福韦二吡呋酯(TDF) 组成的复合制剂（DOR + 3TC + TDF）。DOR 是一种通过非竞争性抑制 HIV-1 逆转录酶(RT) 来抑制 HIV-1 复制的吡啶酮类非核苷逆转录酶抑制剂，DOR 并不抑制人细胞 DNA 聚合酶 α、β 和线粒体 DNA 聚合酶 γ。3TC 是一种合成核苷类似物，细胞内 3TC 被磷酸化成活性代谢产物三磷酸拉米夫定（3TC-TP），3TC-TP 通过与核苷酸类似物结合后终止 DNA 链从而达到抗逆转录的目的。3TC-TP 对哺乳动物 DNA 聚合酶 α、β 和线粒体 DNA 聚合酶

γ是弱抑制剂。TDF是一种单磷酸腺苷的开环核苷膦化二酯结构类似物，TDF首先需要经二酯的水解转化为替诺福韦，然后通过细胞酶的磷酸化形成二磷酸替诺福韦。二磷酸替诺福韦通过与天然底物5'-三磷酸脱氧腺苷竞争，并且在与DNA整合后终止DNA链，从而抑制HIV-1逆转录酶的活性。二磷酸替诺福韦对哺乳动物DNA聚合酶α、β和线粒体DNA聚合酶γ是弱抑制剂。

· **药代动力学** · 参阅Doravirine、拉米夫定和富马酸替诺福韦二吡呋酯。

· **适应证** · 本品可作为一个完整方案用于尚未接受过抗逆转录病毒治疗的HIV-1成人患者。

· **用法用量** · 本品是一种含有100 mg DOR、300 mg 3TC和300 mg TDF的固定剂量复合制剂。成人推荐剂量为1片，每日一次，空腹或与食物同服均可。肌酐清除率<50 ml/min的患者不推荐使用。

· **制剂** · 片剂，黄色，椭圆形，每片含100 mg DOR、300 mg 3TC和300 mg TDF。

· **注意事项** · ① 开始治疗前及治疗期间需对患者进行乙型肝炎病毒感染监测。② 最常见的不良反应（发生率≥5%）为头晕、恶心、梦境异常。③ 与利福布汀联用时需调整剂量：服用本品1片，每日1次，服药间隔大约12 h后，服用DOR 1片（100 mg）。④ 该药禁止与细胞色素P450酶的强诱导剂联用，以免影响该药的有效性。⑤ 对3TC过敏的患者禁用。⑥ 可能引起新发或肾功能损伤加重，应在治疗前及治疗期间，适时地进行血清肌酐、肌酐清除率、尿糖、尿蛋白等相关指标的监测，避免联用有肾毒性的药物。⑦ 服药期间可能会引起骨质疏松，建议监测骨密度。⑧ 服药期间建议监测免疫重建炎症综合征。

（陈　蓉　卢洪洲　董　平）

第十七章 抗麻风药

▶ **氨苯砜**（Dapsone）

· **药理作用** · 本品对麻风分枝杆菌有较强的抑制作用。作用于细菌的二氢叶酸合成酶，干扰叶酸的合成，其作用可为氨基苯甲酸所拮抗。

· **药代动力学** · 口服吸收快而完全。血浆蛋白结合率为 50%～90%。口服吸收后广泛分布于全身组织和体液中。在肝脏中代谢。口服后 t_{max} 为 2～8 h，$t_{1/2}$ 为 10～50 h（平均 28 h）。给药量的 70%～85% 以原型和代谢产物由尿液中逐渐排泄。本品有肠肝循环，因此停药数周后血中仍可持续存在。

· **适应证** · 与其他抗麻风药联合用于由麻风分枝杆菌引起的各种类型麻风的治疗。

· **用法用量** · 口服。与一种或多种其他抗麻风药联合用药。成人，每日 100 mg，顿服；或每日 0.9～1.4 mg/kg，顿服；儿童，每日 0.9～1.4 mg/kg，顿服。

· **制剂** · 片剂：每片 50 mg、100 mg。

· **注意事项** · ① 服用本品后可有如下反应：背、腿痛，胃痛，食欲减退；皮肤苍白、发热、溶血性贫血；皮疹；异常乏力或软弱；变性血红蛋白血症。② 对一种砜类药物过敏的患者,可能对其他砜类药物亦过敏。对噻嗪类利尿药、磺酰脲类药物、碳酸酐酶抑制剂或其他磺胺类药物过敏的患者可能对本品亦过敏。③ 丙磺舒可减少本品从肾小管分泌,合用时需调整剂量。④ 服用利福平的同时或以后应用本品时,后者的剂量应调整。⑤ 不宜与能引起骨髓抑制的药物合用。

▶ **醋氨苯砜**(Acedapsone)

- **药理作用**·本品为砜类抑菌剂,对麻风分枝杆菌有较强的抑制作用。作用机制与磺胺类药相似,亦有抑制双氢叶酸还原酶作用,此外尚有免疫抑制作用。醋氨苯砜油注射剂在体内缓慢分解为氨苯砜或乙酰氨苯砜而起作用。

- **药代动力学**·口服吸收迅速而完全,吸收后广泛分布于全身组织和体液中,t_{max}为 1～3 h,血浆蛋白结合率为 50%～90%,$t_{1/2}$为 10～50 h。本品在肝脏代谢,70%～85%的药物以原型和代谢产物由尿液中逐渐排泄,游离药物从胆道排出后重新进入肝肠循环。注射醋氨苯砜油注射剂后有效血药浓度可维持 60～75 d。

- **适应证**·单独或与其他抑制麻风药联合用于麻风分枝杆菌引起的各型麻风和疱疹样皮炎的治疗。也用于脓疱性皮肤病、坏死性脓皮病、复发性多软骨炎的治疗,还可用于疟疾的治疗。

- **用法用量**·① 口服:氨苯砜成人每日 100 mg,顿服。② 肌内注射:醋氨苯砜油注射剂每次 225～300 mg,每年 5～6 次。

- **制剂**·片剂:每片 50 mg、100 mg。注射剂:每支

300 mg、900 mg、1 500 mg。

- **注意事项** · ① 与 PABA 合用治疗麻风病时，PABA 可对本品有拮抗作用；但治疗疱疹样皮炎时无拮抗。② 丙磺舒可减少氨苯砜在肾小管的分泌，使氨苯砜血药浓度高而持久，易发生毒性作用。③ 与利福平等肝药酶诱导剂合用可加快本品的代谢而降低氨苯砜的血药浓度。

▶ **苯丙砜**（Solasulfone）

- **商品名** · 扫风壮。

- **药理作用** · 本品为砜类抑菌剂，对麻风分枝杆菌有较强的抑菌作用，大剂量时显示杀菌作用。其作用机制与磺胺类药物相似，作用于细菌的二氢叶酸合成酶，干扰叶酸的合成。两者的抗菌谱相似，均可为氨基苯甲酸所拮抗。本品亦可作为二氢叶酸还原酶抑制剂。此外，本品尚具免疫抑制作用，可能与抑制疱疹样皮炎的作用有关。

- **药代动力学** · 口服后吸收迅速而完全。血浆蛋白结合率为 50%～90%。吸收后广泛分布于全身组织和体液中，以肝、肾的浓度为高。在肝内代谢，t_{max} 为 2～6 h，有时为 4～8 h；排泄缓慢，消除 $t_{1/2}$ 为 10～50 h（平均为 28 h）。停药后在血液中仍可持续存在达数周之久。70%～85% 的给药量以原型和代谢产物自尿液中排出。

- **适应证** · 与其他抑制麻风药联合用于由麻风分枝杆菌引起的各种类型麻风和疱疹样皮炎的治疗；也用于脓疱性皮肤病、类天疱疮、坏死性脓皮病、复发性多软骨炎、环形肉芽肿、系统性红斑狼疮的某些皮肤病变及放线菌性足分支菌病、聚合性痤疮、银屑病、带状疱疹的治疗。

· **用法用量** · 肌内注射。每周 2 次,1～2 周每次 100～200 mg,以后每 2 周每次递增 100 mg,至14～16 周每次量为 800 mg,继续维持用药 10 周后停药 2 周。

· **制剂** · 注射剂:每支 100 mg。

· **注意事项** · ① 血液系统反应有白细胞减少、粒细胞缺乏、贫血,严重者可致溶血性贫血等。对于轻症贫血可服用铁剂纠正,严重反应时需及时停药。② 砜类化合物治疗麻风偶可引起"麻风反应",常于用药后 1～4 周发生,特征是发热、不适、剥脱性皮炎、肝坏死并发黄疸、淋巴结肿大、贫血、正铁血红蛋白血症等,注意停药并给予激素治疗。

▶ **氯法齐明**(Ofazimine)

· **商品名** · 氯苯吩嗪。

· **药理作用** · 本品可通过干扰麻风分枝杆菌的核酸代谢,与其 DNA 结合,抑制依赖 DNA 的 RNA 聚合酶,阻止 RNA 的合成,从而抑制细菌蛋白质的合成,发挥其抗麻风分枝杆菌的作用。

· **药代动力学** · 口服吸收率为 45%～62%,个体差异大,与食物同服可增加其吸收。具有高亲脂性,其组织浓度高于血药浓度。每日服用 100 mg 和 300 mg,平均血药浓度分别为 0.7 mg/L 和 1 mg/L。单次给药后消除 $t_{1/2}$ 约为 10 d,反复给药后消除 $t_{1/2}$ 至少为 70 d。口服单剂 300 mg 后,3 d 内大多数药物经粪便、胆汁排泄,少量由尿液、痰液、皮脂、汗液排泄,乳汁中也有药物。

· **用法用量** · ① 对氨苯砜耐药的各型麻风。口服,每次 50～100 mg,每日 1 次,与其他一种或几种抗麻风药合用。② 对氨苯砜敏感的各型麻风。本品可与其他抗麻风药合用,至少 2 年以上,直至皮肤涂片查菌转阴,此后继续采用一种合适的药物继续治疗。③ 伴麻风反应的各型麻风。有神经损害或皮肤溃疡征兆者,每日口服 100～300 mg,待反应控制后,逐渐递减至每日 100 mg;无神经损害或皮肤溃疡征兆时,按耐氨苯砜的各型麻风处理。④ 成人每日最大量不超过 300 mg,儿童剂量尚未明确。

· **制剂** · 胶丸:每丸 50 mg。

· **注意事项** · ① 服用本品后出现皮肤、黏膜红染。可成粉红色、棕色和褐黑色,着色程度与剂量、疗程成正比。② 本品可致腹部和上腹部疼痛、恶心、呕吐、腹泻等胃肠道反应。③ 本品可致皮肤干燥和鱼鳞样改变,尤以四肢和冬季明显。④ 服用本品的患者可出现眼部结膜和角膜色素沉着、干燥、瘙痒和刺痛。个别患者出现光敏反应、红皮病和痤疮样发疹。⑤ 本品与氨苯砜联用时,其抗炎作用下降,但不影响抗菌作用。⑥ 本品与利福平合用时,可能减少利福平的吸收并延迟其 t_{max}。

(陈 军 卢洪洲 董 平)

第十八章　抗原虫药

▶ **氯喹**(Chloroquine)

· **商品名** · 磷酸氯喹,磷酸氯化喹啉。

· **药理作用** · 本品对疟原虫的红内期起作用,干扰疟原虫裂殖体 DNA 的复制与转录过程或阻碍其内吞作用,从而使虫体缺乏氨基酸而死亡。本品能有效控制疟疾症状发作。对红外期无作用,不能阻止复发,但因作用较持久,故能使复发推迟(恶性疟因无红外期,故能被根治)。对原发性红外期无效,对配子体也无直接作用,故不能做病因预防,也不能阻断传播。

· **药代动力学** · 口服后,肠道吸收快而充分,仅 8% 经粪便排出。服药后 1～2 h 血药浓度即达高峰。能贮存于内脏组织中,可在红细胞内浓集,大部分在肝内代谢,排泄较慢,故作用持久。

· **适应证** · 主要用于疟疾急性发作,控制疟疾症状。可用于治疗肝阿米巴病、华支睾吸虫病、肺吸虫病、结缔组织病等。亦可用于治疗光敏性疾患,如日晒红斑症。

· **用法用量** · ① 口服:控制疟疾发作,首剂 1 g,第二、第三日各服 0.5 g。如与伯氨喹合用,只需第一日服 1 g。② 肌内注射:每日 1 次,每次 2～3 mg/kg。③ 静脉滴注:每次 2～3 mg/kg。④ 疟疾症状抑制性预防:每周服 1 次,每次 0.5 g。小儿每周 8 mg/kg。

· **制剂**·片剂:每片 0.25 g。注射液:每支 322 mg。

· **注意事项**·① 孕妇禁用。② 少数患者用后可引起心律失常,严重者可致阿-斯综合征。③ 长期使用可产生抗药性(多见于恶性疟)。④ 该药对角膜和视网膜有损害,因此长期服用以前,应先做眼部详细检查。

▶ **羟氯喹**(Hydroxychloroquine)

· **商品名**·硫酸羟氯喹,纷乐,赛能。

· **药理作用**·本品为 4-氨基喹啉衍生物类抗疟药,作用和机制与氯喹类似。

· **药代动力学**·口服后在眼、肾、肝、肺等器官广泛分布,也可通过胎盘,2～4.5 h 血药浓度达峰值,红细胞中的药物浓度是血药浓度的 2～5 倍。主要经肾脏排泄,排泄缓慢,也能随乳汁排泄。

· **适应证**·用于控制疟疾临床症状和疟疾的预防,还可以用于治疗系统性和盘状红斑狼疮以及类风湿关节炎,也可用于预防术后血栓栓塞。

· **用法用量**·口服。① 治疗疟疾急性发作:成人首剂 0.8 g,6 h 后 0.4 g,以后每 2 日 0.4 g;儿童首剂 0.01 g/kg,6 h 后 5 mg/kg,以后每 2 日 5 mg/kg。② 预防疟疾:每周 0.4 g。儿童:5 mg/kg,1 次/周。

· **制剂**·片剂:每片 0.2 g。

· **注意事项**·不良反应与氯喹相似,胃肠道反应较氯喹轻,眼毒性较低。

▶ **磷酸哌喹**(Piperaquine Phosphate)

· **药理作用** · 哌喹影响伯氏疟原虫红内期裂殖体的超微结构，主要能使滋养体食物泡膜和线粒体肿胀。线粒体肿胀等变体导致其生理功能的破坏。线粒体数量增多及其腔内出现较多层膜小体，则可能是结构遭到损伤后的一种代偿反应。

· **药代动力学** · 经胃肠道吸收，24 h 内的吸收率为 80%～90%，吸收后分布于肝、肾、肺、脾等组织内，给药后 8 h 内，在肝内的药量可达给药总剂量的 1/4 左右。该药在体内缓慢消失，$t_{1/2}$ 为9.4 d。药物随胆汁排出，存在肝肠循环的代谢途径，这可能是药物在体内积蓄时间较长的重要因素。

· **适应证** · 用于疟疾的治疗，也可做症状抑制性预防用，尤其是用于耐氯喹虫株所致的恶性疟的治疗与预防，亦可用于治疗矽肺。

· **用法用量** · ① 疟疾症状抑制性预防：每月服 0.75～1 g，睡前顿服，连服 3～4 个月，但不宜超过 6 个月。② 控制疟疾症状：首剂服磷酸哌喹 1 g，8～12 h 以后服 0.5～1 g。③ 矽肺的防治预防，每次服 500 mg，10～15 d 1 次，1 个月量为 1 000～1 500 mg；治疗用量每次 500～750 mg，每周 1 次，1 个月量为 2 000 mg。以半年为 1 个疗程，间歇 1 个月后，进行第二疗程，总疗程为 3～5 年。

· **制剂** · 片剂：每片 0.25 g。

· **注意事项** · ① 肝功能不全者及孕妇慎用。② 严重急性肝、肾及心脏疾病患者禁用。③ 服药后偶有头昏、嗜睡、乏力、胃部不适、面部和嘴唇麻木感，轻者一般休息后能自愈。

▶ **奎宁**(Quinine)

· **商品名**· 硫酸奎宁。

· **药理作用**· 本品是喹啉类衍生物,能与疟原虫的 DNA 结合,形成复合物,抑制 DNA 的复制和 RNA 的转录,从而抑制原虫的蛋白质合成,作用较氯喹弱。另外,奎宁能降低疟原虫氧耗量,抑制疟原虫内的磷酸化酶而干扰其糖代谢。奎宁对疟原虫的红细胞前期、红细胞外期及配子体期均无作用。

· **药代动力学**· 口服后吸收迅速而完全。血浆蛋白结合率约为 70%。吸收后分布于全身组织,以肝脏浓度最高,肺、肾、脾次之,骨骼肌和神经组织中最少。每次服药后 1~3 h 血药浓度达到峰值。奎宁于肝脏中被氧化分解,迅速失效,其代谢物及少量原型药(约 10%)均经肾脏排出,服药后 15 min 即出现于尿液中,24 h 后几乎全部排出,故奎宁无蓄积性。

· **适应证**· 用于治疗耐氯喹株所致的恶性疟,也可用于治疗间日疟。

· **用法用量**·

(1)成人常用量:① 用于治疗耐氯喹株引起的恶性疟时,每日 1.8 g,分次服用,疗程 14 d。严重病例(如脑型)5~10 mg/kg(最高量为 500 mg),加入氯化钠注射液 500 ml 中静脉滴注,4 h 滴完,12 h 后重复 1 次,病情好转后改口服。② 必要时控制症状可第一日 1 次 0.48 g,第二日 1 次 0.36 g,每日 3 次,连服 7 d。

(2)小儿常用量:用于治疗耐氯喹株所致的恶性疟时,<1 岁者每日给硫酸奎宁 0.1~0.2 g,分 2~3 次服;1~3 岁,0.2~0.3 g;4~6 岁,0.3~0.5 g;7~11

岁为 0.5～1 g, 疗程 10 d。重症患者剂量同成人。

- **制剂**·硫酸奎宁片：每片 0.3 g。重硫酸奎宁片：每片 0.12 g。二盐酸奎宁注射液：0.25 g/ml, 0.5 g/ml。

- **注意事项**·① 奎宁有催产作用, 可通过胎盘, 引起胎儿听力损害及中枢神经系统、四肢的先天性缺损, 故孕妇禁用。② 哺乳期妇女慎用。③ 对于哮喘、心房颤动及其他严重心脏疾病、G-6-PD 缺乏、重症肌无力、视神经炎患者均应慎用。④ 若患者正在使用其他可导致 Q-T 间期延长的药物, 应慎用。⑤ 如果奎宁与鲁米那或卡马西平联用, 必须密切监测患者, 因为这些抗惊厥药物的血药浓度可能会升高并引起抗惊厥药物的不良反应。

▶ **伯氨喹**(Primaquine, Avion)

- **商品名**·伯喹, 伯氨喹啉。

- **药理作用**·本品属 8-氨基喹啉类衍生物, 对疟原虫红细胞外期与配子体有较强的杀灭作用, 对间日疟红细胞外期迟发型孢子(休眠子)有较强的杀灭作用, 与血液裂殖体杀灭剂(如氯喹)联用, 能根治良性疟, 减少耐药性的发生。能杀灭各种疟原虫的配子体, 阻止各型疟疾传播。对疟原虫红细胞内期无效, 不能控制疟疾临床症状的发生。

- **药代动力学**·口服吸收完全, 2～3 h 内血药浓度达峰值; 消除快, 8 h 后血中残留量很少, 必须每日用药。$t_{1/2}$ 为 3～8 h。广泛分布于人体各组织, 肝脏中浓度较高。大部分在肝脏代谢, 代谢物排泄较慢, $t_{1/2}$ 达 22～30 h, 仅小部分以原型从尿液排泄, 约占口服量的 1%。

- **适应证**·对间日疟原虫红外期及各型疟原虫配子体有较强的杀虫作用，是根治间日疟疾与阻断各型疟疾传播的有效药物。伯氨喹对红内期裂殖体的作用弱，对恶性疟原虫的红内期裂殖体则无效，因此，不能用于控制症状。

- **用法用量**·口服。① 成人常用量：根治间日疟每日3 片，连服 7 d。用于杀灭恶性疟配子体时，每日 2 片，连服 3 d。② 小儿常用量：根治间日疟每日0.39 mg/kg，连服 14 d。用于杀灭恶性疟配子体时，剂量相同，连服 3 d。

- **制剂**·片剂：每片含磷酸伯氨喹 13.2 mg 或 26.4 mg，相当于伯氨喹盐 7.5 mg 或 15 mg。

- **注意事项**·① 毒性比其他抗疟药大。② 孕妇、哺乳期妇女及糖尿病患者均应慎用。③ 有 G-6-PD 缺乏蚕豆病及其他溶血性贫血病史及家族史者禁用。④ 系统性红斑狼疮及类风湿关节炎患者服用易发生粒细胞缺乏，应定期检查红细胞计数及血红蛋白含量。

▶ **乙胺嘧啶**(Pyrimethamine)

- **商品名**·息疟定，达拉匹林。

- **药理作用**·本品可抑制疟原虫的二氢叶酸还原酶，从而干扰疟原虫的叶酸正常代谢，对恶性疟及间日疟原虫红细胞前期有效，常用作病因性预防药。此外，也能抑制疟原虫在蚊体内的发育，故可阻断传播。临床上用于预防疟疾和休止期抗复发治疗。

- **药代动力学**·口服后在肠道吸收较慢但完全，6 h 内血药浓度达高峰,它的抗叶酸作用可持续 48 h 以上。主要分布于红、白细胞及肺、肝、肾、脾等器官中。药物能通过胎盘,经肾脏缓慢排出。服药后 5～7 d 内有 10%～20% 以原型排出,可持续 30 d 以上。也可由乳汁排出,从粪便仅排出少量。

- **适应证** · 对某些恶性疟及间日疟是较好的预防药。主要用于预防疟疾,也可用于预防中枢神经系统白血病。最近发现有抗药株产生,联合应用其他抗疟药及磺胺类药物等,可提高其抗疟效果。另外,本品可用于治疗弓形虫病。

- **用法用量** · ① 病因性预防:口服,每周 25 mg/次或 50 mg/次,2 周服 1 次。② 防复发治疗:口服,每日每次 50 mg,连服 2 d。

- **制剂** · 片剂:每片 6.25 mg。

- **注意事项** · ① 口服一般抗疟治疗量时,毒性很低,较为安全。大剂量应用时,会出现叶酸缺乏现象。② 主要影响生长繁殖特别迅速的组织,如骨髓、消化道黏膜,可引起造血功能及消化道症状,如味觉的改变或丧失,舌头疼痛、红肿、烧灼感及针刺感、口腔溃疡、白斑等,食道炎所致的吞咽困难、恶心、呕吐、腹痛、腹泻等。较严重的是巨细胞性贫血、白细胞减少症等,如及早停药,能自行恢复。

▶ **青蒿素**(Artemisinin)

- **商品名** · 黄花蒿素,黄花素,黄蒿素。

- **药理作用** · 本品的作用机制尚不十分清楚,主要是干扰疟原虫的表膜-线粒体功能。通过影响疟原虫红内期的超微结构,使其膜系结构发生变化。由于对食物泡膜的作用,阻断了疟原虫的营养摄取,当疟原虫损失大量胞质和营养物质而又得不到补充时便很快死亡。

- **药代动力学** · 口服后由肠道迅速吸收,0.5~1 h 后达 C_{max},4 h 后下降一半。它在红细胞内的浓度低于血浆中的浓度。吸收后分布于组织内,以肠、肝、肾的含量较多。本品为脂溶性物质,故可透过血脑屏障进入脑组织。主要从肾脏及肠道排出,24 h 可排出84%,72 h 仅少量残留。

- **适应证** · 主要用于间日疟、恶性疟的症状控制以及耐氯喹株的治疗,也可用于治疗凶险型恶性疟,如脑型、黄疸型等,亦可用以治疗系统性红斑狼疮与盘状红斑狼疮。

- **用法用量** · ① 控制疟疾症状:口服,首次 1 g,6~8 h 后 0.5 g,第二、第三日各 0.5 g;直肠给药,首次 0.6 g,4 h 后 0.6 g,第二、第三日各 0.4 g。② 恶性疟:肌内注射,首剂 0.6 g,第二、第三日各肌内注射 0.15 g。

- **制剂** · 片剂:每片 50 mg、100 mg。栓剂:每枚 600 mg。水混悬注射液:每剂 100 mg、300 mg。油注射液:每支 50 mg、100 mg、200 mg、300 mg。

- **注意事项** · ① 青蒿素毒性低,使用安全,一般无明显不良反应。少数病例出现食欲减退、恶心、呕吐、腹泻等胃肠道反应,但不严重。② 水混悬剂对注射部位有轻度刺激。③ 少数患者可出现一过性氨基转移酶升高、轻度皮疹。

▶ **青蒿琥酯**(Artesunate)

- **商品名** · 青蒿琥酯。

- **药理作用** · 本品的作用机制同青蒿素。首先作用于疟原虫的食物泡膜、表膜、线粒体,其次是核膜、内质网,此外,对核内染色质也有一定影响。由于本品最早作用于食物泡膜,从而阻断了营养摄取,使疟原虫较快出现氨基酸饥饿,迅速形成自噬泡,并不断排出体外,损失大量胞质而死亡。

- **药代动力学** · 静脉注射后血药浓度很快下降,$t_{1/2}$ 为 30 min 左右。体内分布甚广,以肠、肝、肾较高。主要在体内代谢转化。仅有少量由尿液、粪便排泄。

- **适应证** · 本品为疟原虫红内期无性体快速杀虫剂,对抗氯喹的恶性疟原虫有效,服后能迅速控制疟疾的急性发作,用于凶险性疟疾如脑型、黄疸型等的抢救以及恶性疟、间日疟的治疗。

- **用法用量** · 口服。每次 0.1 g,每日 1 次,连服 5 d,第一日用量加倍。静脉注射临用前,首次 60 mg 中先加入 5% 碳酸氢钠注射液 0.6 ml,振摇 2 min 待完全溶解后,加入 5% 葡萄糖注射液 5.4 ml 稀释,使每 1 ml 溶液中含本品 10 mg,缓慢静脉注射。于首剂后 4、24、48 h 各重复注射 1 次。危重者首剂可加至 120 mg,3 d 为 1 个疗程,总剂量 240~300 mg。7 岁以下小儿 1.5 mg/kg 给药。

- **制剂** · 片剂:每片 50 mg。注射剂:每支 60 mg。

- **注意事项** · ① 极度严重患者首次剂量可加倍。静脉注射速度不宜太快,每分钟 3~4 ml。② 疟疾控制后,宜再用其他抗疟药根治。③ 孕妇应慎用。④ 当剂量过大时(>2.75 mg/kg),可出现外周网织红细胞一过性降低。随着剂量加大,网织红细胞下降的幅度亦加大,持续时间亦延长。

▶ **双氢青蒿素**（Dihydroartemisinin）

· **商品名** · 安立康, 科泰新。

· **药理作用** · 本品为青蒿素的衍生物, 对疟原虫红内期有强大且快速的杀灭作用, 能迅速控制临床发作及症状。青蒿素的作用机制尚不十分清楚, 主要是干扰疟原虫的表膜-线粒体功能。

· **药代动力学** · 口服吸收良好, 起效迅速。口服双氢青蒿素 2 mg/kg 后, 1.33 h 血药浓度达峰值, 最大血药浓度为 0.71 mg/L。血浆 $t_{1/2}$ 为 1.57 h。体内分布广, 排泄和代谢迅速。

· **适应证** · 适用于各种类型疟疾的症状控制, 尤其是对抗氯喹恶性及凶险型疟疾有较好疗效。

· **用法用量** · 口服。每日 1 次, 连用 5 d 或 7 d, 成人每日 60 mg, 首剂加倍。儿童按年龄递减。

· **制剂** · 片剂, 每片 20 mg。

· **注意事项** · ① 肝、肾功能不全者慎用。② 严重肝肾疾病、血液病（如白细胞减少、血小板减少等）患者禁用。③ 推荐剂量未见不良反应, 少数病例有轻度网织红细胞一过性减少。

▶ **蒿甲醚**（Artemether）

· **药理作用** · 本品对动物体内的伯氏疟原虫血液无性体有较强的杀灭作用, 用药后原虫血症转阴快, 疗效稳定; 对于抗氯喹恶性疟虫株具有同样效果。

· **药代动力学** · 口服后吸收较快且较完全, 血浆 $t_{1/2}$ 约为 13 h。体内分布广泛, 以脑分布最多, 肝、肾次之; 主要通过粪便排泄, 其次为尿液排泄。

· **适应证** · 适用于各类疟疾的治疗, 包括抗氯喹恶性疟的治疗,如恶性疟和间日疟。

· **用法用量** · ① 口服。成人首剂 160 mg,第二日起,每日 1 次,每次 80 mg,连服 5～7 d。② 肌内注射。成人首剂 160 mg,第二日起,每日 1 次,每次 80 mg,连用 5 d。儿童首剂按体重 3.2 mg/kg,2～5 d,每日 1 次,每次按体重 1.6 mg/kg。

· **制剂** · 胶囊:每粒 40 mg。胶丸:每粒 40 mg。注射剂:每支 1 ml/80 mg。

· **注意事项** · ① 对于凶险型疟疾的急救,应考虑使用蒿甲醚注射液。② 严重呕吐者慎用,孕妇禁用。

▶ **本芴醇**(Benflumetolum)

· **药理作用** · 本品能杀灭疟原虫红内期无性体,杀虫比较彻底,治愈率高,但对红细胞前期和配子体无效。

· **药代动力学** · 口服吸收慢,给药后 4～5 h 血药浓度达峰值。药物在体内停留时间长。$t_{1/2}$ 为 24～72 h。

· **适应证** · 主要用于治疗脑型疟疾(恶性疟疾),尤其适用于抗氯喹虫株所致的脑型疟疾(恶性疟疾)的治疗。

· **用法用量** · 口服。① 成人:本芴醇胶丸,第一日 800 mg,顿服,2～4 d 各顿服 400 mg。② 儿童:每日按 8 mg/kg,顿服,连服 4 d,首剂加倍,但首剂最大用量不超过 600 mg。

· **制剂** · 胶丸:每丸 100 mg。片剂:每片本芴醇 60 mg、120 mg。

· **注意事项** · ① 对本品过敏者禁用。② 心脏病和肾脏病患者慎用。

► **甲硝唑**（Metronidazole）

详见"第十三章"。

► **硝唑尼特**（Nitazoxanide）

· **商品名**· 硝唑克酰胺。

· **药理作用**· 本品是一种硝噻柳酸酰胺的衍生物，其实际的作用机制虽尚未清楚，但被认为与抑制丙酮酸盐，铁氧化还原蛋白氧化还原酶的酶依赖性电子转移反应有关，后者对厌氧能量代谢至为重要。本品除了对隐孢子虫和肠贾第鞭毛虫有活性之外，还对许多肠寄生虫，如贝氏等孢子虫、阿米巴原虫、人蛔虫、钩虫、毛首鞭虫、牛肉绦虫、短膜壳绦虫和肝片吸虫均有活性。

· **药代动力学**· 口服后 1～4 h 达 $C_{\max}$。血浆蛋白结合率为 98%～99%，主要在血浆中代谢。代谢物包括替唑尼特、尿水杨酸及氨硝噻唑，其中替唑尼特具有药物活性。代谢物主要随胆汁排泄，经肾脏排泄量低于 10%。其活性代谢物替唑尼特 $t_{1/2}$ 为 1～1.6 h。

· **适应证**· 用于治疗隐孢子虫、贾第鞭毛虫、阿米巴原虫引起的腹泻。

· **用法用量**· 口服。① 成人：治疗隐孢子虫所致腹泻，每次 500 mg，每日 1 次，连服 3 d。治疗 AIDS 患者的隐孢子虫病，每次 500 mg，每日 2 次，连服 3 个月，可改善 AIDS 患者因隐孢子虫病引起的症状。治疗贾第鞭毛虫病，每次 500 mg，每日 2 次，连服 3 d。② 儿童常规剂量：治疗隐孢子虫引起的腹泻，1～4 岁的患儿，每次 100 mg，每日 2 次，连服 3 d；4～11 岁的患儿，每次 20 mg，每日 2 次，连服 3 d。治疗贾第鞭毛虫病，1～4 岁的患儿，每次 100 mg，每日 2 次，连服 3 d；4～11 岁的患儿，每次 200 mg，每日 2 次，连服 3 d。

· **制剂** · 片剂：500 mg。口服混悬液 60 ml（每 1 ml 含 20 mg 硝唑尼特）。

· **注意事项** · 不良反应包括低血压伴心动过速；可出现头痛、腹痛、腹泻、呕吐；偶见氨基转移酶升高。

（汤　阳　卢洪洲　董　平）

第十九章　抗阿米巴药

▶ **甲硝唑**（Metronidazole）
详见"第十三章"。

▶ **替硝唑**（Tinidazole）
详见"第十三章"。

▶ **双碘喹啉**（Diiodohydroxyquinoline）
· **药理作用** · 为卤化喹啉类作用于阿米巴包囊的抗阿米巴药。本品能抑制肠内阿米巴共生菌，使阿米巴生长繁殖受到抑制而起抗阿米巴作用。
· **药代动力学** · 口服仅小部分经肠黏膜吸收，绝大部分直接由粪便排出，在胸腔内可达到较高浓度，而且对感染部位产生较强的抗阿米巴作用。但在组织器官中分布较少，进入血液中的药物大部分以原型自尿液排出，一小部分分解释放出碘。
· **适应证** · 治疗轻型或无明显症状的阿米巴痢疾。与依米丁、甲硝唑合用，治疗急性阿米巴痢疾及难治性病例。
· **用法用量** · 口服。每次 400～600 mg，每日 3 次，连

服 14～21 d。儿童每次 10 mg/kg,每日 3 次,连服
14～21 d。重复治疗需间隔 15～20 d。

· **制剂** · 片剂:每片 200 mg。

· **注意事项** · ① 对碘过敏者、甲状腺肿大者、严重肝肾
疾病患者、神经紊乱者禁用。② 肝、肾功能不全者慎
用。③ 妊娠及哺乳期妇女慎用。④ 治疗期间可使
蛋白结合碘的水平升高,故能干扰某些甲状腺功能
试验。⑤ 对肠外阿米巴病(如阿米巴肝脓肿)无效。

▶ **依米丁**(Emetine)

· **药理作用** · 本品对阿米巴原虫滋养体有直接杀灭作
用,但对其包囊则无效。本品可通过抑制肽链的延
长,而使寄生虫和哺乳动物细胞中的蛋白质合成受
阻。本品只能杀死肠壁及组织中的滋养体,而不能
消灭肠腔中的滋养体。

· **药代动力学** · 口服后常引起恶心、呕吐,故一般采用
深部皮下注射。吸收良好,大部分集中于肝脏、肺、
脾及肠壁,脑等分布较少。主要由肾脏排出,通常注
射后 20～40 min 即可出现于尿液中。在体内有蓄积
性,当治疗完毕后 40～60 d 尿液中仍有微量排出。
在肝脏中的浓度远远超过肠壁中的浓度,可能是对
阿米巴肝炎或肝脓肿疗效高于阿米巴痢疾的原因。

· **适应证** · 用于治疗阿米巴痢疾和肠外阿米巴病如阿
米巴肝脓肿等,主要用于应用甲硝唑或氯喹无效的
患者。

· **用法用量** · 深部皮下注射或肌内注射。成人每日
1 mg/kg,每日最大剂量不超过 60 mg,每日 1 次,疗
程为 4～6 d,如需第二疗程时必须间隔 6 周。儿童剂

量为每日 1 mg/kg,可分 2 次注射,儿童的疗程不要超过 5 d。

- **制剂** · 注射剂:每支 30 mg、60 mg。
- **注意事项** · ① 对本品过敏者、心脏病及肾脏病患者、婴幼儿、妊娠期妇女禁用。② 患者在用药期间应尽量卧床休息,在治疗过程中如出现心电图改变或传导阻滞、异位节律时要立刻停药,否则可引发心肌炎而危及生命。③ 重症及过度衰弱患者剂量宜减半。④ 应用本品治疗后仍需服用杀灭肠腔内虫体的药物(如双碘喹啉等),以求根治。⑤ 老年患者的剂量应减少 50%。

▶ **二氯尼特**(Diloxanide)

- **药理作用** · 本品是二氯乙酰胺类衍生物,为一种新型的抗阿米巴病药,在体外能直接杀灭阿米巴原虫,其有效浓度为 0.01~0.1 mg/L。
- **药代动力学** · 口服后,肠内吸收迅速,在动物实验中,有 60%~90% 口服量的药物在 48 h 内从尿液中排出,在前 6 h 内排泄速度最快。
- **适应证** · 治疗溶组织阿米巴、滴虫、肠鞭毛虫、利什曼原虫病。
- **用法用量** · 口服。每次 0.5 g,每日 3 次,10 d 为 1 个疗程。
- **制剂** · 片剂:每片 0.25 g、0.5 g。
- **注意事项** · ① 孕妇禁用。② 肝功能不良者应酌情减量。③ 个别病例可出现蛋白尿。

（宋　炜　卢洪洲　董　平）

第二十章　抗滴虫病药

▶ **甲硝唑**（Metronidazole）
详见"第十三章"。

▶ **替硝唑**（Tinidazole）
详见"第十三章"。

▶ **奥硝唑**（Ornidazole）
详见"第十三章"。

▶ **乙酰胂胺**（Acetarsol）
· **商品名** · 滴维净。
· **药理作用** · 对阴道滴虫及阿米巴原虫均有抑制作用。
· **适应证** · 用于滴虫病的治疗。
· **用法用量** · 治阴道滴虫病：先以稀消毒液洗净阴道，然后放于穹窿部，次晨坐浴。
· **制剂** · 片剂：（复方）滴维净片，每片含乙酰胂胺 0.25 g，硼酸 0.03 g。
· **注意事项** · ① 局部有轻度刺激。② 月经期间忌用。③ 用药期间禁性交。

▶ **哌硝噻唑**(Piperanitrozole)

· **商品名**·硝噻唑。

· **药理作用**·为 5 -硝基噻唑类抗原虫药物,对阴道滴虫和阿米巴原虫均有抑制和杀灭作用。

· **适应证**·适用于阴道滴虫病,肠道滴虫病,急、慢性阿米巴痢疾及阿米巴肝脓肿等。

· **用法用量**·口服,0.1 g/次,3 次/d,7~10 d 为 1 个疗程。如原虫检查尚未全部转阴,可连服 2 个疗程,直至治愈。为避免重复感染,须男女同治。

· **制剂**·片剂:每片 0.1 g。

· **注意事项**·① 肝功能异常者服药后可使氨基转移酶增高,并有肝区疼痛。② 个别患者用药后发生全身性紫癜及白细胞、血小板下降现象,停药并给予利血生等,可迅速恢复正常。

（齐唐凯　卢洪洲　董　平）

第二十一章　抗黑热病药

▶ **两性霉素 B**(Amphotericin B)

详见"第十五章第一节"。

用于抗黑热病的推荐方案：静脉滴注,1 mg/kg,每日1 次或隔日 1 次,疗程为 20 d。

▶ **两性霉素 B 脂质体**(Liposomalamphotericin B)

详见"第十五章第一节"。

用于抗黑热病的推荐方案：静脉滴注,3 mg/kg,每日1 次,1～5 d 及 14～21 d 使用。备选方案：静脉滴注,3 mg/kg,每日 1 次,第一至第五日及第十日使用,或 10 mg/kg,第一、第二日使用。

▶ **葡萄糖酸锑钠**(Sodium Stibogluconate)

· **商品名** · 葡酸锑钠,圣露斯锑波霜,斯锑黑克,斯锑康。

· **药理作用** · 本品为五价锑化合物,在体内还原为三价锑,通过选择性细胞内胞饮摄入,进入单核巨噬细胞的吞噬体,其中存在的利什曼原虫即被消灭。注射后在肝脾中含量最高,药物浓集于脾中,为杀灭利什曼原虫创造有利条件。

- **药代动力学**·口服吸收差。肌内注射吸收良好，不与红细胞结合，其血药浓度则远较三价锑化合物高，但维持时间较短，较快由肾脏排出，注射后 24 h 排泄 50%～80%，此后尿液中仅有微量排出。

- **适应证**·用于黑热病治疗。

- **用法用量**·肌内注射或静脉注射。一般成人每次 1.9 g(6 ml)，每日 1 次，连用 6～10 d；或总剂量 90～130 mg/kg(以 50 kg 为限)，等分 6～10 次，每日 1 次。小儿总剂量为 150～200 mg/kg，分为 6 次，每日 1 次。对敏感性较差的虫株感染，可重复 1～2 个疗程，间隔 10～14 d。对全身情况较差者，可每周注射 2 次，疗程 3 周或更长。对新近曾接受锑剂治疗者，可减少剂量。

- **制剂**·注射液：每支 6 ml(内含五价锑 0.6 g，相当于葡萄糖酸锑钠 1.9 g)。

- **注意事项**·① 复发病例可再用本品治疗。② 肺炎、肺结核及严重心、肝、肾疾病患者应禁用。③ 肝功能不全者慎用。④ 治疗过程中有出血倾向，体温突然上升或粒细胞减少、呼吸加速、剧烈咳嗽、水肿、腹水时，应暂停注射。

▶ **喷他脒**(Pentamidine)

- **药理作用**·本品的作用机制尚不够清楚，可能干扰核苷酸和核酸掺入 RNA 和 DNA，并抑制氧化磷酸化作用，从而影响 DNA、RNA、磷脂和蛋白质的生物合成，也可能干扰叶酸盐的转换。

- **药代动力学**·口服不易吸收。肌内注射后血药浓度于 0.5～1 h 达峰值，每日肌内注射 4 mg/kg，10～12 d 后，血药峰浓度达 0.3～0.5 mg/L。肾功能减损时，血药浓度可增高。本品在体内有一定蓄积，但动物实验表明本品主要以原型自尿液中排出。

· **适应证** · 本品治疗利什曼原虫病（黑热病）和卡氏肺孢子虫病均有较好疗效，但治疗黑热病的疗效不及葡萄糖酸锑钠，仅用于对锑剂有耐药性或不能用锑剂的病例，也可用于治疗早期非洲锥虫病，对晚期伴中枢神经系统感染的锥虫病患者则疗效差。

· **用法用量** · ① 肌内注射。临用时新鲜配制成 10% 溶液，做深部肌内注射，每次 3～5 mg/kg，每日 1 次，10～15 次为 1 个疗程。② 静脉滴注。用 5% 葡萄糖液混合后静脉滴注，每日 1 次，每次 3～5 mg/kg，15～20 次为 1 个疗程，必要时隔 1～2 周后复治。

· **制剂** · 注射剂。每支 0.2 g、0.3 g。

· **注意事项** · ① 静脉注射易引起低血压及其他严重的即刻反应。② 妊娠和哺乳期妇女、血液病、心脏病、糖尿病或低血糖症、肝肾功能不全、低血压等患者应慎用或禁用。③ 本品与肾毒性药同用时，应密切监测肾功能。④ 本品可影响血糖、肝功能、肌酐、钾和钙等的检测结果。

（王珍燕　卢洪洲　董　平）

第二十二章　抗蠕虫药

▶ **阿苯达唑**(Albendazole)

· **商品名** · 肠虫清,阿丙条,万灵。

· **药理作用** · 本品系苯并咪唑类的衍生物,在体内迅速代谢为亚砜、砜醇和 2 -胺砜醇。选择性作用于肠道线虫,即不可逆性地抑制其葡萄糖摄取,使虫体内糖原耗竭,并抑制延胡索酸还原酶系统,从而阻止腺苷三磷酸的合成,导致虫体死亡。与甲苯咪唑相似,本药引起虫体肠细胞质微观变性,与其微管蛋白结合,造成细胞内运输堵塞,致使高机体内分泌颗粒积聚,胞质逐渐溶解、吸收,细胞完全变性,引起虫体死亡。本品有完全杀死钩虫卵、鞭虫卵以及部分杀死蛔虫卵的作用。

· **药代动力学** · 在肠道吸收缓慢。原药在肝内转化为阿苯达唑-亚砜与阿苯达唑-砜,前者为杀虫成分,约 70% 的阿苯达唑-亚砜与血浆蛋白结合。体内分布在肝、肾、肌肉,可透过血脑屏障,脑组织内也有一定浓度,也可达棘球蚴囊内,其浓度可达血药浓度的 1/5。口服后 2.5～3 h 血药浓度达峰值。血药中 $t_{1/2}$ 为 8.5～10.5 h。本品及其代谢产物在 24 h 内 87%

从尿液排出,13%从粪便排出,在体内无蓄积作用。

· **适应证** · 可用于治疗钩虫、蛔虫、鞭虫、蛲虫、旋毛虫等线虫病,还可用于治疗囊虫和包虫病。

· **用法用量** · 口服。① 成人:蛔虫及蛲虫病,每次400 mg顿服;钩虫病及鞭虫病,每次400 mg,每日2次,连服3 d;旋毛虫病,每次400 mg,每日2次,连服7 d;囊虫病,每日20 mg/kg,分3次口服,10 d为1个疗程,一般需1~3个疗程。疗程间隔视病情而定,多为3个月;包虫病,每日20 mg/kg,分2次口服,疗程1个月,一般需5个疗程以上,疗程间隔为7~10 d。② 儿童:12岁以下儿童用量减半。

· **制剂** · 片剂:每片0.1 g、0.2 g、0.4 g。胶囊剂:每粒0.1 g、0.2 g。颗粒剂:每袋0.1 g、0.2 g。

· **注意事项** · ① 对本品过敏或有家族过敏史者,孕妇,哺乳期妇女,严重肝、肾、心脏功能不全及活动性溃疡病患者,有蛋白尿、化脓性皮炎以及各种急性疾病患者禁用,眼囊虫病手术摘除虫体前禁用。② 蛲虫病易自身重复感染,故在治疗2周后应重复治疗1次。③ 脑囊虫患者必须住院治疗,以免发生意外。④ 合并眼囊虫病时,须先行手术摘除虫体,而后进行药物治疗。⑤ 2岁以下儿童不宜服用。

▶ **甲苯咪唑**(Mebendazole)

· **商品名** · 安乐士,爱尔康驱虫。

· **药理作用** · 本品系苯并咪唑类药物,为广谱驱线虫药。可抑制肠道寄生虫对葡萄糖的摄取,导致虫体内的糖原耗竭,还可使虫体腺苷三磷酸形成减少。超微结构观察,本品引起虫体被膜细胞和肠细胞质中微观变性,使高尔基体内分泌颗粒积聚,产生运输堵塞,胞质溶解、吸收,细胞完全变性,从而引起虫体死亡。本品有完全杀死蛔虫卵的作用。体外试验证明 5 mg/L 可抑制钩虫幼虫的发育。

- **药代动力学**·口服后很少由胃肠道吸收,进食后尤其是脂肪性食物可增加吸收。吸收后分布于血浆、肝、肺等部位,在肝内分布较多。口服 2~5 h 血药浓度可达峰值,但不到服药量的 0.3%。每日服用 200 mg,3 d 后血药浓度不超过 0.3 mg/L。肝功能正常时 $t_{1/2}$ 为 2.5~5.5 h,肝功能不良时则可达 35 h。口服后于 24 h 内以原型或 2-氨基代谢物随粪便排出,5%~10% 由尿液中排出。

- **适应证**·用于蛲虫病、蛔虫病、钩虫病、鞭虫病、粪类圆线虫病、绦虫病的治疗。

- **用法用量**·口服。① 成人:治疗蛔虫病、蛲虫病,200 mg 顿服;治疗鞭虫病、钩虫病,每次 200 mg,每日 2 次,连服 3 d,第一个疗程未完全治愈者,3~4 周后可再服 1 个疗程。治疗绦虫病,每次 300 mg,每日 2 次,连服 3 d;治疗粪类原虫病,每次 100 mg,每日 2 次,连服 3 d。② 4 岁以上儿童同成人剂量,4 岁以下儿童剂量减半。

- **制剂**·片剂:每片 50 mg、100 mg。胶囊:每粒 50 mg、100 mg。混悬液:2%。

- **注意事项**·① 对本品过敏者、有家族过敏史者、2 岁以下婴幼儿禁用。② 肝、肾功能不全者及老年人慎用。③ 哺乳期妇女应暂停授乳。④ 少数病例特别是蛔虫感染较重的患者服药后可引起蛔虫游走,造成腹痛或吐蛔虫,甚至引起窒息,此时应加用左旋咪唑等驱虫药以避免发生上述情况。⑤ 腹泻者应在腹泻停止后服药。⑥ 极少数患者可引起脑炎综合征,多为迟发性反应,逐渐出现神经和精神方面的症状和体征。

▶ **左旋咪唑**(Levamisole)

· **商品名** · 冕益康。

· **药理作用** · 本品可选择性地抑制虫体肌肉中的琥珀酸脱氢酶,使延胡索酸不能还原为琥珀酸,从而影响虫体肌肉的无氧代谢,减少能量产生。当虫体与之接触时,能使神经肌肉去极化,肌肉发生持续收缩而致麻痹;药物的拟胆碱作用有利于虫体的排出。药物对虫体的微管结构可能有抑制作用。此外,本品还有免疫调节和增强免疫功能。

· **药代动力学** · 口服吸收迅速,吸收速率女性为男性的2倍。服用150 mg,经2 h血药浓度可达500 mg/L。本药在肝内代谢,其原型及代谢产物可经尿液、粪便及呼吸道迅速排泄,其中肾排泄率为3%,消化道则为5%。乳汁中亦可测得。本品及其代谢产物的消除 $t_{1/2}$ 分别为4 h和6 h,单剂的免疫药理作用可持续5~7 d,故目前常用每周1 d的治疗方案。

· **适应证** · 对蛔虫、钩虫、蛲虫和粪类圆线虫病有较好疗效。由于本品单剂量效率较高,故适于集体治疗。对班氏丝虫、马来丝虫和盘尾丝虫成虫及微丝蚴的活性较乙胺嗪高,但远期疗效较差。

· **用法用量** · 口服。① 蛔虫:成人1.5~2.5 mg/kg,空腹或睡前顿服,小儿剂量为2~3 mg/kg。② 钩虫:1.5~2.5 mg/kg,每晚1次,连服3 d。③ 丝虫:

4～6 mg/kg,分 2～3 次服,连服 3 d。

- **制剂** · 片剂:每片 5 mg、25 mg、50 mg。颗粒剂:每袋 10 g(50 mg)。糖浆剂:100 ml(0.8 g)、500 ml(4.0 g)、2 000 ml(16.0 g)。

- **注意事项** · ① 肝、肾功能不全者,肝炎活动期患者,妊娠妇女早期,原有血吸虫病患者禁用。② 类风湿关节炎患者服用后易诱发粒细胞缺乏症。③ 孕妇及哺乳期妇女用药尚不明确。

▶ **氯硝柳胺**(Niclosamide)

- **商品名** · 灭绦灵,育米生,育末生。

- **药理作用** · 抑制绦虫细胞内线粒体的氧化磷酸化过程,阻碍虫体吸收葡萄糖,影响虫体的能量代谢,从而使之发生退变。药物可破坏绦虫的角质层,使虫体的头节和近端节片被宿主肠腔内的带白酶分解,排除时不易辨认。

- **药代动力学** · 口服后即稍吸收,在肠道内能保持较高的有效药物浓度,最后从粪便排出。

- **适应证** · 用于人体和动物绦虫感染,是治疗牛带绦虫、短小膜壳绦虫、阔节裂头绦虫等感染的良好药物。对猪带绦虫亦有效,但服药后又增加感染囊虫病的可能性。

- **用法用量** · 口服。① 成人:驱牛带绦虫和猪带绦虫,每次 1 g,空腹嚼碎后服下,隔 2 h 再服 1 g,2 h 后导泻,并可进食;驱短小膜壳绦虫,初剂 2 g,继以每日 1 g,连服 6 d,必要时间隔 1 个月后复治。② 儿童:驱牛带绦虫和猪带绦虫,体重 10～35 kg,每次服 1 g,体重<10 kg,每次 0.5 g,空腹嚼碎后服下,隔 1 h 再

服 1 次，2 h 后导泻，并可进食；驱短小膜壳绦虫，2～6 岁，每日服 1 g，<2 岁每日服 0.5 g，连服 6 d，必要时间隔 1 个月后复治。

· **制剂** · 片剂：每片 0.5 g。胶囊剂：每粒 0.5 g。

· **注意事项** · ① 对本品过敏者、孕妇及哺乳期妇女禁用。② 用以治疗猪带绦虫时，在服药前加服镇吐药，服药后 2 h，服硫酸镁导泻，以防节片破裂后散出的虫卵倒流入胃及十二指肠内造成自体感染囊虫病的危险。③ 儿童用药可研碎用少量温开水送下。

▶ **哌嗪**（Piperazidine）

· **商品名** · 润汇，驱蛔灵。

· **药理作用** · 本品具有麻痹蛔虫肌肉的作用（其机制可能是哌嗪在虫体神经肌肉接头处发挥抗胆碱作用，阻断了神经冲动的传递），使蛔虫不能附着在宿主肠壁，随粪便排出体外。蛔虫在麻痹前不表现兴奋作用，故使用本品较安全。

· **药代动力学** · 口服后胃肠道吸收迅速，一部分在体内代谢，其余部分由尿液排出。两种盐的体内过程相似，但排泄率个体差异较大。

· **适应证** · 用于蛔虫和蛲虫感染。

· **用法用量** · 口服。① 成人：驱蛔虫，每次 3～3.5 g，睡前顿服，连服 2 d。驱蛲虫，每日 2～2.5 g，2 次分服，连服 7～10 d。② 儿童：驱蛔虫，每次 0.15 g/kg，每日不超过 3 g，睡前顿服，连服 2 d。驱蛲虫，每次 60 mg/kg，2 次分服，每日量不超过 2 g，连服 7～10 d。

· **制剂** · 片剂：每粒 0.2 g、0.25 g、0.5 g。糖浆：16%。

宝塔糖：0.2 g。

- **注意事项** ① 对本品过敏者、肝肾功能不全者、有神经系统疾病者禁用。② 营养不良或贫血者应先予以纠正，然后再服用。③ 本品可使血清尿酸数值降低而影响监测结果，对骨髓白细胞有分裂活性。④ 孕妇及哺乳期妇女用药尚不明确。⑤ 本品对儿童具有潜在的神经肌肉毒性，应避免长期或过量服用。

▶ **三苯双脒**（Tribendimidine）

- **商品名** 力卓。
- **药理作用** 本品对多种肠道寄生虫有驱除作用，成人单次口服 0.4 g，对单纯十二指肠钩虫、单纯美洲钩虫和混合钩虫感染的治愈率分别为 84.2%、89.8% 和 82.9%；成人单次口服 0.3 g，对蛔虫感染的治愈率为 96.1%。本品对钩虫皮下组织的超微结构破坏严重，细胞核消失或破碎，线粒体消失，对其肠管的中心层线粒体及睾丸、卵巢的细胞结构均有破坏。
- **药代动力学** 本品吸收缓慢，吸收速率与剂量无关。口服后 3～12 h 开始排虫。药物分布在脾、肺、肠、心、肝等脏器的组织中，给药 4 h 后各脏器组织内药量明显下降，主要从尿液中排泄。口服 0.4 g 和 0.6 g 肠溶片后消除 $t_{1/2}$ 分别为 5.75 h 和 4.29 h，表明三苯双脒在体内的消除随剂量增大而加快。
- **适应证** 用于治疗钩虫、蛔虫、鞭虫、蛲虫等感染。
- **用法用量** 口服。成人钩虫感染，0.4 g，顿服；蛔虫感染，0.3 g，顿服。
- **制剂** 肠溶片：每片 0.1 g、0.2 g、0.3 g。
- **注意事项** ① 对本品成分过敏者、心脏病患者或心电图异常者禁用。② 伴有严重肝、肾功能不全者慎用。③ 本品不能掰开或咬碎服用。④ 尚无孕妇、哺乳期妇女、儿童及老年患者或心电图异常者用药的资料。

> **噻嘧啶**(Pyrantel)

· **商品名**· 抗蛲灵栓。

· **药理作用**· 本品是去极化神经肌肉阻滞药,具有明显的烟碱样活性,能使蛔虫产生痉挛,也能持久抑制胆碱酯酶,其作用相当于 1%乙酰胆碱;另外,它可使虫体单个细胞去极化,峰电位发放频率增加,肌张力亦增加,使虫体失去自主活动。其作用快,虫体先显著收缩,其后麻痹不动(痉挛性或收缩性麻痹)。

· **药代动力学**· 口服很少吸收。口服 1~3 h 后血药浓度达峰值,每次口服 11 mg/kg 时,C_{max} 为 0.05~0.13 mg/L。50%~75%以上以原型药从粪便排出,约 7%以原型药从胆管及尿液中排出。

· **适应证**· 用于治疗蛔虫病、蛲虫病、十二指肠钩虫病等。

· **用法用量**· 口服。① 成人:蛔虫病,每次 10 mg/kg(一般为 500 mg)顿服,每日 1 次,疗程1~2 d;钩虫感染,剂量同上,连服 2 d;钩虫病,剂量同上,连服 3 d;蛲虫病,每日 5~10 mg/kg,睡前顿服,连服 7 d。② 小儿:蛔虫病,每次 10 mg/kg,睡前顿服,连服 2 d;钩虫感染,剂量同上,连服 3 d;钩虫病,剂量同上,连服 3 d;蛲虫病,每日 10 mg/kg,睡前顿服,连服 7 d。

· **制剂**· 片剂:每片 0.3 g、0.36 g。

·**注意事项**· ① 对本品过敏者、1 岁以下小儿、妊娠期妇女、肝功能不全者禁用。② 冠心病、严重溃疡病、肾脏病患者慎用。③ 营养不良、贫血的患者应先给予支持疗法,然后应用本品。④ 服用本品无须空腹,也不需导泻。

（汤　阳　卢洪洲　董　平）

第二十三章　抗血吸虫及抗丝虫病药

▶ **吡喹酮**(Praziquantel)

· **药理作用**· 本品对绦虫的驱虫作用,可使虫体浆膜对钙离子通透性增加,引起肌肉极度挛缩与麻痹,从而使绦虫随肠蠕动,从粪便中排出。本品对血吸虫、绦虫、囊虫、华支睾吸虫、肺吸虫、姜片虫均有效。对三种血吸虫的成虫均有明显的减虫作用。体外在浓度为 0.3 mg/L 时即能杀死虫体,使血吸虫肌细胞的通透性发生变化,导致虫体挛缩;在低浓度下可使虫体表皮产生空泡,妨碍葡萄糖的摄取,从而增加虫体对内源性糖原的消耗,使糖原明显减少或消失;在 0.01 mg/L 时可完全抑制虫卵的形成。对尾蚴、毛蚴有杀灭效力。

· **药代动力学**· 口服后吸收迅速,80%以上的药物可从肠道吸收。血药浓度峰值于 1 h 左右到达,口服 10~15 mg/kg 后的 C_{max} 约为 1 mg/L。80%的药物与血浆蛋白结合,药物进入肝脏后很快代谢,主要形成羟基代谢物,极少量未代谢的原型药进入体循环。门静脉血药浓度可较周围静脉血药浓度高 10 倍以上。CSF 中药物浓度为血药浓度的 15%～20%，哺乳期患者服药后，其乳汁中药物浓度相当于血清中药物浓度的 25%。药物主要分布于肝脏，其次为肾脏、肺、胰腺、肾上腺、脑垂体、唾液腺等，很少通过胎盘，无器官特异性蓄积现象。$t_{1/2}$ 为 0.8～1.5 h，其代谢物的 $t_{1/2}$ 为 4～5 h。主要由肾脏以代谢物形式排出，24 h 内排出 72%，4 d 内排出 80%。

· **适应证** · 用于治疗各种血吸虫病、华支睾吸虫病、肺吸虫病、姜片虫病、绦虫病及囊虫病。

· **用法用量** · 口服。① 吸虫病。血吸虫病：各种慢性血吸虫病采用总剂量 60 mg/kg 的 1～2 d 疗法，每日量分 2～3 次餐间服。急性血吸虫病总剂量为 120 mg/kg，每日量分 2～3 次服，连服 4 d。体重超过 60 kg 者按 60 kg 计算。华支睾吸虫病：总剂量为 210 mg/kg，每日 3 次，连服 3 d。肺吸虫病：25 mg/kg，每日 3 次，连服 3 d。② 姜片虫病。15 mg/kg，顿服。③ 绦虫病。牛肉和猪肉绦虫病：10 mg/kg，清晨顿服，1 h 后服用硫酸镁。④ 短小膜壳绦虫和阔节裂头绦虫病。25 mg/kg，顿服。⑤ 囊虫病。总剂量为 120～180 mg/kg，分 3～5 d 服，每日量分 2～3 次服。

· **制剂** · 片剂：每片 0.2 g。

· **注意事项** · ① 对本品过敏者及眼囊虫病者禁用。② 治疗寄生于组织内的寄生虫如血吸虫、肺吸虫、囊虫等，由于虫体被杀死后释放出大量的抗原物质，可引起发热、嗜酸粒细胞增多、皮疹等，偶可引起过敏性休克，必须注意观察。③ 脑囊虫病患者需住院治疗，并辅以防治脑水肿和降低高颅压（应用地塞米松和脱水剂）或防治癫痫持续状态的治疗措施，以防发生意外。④ 合并眼囊虫病时,须先手术摘除虫体,而后进行药物治疗。⑤ 严重心、肝、肾功能不全患者及有精神病史者慎用。⑥ 有明显头昏、嗜睡等神经系统反应者,治疗期间与停药后 24 h 内勿进行驾驶、机械操作等工作。⑦ 在囊虫病驱除带绦虫时,应将隐性脑囊虫病除外,以免发生意外。⑧ 哺乳期妇女于服药期间,直至停药后 72 h 内不宜授乳。

▶ **乙胺嗪**(Diethylcarbamazine)

· **药理作用**· 本品对丝虫成虫(除盘尾丝虫外)及微丝蚴均有杀灭作用,对易感微丝蚴有两种作用:一为抑制肌肉活动,使虫体固定不动,此作用可能为本药哌嗪部分的过度极化作用,促进虫体由其寄居处脱开所致;二为改变微丝蚴体表膜,使之更易遭受宿主防御功能的攻击和破坏。对成虫杀灭作用的机制尚不十分清楚,药物可能影响丝虫对葡萄糖的吸收;通过对某些酶的抑制作用而影响虫体的能量代谢和叶酸代谢。

· **药代动力学**· 口服易吸收,服单剂 0.2～0.4 g 后 1～2 h 血药浓度达峰值,代谢快。除脂肪组织外,药物在体内分布均匀。多次反复给药后,很少有蓄积现象。口服 0.2 g 单剂后,药物的 $t_{1/2}$ 为 2～10 h,服药后 48 h 内以原型药或代谢产物形式由肾脏排泄。

· **适应证**· 用于治疗班氏丝虫、马来丝虫和罗阿丝虫感染,经一次或多次治疗后可根治。用于盘尾丝虫病,因本品不能杀死成虫,故不能根治;亦可用于热带嗜酸细胞增多症患者。对蛔虫感染也有效,但已被其他更安全、有效、新的抗蠕虫药所取代。

- **用法用量** · 口服。① 治疗斑氏绦虫病：每日 0.6 g，分 2～3 次服用，7 d 为 1 个疗程，间隔 1～2 个月，可应用 2～3 个疗程。② 治疗马来绦虫病：夜间顿服，每次 1～1.5 g，可间歇服用 2～3 个疗程。③ 治疗罗阿丝虫病：每次 2 mg/kg，每日 3 次，连服 2～3 周，必要时间隔 3～4 周可复治。④ 治疗盘尾丝虫病：不超过 0.5 mg/kg，第一日 1 次，第二日 2 次，第三日增至 1 mg/kg，日服 3 次，如无严重不良反应，每次可增至 2 mg/kg，每日 3 次，总疗程 14 d。可掺入食盐中，制成药盐，全民预防。

- **制剂** · 片剂：每片 50 mg、100 mg。

- **注意事项** · ① 对本品过敏者及孕妇禁用。② 对活动性肺结核、严重心脏病、肝脏病、肾脏病、急性传染病患者以及哺乳期妇女应暂缓治疗。③ 用于治疗盘尾丝虫病和罗阿丝虫病时，应从小剂量开始，以减少因虫体破坏而引起的副作用。④ 重度感染的盘尾丝虫病患者，在接受单剂量乙胺嗪后，可出现急性炎症反应综合征，表现为发热、心动过速、低血压、淋巴结炎和眼部炎症反应，多由微丝蚴死亡引起。⑤ 中毒罗阿丝虫感染者采用乙胺嗪治疗后可发生脑病和视网膜出血等，预先给予肾上腺皮质激素可减少不良反应。⑥ 对儿童有蛔虫感染者应先驱除蛔虫。

▶ **伊维菌素**(Ivermectin)

- **商品名** · 麦克丁。

- **药理作用** · 本品抗线虫的作用机制尚未阐明，可能作为神经递质 γ-氨基丁酸（GABA）的激动药，破坏

GABA 介导的中枢神经系统神经突触传递过程,导致虫体神经系统麻痹而死亡。本品对盘尾丝虫成虫虽无作用,但可影响盘尾丝虫微丝蚴在雌虫子宫内的正常发育,并抑制其从孕虫宫内释放,伊维菌素对微丝蚴的作用较乙胺嗪缓慢而持久。本品能迅速减少患者皮肤内的微丝蚴数量,但对患者角膜和眼前房内的微丝蚴作用缓慢。此外,由于一次给药后,其杀灭微丝蚴的作用至少可持续 1 个月,故可能有宿主的免疫机制参与。

· **药代动力学** · 口服后血药浓度于 4 h 达峰值,在肝脏和脂肪组织中药物浓度甚高,不能透过血脑屏障。血浆蛋白结合率为 93%,$t_{1/2}$ 为 10 h,终末 $t_{1/2}$ 为 57 h。仅口服剂量的 1%～2% 以原型出现于尿液中,其余从粪便排出。

· **适应证** · 用于盘尾丝虫病和类圆线虫病、钩虫、蛔虫、鞭虫及蛲虫感染。

· **用法用量** · 口服。① 钩虫、鞭虫以及蛲虫感染:14 岁以上者单次口服 12 mg;14 岁以下者单次口服 6 mg。② 蛔虫感染:14 岁以上者单次口服 6 mg,14 岁以下者单次口服 3 mg。③ 类圆线虫病:单剂量口服,15～24 kg 者,3 mg;25～34 kg 者,6 mg;35～50 kg,9 mg;51～65 kg 者,12 mg;66～79 kg,15 mg;>80 kg 者,按 200 μg/kg 给药。④ 盘尾丝虫病:单剂量口服,15～24 kg 者,3 mg;25～44 kg 者,6 mg;45～64 kg,9 mg;65～79 kg,12 mg;>80 kg 者,按 150 μg/kg 给药。

· **制剂** · 片剂:每片 2.5 mg、3 mg、5 mg、6 mg。胶囊剂:每粒 3 mg。

· **注意事项** · ① 本品过敏者、孕妇及哺乳期妇女禁用。
② 不推荐用于 5 岁以下儿童。③ 体重低于 15 kg 的
儿童慎用。

（王珍燕　卢洪洲　董　平）

附录一　妇产科和儿科抗微生物药物的用药选择

一、妊娠期妇女、哺乳期妇女用药建议

妊娠和哺乳期作为女性的特殊生理时期,在药代动力学和药效学上可能会产生较大的改变。当妊娠和哺乳期妇女需要临床用药决策时,药物暴露的风险评估显得尤为重要和复杂。由于原先使用的妊娠期字母分级过于简单又易混淆,美国食品药品管理局(FDA)宣布用“怀孕与哺乳期标示规则”(pregnancy and lactation labeling rule,PLLR)取代字母分级,于2015年6月30日生效。

PLLR要求改变处方药及生物制品标签中有关妊娠及哺乳期用药信息的内容和格式,以“妊娠”“哺乳”“男女性生殖可能”为标题,对药物或生物制品的使用提供详细说明。每部分具体内容必须包含一个妊娠及哺乳期用药风险摘要。

1. **妊娠部分**　主要提供如给药剂量、胎儿潜在发育风险等有关孕妇用药的相关信息,包括“风险概述”“临床考虑”及“数据”三部分。

子项目	详　细　内　容
妊娠暴露登记	有："有监测妊娠期间妇女暴露于(药品名称)妊娠后果的妊娠暴露登记"＋登记联系信息 无：可省略
风险概述	依据人体数据的风险概述 依据动物数据的风险概述 依据药理学的风险概述
临床考虑	与疾病相关的母体与(或)胚胎(胎儿)风险 妊娠期与产后的剂量调整 母体不良反应 胎儿/新生儿的不良反应 产程或分娩
资　料	人体数据 动物数据

2. 哺乳部分　主要提供如母乳中含药量及对哺乳期儿童潜在影响等有关哺乳期用药信息,包括"风险概述""临床考虑"及"数据"三部分。

子项目	详　细　内　容
风险概述	存在人体乳汁的药物 药物对接受哺乳期孩童的影响 药物对乳汁产生与分泌的影响 风险与利益描述
临床考虑	把暴露降至最低 不良反应监测
数　据	风险概述和临床考虑问题所依据的数据

3. 男女生殖可能性部分　包含妊娠检查、避孕及与药物有关的不孕症等相关信息。

PLLR 比传统的妊娠分级更为复杂，以文字资料代替字母分级，能提供较为详细的资料供临床用药决策时参考，让妊娠和哺乳期用药更为安全。

二、儿科慎(忌)用药物

根据临床中儿科患者常患的疾病类型，儿科常用抗菌药物大致包括 β-内酰胺类抗生素、氨基糖苷类抗生素、大环内酯类抗生素及喹诺酮类抗生素，常用抗病毒药物有利巴韦林、阿昔洛韦、更昔洛韦，抗真菌药物有克霉唑、咪康唑、酮康唑等，此外还有抗结核药物、抗寄生虫药物等。儿童处于生长发育的特殊时期，各脏器的发育尚不完善，对药物的毒副作用较敏感，故应慎用或禁用下列四大类抗感染药物。

1. 氨基糖苷类　氨基糖苷类药物包括庆大霉素、阿米卡星、链霉素等。国家卫生健康委员会已明确规定 6 岁以下的儿童禁止使用这类药品。这类药品具有较强的耳毒性和肾毒性，故儿童使用这类药物后，有发生耳聋或肾功能衰竭等的风险。

2. 大环内酯类　大环内酯类药物包括红霉素、罗红霉素、阿奇霉素等。这类药物对肝脏有较大的毒性作用。儿童长时间或大剂量使用大环内酯类药物，可发生肝功能衰竭等，严重者可危及生命。

3. 酰胺醇类　酰胺醇类药包括氯霉素、甲砜霉素等。这类药物的毒性较大，目前临床已经很少应用。儿童使用酰胺醇类药后，可出现再生障碍性贫血、灰婴综合征等。

4. 喹诺酮类　喹诺酮类药物包括诺氟沙星(氟哌酸)、环丙沙星(环丙氟哌酸)、氧氟沙星(氟嗪酸)、左氧氟沙星、洛美沙星、氟罗沙星(多氟哌酸)等。这类药物可使儿童的骨关节发生病变,故喹诺酮类药物具有影响儿童生长发育的副作用。

附录二 处方常用拉丁语缩写

附表 2　处方常用拉丁文缩写表

缩 写 语	拉丁语原文	中 译 文
a 或 aa	ana	各
ac	ante cibum	餐前(服)
ad	ad	加至
am	ante meridiem	上午
Amp	ampulla	安瓿
Aq Dest	aqua destillate	蒸馏水
bid	bis in die	每日 2 次
cap	capiat	服用
co.,comp	compositus	复方的,复合的
Cream	Cremor	霜剂,乳膏剂
dos	dosis(单)或 doses(复)	用量
DS	da, signa	给予,标记
Enem	Enema	灌肠剂
Ext	Extractum	浸膏
g	gramma	克
Gtt	Guttae	滴剂
hs	hora somni	临睡时
ic	intra cibos	两餐之间
ih	injectio hypodermica	皮下注射
im	injectio muscularis	肌内注射
Inhal	Inhalatio	吸入剂

缩写语	拉丁语原文	中译文
Inj	Injectio	注射（剂）
iv gtt	in venas guttatim	静脉滴注
iv	injectio venosa	静脉注射
kg	kilogramma	千克
Lin	Linimentum	擦剂
L	liter	升
Lot	Lotio	洗剂
MDS	misce，da，signa	混合，给予，用法
mg	milligramma	毫克
Mist	Mistura	合剂
ml	millilitrum(单)或 millilitra(复)	毫升
Neb	Nebula	喷雾剂
no	numero	数目
Ocul	Oculentum	眼膏
od	oculus dexter	右眼
os	oculus sinister	左眼
ou	oculus uterque	每眼
Past	Pasta	糊剂，泥膏剂
pc	post cibos	餐后（服）
Pil	Pilulae	丸剂
pm	post meridiem	下午
po	per os	口服
prn	pro re nata	必要时
Pulv	Pulvis	散剂，粉剂
q4h	quaque quater hora	每 4 小时 1 次
q6h	quaque sexta hora	每 6 小时 1 次
qd	quaque die	每日 1 次
qh	quaque hora	每小时
qid	quater in die	每日 4 次
qn	quaque nocte	每晚
qs	quantum satis	适量
Rp	Recipe	取，取药
Sig	Signa	用法

(续表)

缩 写 语	拉丁语原文	中 译 文
sos	si opus sit	需要时
stat	statim	立即
Supp	Suppositorium	栓剂
Syr	Syrupus	糖浆
Tab	Tabellae	片剂
tid	ter in die	每日 3 次
μg	microgramma	微克

附录三 医用计量单位换算表

附表3 医用计量单位换算表

量	原用单位			国际制代号(SI)	
	名称	代号	×系数→SI	国际	中文
长度	埃	Å	0.1	nm	纳米
	微米	μ	1	μm	微米
	毫微米	mμ	1	nm	纳米
	英寸	in	2.54	cm	厘米
体(容)积	微升	λ	1	μl	微升
力	达因	dyn	10^{-5}	N	牛
压力(压强)	毫米汞柱	mmHg	0.133 32	kPa	千帕
应力	厘米水柱	cmH$_2$O	0.098 07	kPa	千帕
	标准大气压	atm	101.325	kPa	千帕
血管阻力	达因·秒/厘米^5	dyn·s/cm^5	0.1	kPa·S/L	千帕·秒/升
	毫米汞柱·分/升	mmHg·min/L	8	kPa·S/L	千帕·秒/升
气道阻力	厘米水柱·秒/升	cmH$_2$O·S/L	0.098 07	kPa·s/L	千帕·秒/升

附录四 本书常用缩写英中对照表

附表 4　常用英文缩写对照表

英文缩写	中 文 名 称
AIDS	获得性免疫缺陷综合征
AKT	急性肾损伤
ALT	谷丙转氨酶
APTT	活化部分凝血活酶时间
AST	谷草转氨酶
AUC	浓度-时间曲线下面积
CAP	社区获得性肺炎
CABP	社区获得性细菌性肺炎
C_{max}	血药峰浓度
C_{min}	血药谷浓度
CMV	巨细胞病毒
CNS	凝固酶阴性葡萄球菌
CSF	脑脊液
C_{ss}	在零级过程滴注后达稳态时的血药浓度
DAA	直接抗病毒药物
ESBL	超广谱 β-内酰胺酶
G^+	革兰阳性
G^-	革兰阴性
G-6-PD	葡萄糖-6-磷酸脱氢酶

英 文 缩 写	中 文 名 称
HAP	医院获得性肺炎
HIV	人类免疫缺陷病毒
HSV	单纯疱疹病毒
MAO	单胺氧化酶
MIC	最低抑菌浓度
MRCNS	耐甲氧西林凝固酶阴性葡萄球菌
MRSA	耐甲氧西林金黄色葡萄球菌
MSSA	甲氧西林敏感金黄色葡萄球菌
NSAID	非甾体类抗炎药
PABA	对氨基苯甲酸
PBP	青霉素结合蛋白
PISP	青霉素中介肺炎链球菌
PRSP	青霉素耐药肺炎链球菌
PSSP	青霉素敏感肺炎链球菌
PT	凝血酶原时间
SMZ	磺胺甲噁唑
$t_{1/2}$	半衰期
t_{max}	达峰时间
TMP	甲氧苄啶
TSH	促甲状腺素
U	国际单位
V_d	表观分布容积
VRSA	万古霉素耐药金黄色葡萄球菌
VZV	水痘-带状疱疹病毒

中文索引

英文索引